[Molecular Pathology
for Cancer Genomics]

がんゲノム病理学

第2版

編集
田中伸哉（北海道大学教授）
西原広史（慶應義塾大学教授）

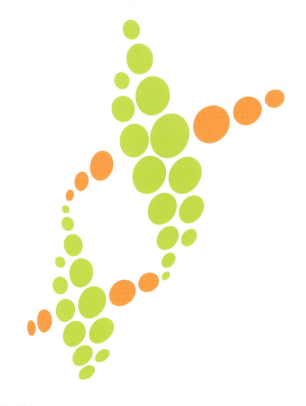

文光堂

執筆者一覧

●編集

田中伸哉	北海道大学大学院医学研究院腫瘍病理学教室・病院病理診断科教授
西原広史	慶應義塾大学医学部がんゲノム医療センター教授

●執筆 （執筆順）

田中伸哉	北海道大学大学院医学研究院腫瘍病理学教室・病院病理診断科教授
竹内賢吾	がん研究会がん研究所病理部部長
前田大地	神戸大学大学院医学研究科病理学講座分子病理学分野客員教授
松田道行	京都大学大学院医学研究科先端・国際医学講座特命教授
桑田　健	国立がん研究センター東病院遺伝子診療部門部門長
櫻井晃洋	札幌医科大学医学部遺伝医学教授
谷田部　恭	国立がん研究センター中央病院病理診断科科長
高阪真路	国立がん研究センター研究所細胞情報学分野分野長
鈴木絢子	東京大学大学院新領域創成科学研究科メディカル情報生命専攻メディカルオミクス解析分野准教授
鈴木　穰	東京大学新領域創成科学研究科生命データサイエンスセンター教授
山田洋介	東京大学大学院医学系研究科病因・病理学専攻病理学講座分子病理学分野准教授
平野利忠	東京大学大学院医学系研究科病因・病理学専攻病理学講座分子病理学分野
山田泰広	東京大学大学院医学系研究科病因・病理学専攻病理学講座分子病理学分野教授
高橋賢治	旭川医科大学内科学講座消化器内科学分野講師
小野裕介	札幌東徳洲会病院医学研究所ゲノム診断研究部部門長
田邊裕貴	旭川医科大学病院腫瘍センター准教授
水上裕輔	旭川医科大学内科学講座消化器内科学分野教授／医療基盤・健康・栄養研究所難病・免疫ゲノム研究センタープロジェクトリーダー
畑中佳奈子	北海道大学病院先端診断技術開発センター副センター長
柳田絵美衣	Department of Pathology and Laboratory, Memorial Sloan Kettering Cancer Center
西原広史	慶應義塾大学医学部がんゲノム医療センター教授
谷本昭英	鹿児島大学大学院医歯学総合研究科病理学分野教授
赤羽俊章	鹿児島大学病院腫瘍センター
四十物絵理子	慶應義塾大学医学部がんゲノム医療センター
畑中　豊	北海道大学病院先端診断技術開発センター特任准教授
牛久　綾	東京大学医学部・大学院医学系研究科統合ゲノム学分野准教授
角南久仁子	国立がん研究センター中央病院臨床検査科医長
古里文吾	長崎大学病院ゲノム診療センター准教授
鶴山竜昭	京都大学医学部メディカルイノベーションセンター創薬医学講座
河村大輔	東京大学大学院医学系研究科衛生学教室講師
石川俊平	東京大学医学系研究科衛生学教室教授
佐々木　毅	慶應義塾大学医学部がんゲノム医療センター特任准教授
遠田　建	北海道大学大学院医学研究院腫瘍病理学教室
小田義崇	北海道大学大学院医学研究院腫瘍病理学教室
中村康平	慶應義塾大学医学部がんゲノム医療センター副センター長
川野竜太郎	慶應義塾大学医学部がんゲノム医療センター

第2版の序

2021年に初版を発行した本書は，日本病理学会が認定する分子病理専門医資格取得に際して最も頻用される教科書であると受験後アンケートで明らかとなっている．また，病理医ばかりではなく，医学生を含む初学者や，がんゲノム医療に関わる幅広い臨床医，エキスパートパネルに関わる他職種のメンバーが本書を参考にしており，がんゲノム医療を学ぶ教科書として幅広く利用されていることは，大変ありがたいことである．

19世紀のVirchowの原著である「細胞病理学」以来，病理学は形態学に基づき医学研究の基盤の地位を築き，現代医療において病理診断は医療を行う羅針盤の役割を果たしており必要不可欠である．歴史の中で病理学は光学顕微鏡，電子顕微鏡，免疫染色，遺伝子検査などその時代の技術とともに発展してきた．2000年以降，次世代シークエンサーが登場してゲノム診断時代が到来したが，その発展のスピードは急速である．2019年に本邦で保険診療となったがんゲノム医療も，5年以上経過し大きく変化している．がんゲノム医療中核拠点病院は11施設から13施設へ，拠点病院は34施設から32施設へ，連携病院は122施設から234施設へと総数として拡大している．また，保険償還される遺伝子パネル検査も当初の2種類から5種類への増加した．すべてのがん患者が何かしらのゲノムプロファイルをもち，初回診断時から治療の最終ラインまで，がんゲノム医療の領域に含まれるようになる日はすぐそこまできている．このように日々進化するゲノム研究・医療の現況に合わせて，今回の改訂となった．

第2版では，各執筆者に全編を通じて最新の知識にブラッシュアップしていただいた．近年，注目を集めているリキッドバイオプシーやロングリードシークエンス（第3章，「I．DNAシークエンス」）などの情報のアップデートはもちろん，先端研究技術として，今後がんゲノム医療に取り入れられるであろう，空間トランスクリプトーム解析の項を新たに設けた．またChatGPTについてもコラムとして加えた．各章末に掲載していた練習問題も刷新され，症例問題も過去の分子病理専門医試験の出題を踏まえて最新のものに入れ替えられた．

基本骨格を維持しながらも補強され改訂された本書が分子病理専門医試験の受験のみならず，がんゲノム医療に関わる臨床医，臨床検査技師，遺伝カウンセラーなど多職種の皆様が業務を進めるうえでの道標となり，本邦のがんゲノム医療の発展に寄与できることを祈念する．

2025年3月

田中伸哉・西原広史

第 1 版の序

　1858 年に Rudolf Virchow が細胞病理学を著わし，以来病理学は形態学に基づき進歩し医学研究の基盤分野の 1 つとなった．また 20 世紀後半には，診断学の面でも発展し，現代医療において病理診断は必要不可欠な分野となっている．歴史的に，光学顕微鏡に加えて電子顕微鏡，免疫染色，遺伝子検査などその時代の技術とともに病理学は発展してきた．2001 年にはヒト全ゲノムが解読され，次世代シークエンサーの登場とともに，短時間で膨大なゲノム情報を得ることが可能となり，ゲノム診断時代が到来した．

　今後一層，形態診断とゲノムの診断を融合した次世代型の病理診断が進化すると思われる．このような中，日本病理学会は分子病理専門医制度を開始し，2020 年には第 1 回の試験が開始された．当面，分子病理専門医は 2019 年から我が国ではじまったがん遺伝子パネル検査において，治療方針を議論するエキスパートパネルの場で活躍することが期待される．さらに将来はがんに限らずさまざまな診療分野にも活躍の場が広がると思われる．がん遺伝子パネル検査を中心とする分子病理専門医試験については，日本病理学会主催の講習会の受講が受験の要件となっており，講習会では，ゲノム医療に関する法的事項，検体の管理，がんゲノム異常，遺伝子プロファイリング検査，分子標的治療薬等の項目について，それぞれの基礎知識を学ぶ．また，実際の試験は，がんゲノム医療の基礎知識を問う問題と症例問題が出題される．このような状況の中，がんゲノム医療について基礎から臨床までを幅広くカバーした参考書に対する要望が多く寄せられたため，分子病理専門医にとって知っておくべき知識をまとめたテキストを構想するに至った．本テキストでは，各執筆者にそれぞれのパートで，知識を確認するための仮想問題も作成していただいたので活用されたい．

　本テキストが分子病理専門医の受験のみならず，がんゲノム医療にかかわる臨床医，臨床検査技師，遺伝カウンセラーなど多職種の皆様が業務を進める上での道標となり，我が国のがんゲノム医療の発展に寄与できることを祈念する．

2021 年 11 月

田中伸哉・西原広史

CONTENTS

第1章 分子病理学の基礎知識

Ⅰ がんゲノム病理学の歴史と現状 ………………………… 田中伸哉 2

Ⅱ 分子病理学的解析手法 …………………………………… 竹内賢吾 6

Ⅲ 分子病理診断における検査の品質保証 ………………… 前田大地 12

COLUMN がん遺伝子物語　がん遺伝子の研究で明らかになったチロシンリン酸化の役割
……………………………………………………………… 松田道行 18

練習問題 ………………………………………………………………… 20

第2章 ゲノム医学の基礎知識

Ⅰ 分子生物学 ………………………………………………… 田中伸哉 28

Ⅱ 分子腫瘍学 ………………………………………………… 桑田　健 36

Ⅲ 遺伝性腫瘍 ………………………………………………… 櫻井晃洋 42

練習問題 ………………………………………………………………… 49

第3章 ゲノム医学における解析手法

Ⅰ DNA シークエンス ……………………………………… 谷田部　恭　58

Ⅱ RNA シークエンス ……………………………………… 高阪真路　63

Ⅲ 空間トランスクリプトーム解析 ……………………… 鈴木絢子, 鈴木　穰　71

Ⅳ エピゲノム解析 …………………………… 山田洋介, 平野利忠, 山田泰広　77

Ⅴ FISH …………………………………………………………… 竹内賢吾　82

Ⅵ リキッドバイオプシー ………………… 高橋賢治, 小野裕介, 田邊裕貴, 水上裕輔　88

練 習 問 題 …………………………………………………………………… 95

第4章 病理検体に基づくゲノム解析

Ⅰ 病理検体の処理と核酸抽出 ……………………………… 畑中佳奈子　110

Ⅱ 核酸品質とシークエンス ……………………… 柳田絵美衣, 西原広史　117

Ⅲ バイオインフォマティクス解析 ……………… 谷本昭英, 赤羽俊章　125

Ⅳ 病理診断とゲノム解析 …………………………………… 四十物絵理子　131

COLUMN 腫瘍細胞含有割合の判定 …………………………… 西原広史　136

練 習 問 題 …………………………………………………………………… 138

第5章　がんゲノム医療の臨床

Ⅰ　コンパニオン診断薬・診断システム ……………………………… 畑中　豊　148

Ⅱ　がんゲノムプロファイリング検査 ………………………………… 牛久　綾　160

Ⅲ　エキスパートパネルにおける病理医の役割 …………………… 西原広史　166

Ⅳ　エキスパートパネルにおける治療選択 …………………………… 角南久仁子　171

COLUMN ポストパンデミック時代におけるエキスパートパネルの
オペレーションと展望 …………………………………………… 古里文吾　177

練習問題 ……………………………………………………………… 180

第6章　バイオバンクと医療ビッグデータ

Ⅰ　ゲノム医療とバイオバンク ………………………………………… 鶴山竜昭　190

Ⅱ　デジタル病理画像と AI ……………………………… 河村大輔，石川俊平　197

Ⅲ　個人情報保護法に関連する用語の整理 ………………………… 佐々木　毅　202

COLUMN 人口知能（AI）の進化と画像や言語への応用
…………………………………………………………… 遠田　建，小田義崇　208

練習問題 ……………………………………………………………… 211

vii

第7章　症例問題

症例 **1**　腹膜がん（40 歳台，女性）……………………………………… 中村康平　220

症例 **2**　肺がん（70 歳台，男性）…………………………………………… 川野竜太郎　225

症例 **3**　甲状腺がん（20 歳台，男性）……………………………………… 川野竜太郎　229

症例 **4**　子宮体がん（40 歳台，女性）……………………………………… 中村康平　233

症例 **5**　脳腫瘍（30 歳台，女性）…………………………………………… 西原広史　238

索引 ………………………………………………………………………………………… 242

著者，編集者，監修者ならびに弊社は，本書に掲載する医薬品情報等の内容が，
最新かつ正確な情報であるよう最善の努力を払い編集をしております．また，
掲載の医薬品情報等は本書出版時点の情報等に基づいております．読者の方
には，実際の診療や薬剤の使用にあたり，常に最新の添付文書等を確認され，
細心の注意を払われることをお願い申し上げます．

第1章

分子病理学の基礎知識

第1章 分子病理学の基礎知識

がんゲノム病理学の歴史と現状

はじめに

　2019年からがんゲノム医療が開始された．標準治療が終了したことなどを条件に，包括的がんゲノムプロファイリング検査が保険適用となった．その枠組みの中で，エキスパートパネルと呼ばれる専門家会議が開始され，病理医も必須の構成員となった．日本病理学会では，きたる本格的な分子病理診断の担い手は病理専門医であるべき，という考えに基づいて分子病理専門医制度を構築した．今後その守備範囲はがんゲノムを超えて，生活習慣病，感染症，神経変性疾患などに広がることは想像に難くない．人工知能 artificial intelligence（AI）技術を含め大きな変革が医療に起こる中で，医療の根底をグリップするのは病理専門医であるべきであろう．
　本項では，がんゲノム医療を理解する入り口として，現在の視点で，がん遺伝子パネル検査が構築されるに至る過程，すなわち，がん研究がサイエンスから医療へと移り変わる歴史を振り返りたい（図1）．

1　がん研究の始まり―化学発がんとウイルス発がん[1)]

　1915年，病理学者の山極勝三郎，市川厚一がウサギの耳にタールを塗ることにより世界で初めて人工発がんに成功した．化学発がんの発見である．1911年，Peyton Rousはニワトリの腫瘍を擦り潰し，細菌が通過しない大きさのフィルターで濾過し，濾過液をニワトリの皮下に注入することで腫瘍を再現し，濾過性病原体を発表した．その後，核酸が遺伝物質であることが判明し，DNAが発見された．電子顕微鏡も発明され，ウイルスの存在が認識され，50年のときを経て1966年にRousはRous肉腫ウイルスの発見でノーベル賞を受賞した．
　1970年代後半，Rous肉腫ウイルス由来の *src* がん遺伝子がコードするタンパク質はチロシンキナーゼであることが，Tony Hunterらにより明らかにされた．その後，*src* 遺伝子がヒトのゲノムに存在することが，花房秀三郎，Harold E. Varmus, Michael J. Bishop らにより証明され，ヒトゲノムの遺伝子変異ががんの原因であるという概念が形成されていった（第1章「COLUMN　がん遺伝子物語」参照）．当時，動物の有するレトロウイルスから *ros*, *akt*, *abl*, *kit* など，現在の分子病理診断上重要ながん遺伝子が同定された．

2　細胞内シグナル伝達メカニズムの解明[1,2)]

　1980年，Robert A. Weinberg はヒトの膀胱がんの細胞株からDNAを抽出して，断片化し，マウス由来の線維芽細胞に遺伝子導入して培養シャーレ中にがん化した3Dフォーカスを見つけた．ここからがん遺伝子を同定したところ，ヒト由来のがん遺伝子はすでにラットに腫瘍を作るレトロウイルスがコードする *ras*（rat sarcoma）と相同だった．現在，*Ras* 遺伝子は膵がん，肺がんなどで高頻度に変異がみられるが，RasG12C変異に対する特異的な阻害薬が

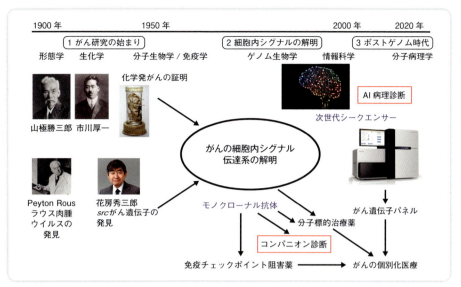

図1　がん研究の歴史，サイエンスから臨床へ
横軸は年代を示す．

発売されており，G12V などさらなる変異特異的阻害薬の開発が進んでいる．

1980 年代には，がん遺伝子研究は細胞内シグナル伝達研究へと発展し，現在のパネル検査の原型が形成されていくことになる．Src がチロシンキナーゼであることが明らかにされた後，1984 年には上皮細胞増殖因子受容体（EGFR）とトリ白血病ウイルスがコードするがん遺伝子産物 ErbB の相同性が高いことが判明し，がん遺伝子は細胞増殖に異常をきたす原因となることが示唆された．

EGFR は EGF 刺激によって二量体を形成するが，チロシンキナーゼの基質は，片方の受容体自体で，チロシンリン酸化された EGFR の C 末端には，SH2 ドメインをもつアダプター分子 GRB2 が結合する（第 1 章「COLUMN　がん遺伝子物語」参照）．GRB2 はグアニンヌクレオチド交換因子の SOS と結合しているため，EGFR がリン酸化されることで細胞質の SOS が膜近傍に移動し，細胞膜に C 末端で結合している GDP 結合型 Ras タンパクを GTP 結合型 Ras に変換して活性化する．GTP と結合した Ras は，MEK や PI3K と結合することで，MEK からは ERK キナーゼの活性化が起こり DNA 合成が促進され，PI3K/AKT からは生存シグナルが生じて，発がんに関与する（第 2 章「Ⅱ．分子腫瘍学」参照）．

EGFR の下流に Ras が位置するため，ゲノムに Ras の変異があると Ras が恒常的に活性化されているため，EGFR 阻害薬は効かない．よって大腸がんなどでは，*Ras* の変異がない症例でチロシンキナーゼ阻害薬（セツキシマブ）が適応となる．このようにがんの遺伝子変異に基づき治療薬を選択する際には，シグナル伝達系の理解が重要である．

3　ポストゲノム時代

細胞内シグナル伝達ネットワークの大枠が確立された後，2000 年にはヒトゲノムの全塩基配列が解読されゲノム計画の完了が発表された．がん治療に関しては，1997 年には分子標的治療薬として CD20 に対するリツキシマブが米国で認可され，続いて HER2 に対するトラスツズマブ，Bcr-Abl や Kit に対するイマチニブ，EGFR に対するゲフィチニブ，VEGFR に対するベバシズマブが開発され，その適応を決

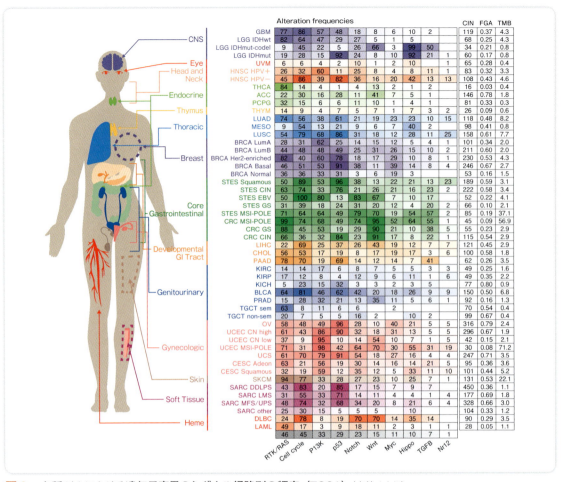

図2　各種がんにおける遺伝子変異のシグナル経路別の頻度（TCGA）（文献4より）
33種類のがんについて，9,125検体のゲノム解析の結果をまとめた図．遺伝子異常は，10のシグナルパスウェイ（RTK/RAS, Cell cycle, PI3K, p53, Notch, Wnt, Myc, Hippo, TGFB, Nrf2）に分けて頻度が記載されている．単位は%．
CIN：chromosomal instability，FGA：fraction of genome altered，TMB：腫瘍遺伝子変異量．

める免疫染色がコンパニオン診断として登場した．間もなく次世代シークエンサー next generation sequencer（NGS）が実用化されたが，その性能は従来のサンガーシークエンス法よりも大きく向上しており，1回のランで100Gbp以上解析可能なスペックのNGSを用いれば，約3.2 Gbpのヒトゲノムの核酸配列を深く読み込むことが十分可能となる．さまざまな種類のがんの大規模ゲノム解析が国際がんゲノムコンソーシアム International Cancer Genome Consortium（ICGC）やがんゲノムアトラス The Cancer Genome Atlas（TCGA）などを中心に国際的に進められ，それらの統合的な解析結果が報告されてきている[3,4]．この結果は，がん遺伝子パネル検査が構築されるに至る重要な基礎データとなった（図2）．

2010年を過ぎると認可された分子標的治療薬の種類も増加し，2014年には免疫チェックポイント阻害薬のニボルマブ，ペムブロリズマブが登場し，NGSによるシークエンス解析法の発展とともに，欧米を中心にがん遺伝子検査パネルが開発された．2016年には米国の病理医Marc Ladanyiらが独自に開発したがん遺伝子パネル MSK-IMPACT を用いた1万例を超える検査結果を発表している[5]．

本邦では，東京大学で東大オンコパネル

Todai OncoPanel (TOP)[6]が，国立がん研究センターではNCCオンコパネルが開発された[7]．また慶應義塾大学ではPleSSision検査が稼働している．本邦では，2019年6月に，包括的がんゲノムプロファイリング検査としてOncoGuide™ NCCオンコパネルシステムとFoundationOne® CDxがんゲノムプロファイルが保険適用となり，がん研究がサイエンスから医療へと進化した．2021年には，血液中の微量な固形がん組織由来の循環腫瘍DNA（ctDNA）に対するliquid biopsy検査としてFoundationOne® Liquid CDxがんゲノムプロファイルが，2022年にはGuardant360® CDxがん遺伝子パネル，GenMineTOP® CDxがんゲノムプロファイリングシステムが承認された．

4 今後の課題と展望

本邦にがんゲノム医療が導入されて5年が経過したが，治験への参加を含めて，実際の治療に到達できたケースは約10%と見なされており，今後はその確率を上げていくことが課題の一つである．また，非小細胞肺がんで解析が進んでいるが，EGFR阻害薬ゲフィチニブ耐性株では EGFR T790M変異やHER2などの側副経路の増幅・活性化など複数の耐性獲得機構が明らかとなった[8]．また，がん組織は，形態学的にも，遺伝子変異に関しても時空間的多様性を有するが[9]（図3），現在は検出可能な変異を経過中の一時点で1ブロックから核酸を抽出し，解析している．がん幹細胞に焦点をあてた治療薬の開発，また空間的単一細胞発現解析法が実用化されてきており，がん幹細胞を含めた時空間的多様性を解析する日も遠くないものと思われる．さらには，がん細胞の周囲環境としての血管やマクロファージを標的にした治療法，新たな免疫チェックポイント阻害薬の開発なども期待される．

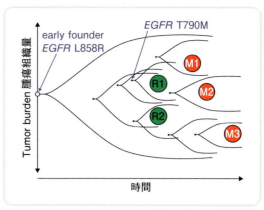

図3 がん遺伝子異常の時空間的な多様性（文献9より）
初期のクローンは EGFR L858R変異を有するが，チロシンキナーゼ阻害薬治療により再発し，二つのクローンR1とR2が優勢となる．R1は EGFR T790M変異を有する．その後，転移がM1, M2, M3と異時性に生じるが，それぞれ起源となるクローンが異なる．

がんゲノム医療は，先端科学を今まで以上のスピードで取り込み発展するものと思われる．分子病理専門医の力量がますます問われていくことだろう．

（田中伸哉）

文献

1) Weinberg RA（著），武藤 誠，ほか（訳）：ワインバーグ がんの生物学，原書第2版，南江堂，2017
2) Devita VT Jr, et al（著），宮園浩平，ほか（監訳）：デヴィータ がんの分子生物学，第2版，メディカル・サイエンス・インターナショナル，2017
3) ICGC/TCGA Pan-Cancer Analysis of Whole Genomes Consortium：Pan-cancer analysis of whole genomes. Nature 578：82-93, 2020
4) Sanchez-Vega F, et al：Oncogenic signaling pathways in the cancer genome atlas. Cell 173：321-337, 2018
5) Zehir A, et al：Mutational landscape of metastatic cancer revealed from prospective clinical sequencing of 10,000 patients. Nat Med 23：703-713, 2017
6) Kohsaka S, et al：Comprehensive assay for the molecular profiling of cancer by target enrichment from formalin-fixed paraffin-embedded specimens. Cancer Sci 110：1464-1479, 2019
7) Sunami K, et al：Feasibility and utility of a panel testing for 114 cancer-associated genes in a clinical setting：A hospital-based study. Cancer Sci 110：1480-1490, 2019
8) Passaro A, et al：Overcoming therapy resistance in EGFR-mutant lung cancer. Nat Cancer 2：377-391, 2021
9) Swanton C, et al：Clinical implications of genomic discoveries in lung cancer. N Engl J Med 374：1864-1873, 2016

第1章 分子病理学の基礎知識

II 分子病理学的解析手法

1 分子病理学的解析手法

本項では，分子病理学的手法として，免疫組織化学 immunohistochemistry（IHC），蛍光 in situ ハイブリダイゼーション fluorescence in situ hybridization（FISH），およびサンガー法を，いわゆる次世代シークエンシング next generation sequencing（NGS）との関連の観点から概説する．

A IHC

IHCは，抗体を用いて抗原（主としてタンパク質であるので，以下タンパク質とする）を検出する手法のうち，組織切片上で行うものを指す．同様に抗体を用いたタンパク同定法であるウエスタンブロッティング法やフローサイトメトリー法と比較すると，タンパク質の存在証明のみならず，空間的情報（形態情報）も同時に得られることが利点である．

IHCはタンパク質の存在を検出する手法であるので，結果（染色強度など）は原則としてタンパク質量に相関する．したがって，原則としてmRNAの発現量にも相関するが，mRNA分解の亢進や遅延，翻訳後修飾による抗原抗体反応の効率の変化，タンパク質分解の亢進や遅延により，mRNA発現量とIHCの強度との相関は変わりうる．

特定のゲノム異常と特定のタンパク質に対するIHCの結果の相関が高い場合，ゲノム異常検出の代替法としてIHCが用いられることがある．例として，承認された阻害薬が存在する ALK融合遺伝子やHER2増幅の直接検出法には，FISHやシークエンシングがあるが，IHCもコンパニオン診断法として承認されており，スコア3+と判定された場合は，ほぼ確実に当該ゲノム異常も存在するため，直接核酸の証明なしで承認された阻害薬が使用できる．ただし，これらの阻害薬の標的はゲノムDNAではなくタンパク質であるので，偽陰性などのテクニカルなエラーを除けば，むしろIHCによるタンパク質の検出のほうがバイオマーカーとしては「直接的」であるともいえる．

これらの大きなゲノム構造異常の他に，アミノ酸配列が変わるような塩基バリアントのうちいくつかはIHCで同定が可能である．いわゆる変異特異的抗体を用いるIHCであり，BRAF, NRAS, EGFR, IDH1, IDH2などにおける特定のバリアントに対する変異特異的抗体が購入可能である．また，特定の融合タンパクの融合部を認識する融合タンパク特異的抗体も一部で利用可能であるが，融合の様式（切断点，融合相手など）が変われば当然ながら反応しないので注意が必要である．

B FISH

FISHは，標本中に存在する特定の核酸配列を，その位置情報を保ったまま，蛍光色素でラベルした相補核酸配列（プローブ）をハイブリダイズさせることにより視覚化する手法である．標本としては染色体標本，塗抹標本，組織切片などが利用可能である．対象とする核酸はRNAでもDNAでもよい．ただし，mRNAを標的とする解析は発現解析の性格が強く，対象

核酸のコピー数が多いため，蛍光色素を使用せず明視野で施行されることも多く，この場合は単に ISH と呼ばれる．一方，ゲノム DNA 上の特定配列を視覚化したい場合は標的コピー数が少なく（あるいはコピー数の確認そのものが目的であることも多く），また，発現解析ではなく特定配列の位置情報も重要であるので，視覚に訴えやすい蛍光色素を使うほうが有利である．

病理診断現場では，発現解析目的には簡便な IHC が用いられることが圧倒的に多い．一方，ゲノム構造異常解析には，前述のように特定の標的には IHC が代替法ともなりうるが例外的である．したがって，病理診断や病理学研究における FISH といえば，多くの場合，組織切片を用いたゲノム DNA 上の配列の可視化を指す．その用途としては，ゲノムの構造異常（融合遺伝子，染色体転座，増幅，欠失など）のほか，病原体ゲノムの視覚化なども挙げられる．

C サンガー法

サンガー法は，Frederick Sanger により考案された DNA 塩基配列決定法であり，以下のように行われる（第3章「I. DNA シークエンス」図1参照）．

配列を知りたい二本鎖 DNA をポリメラーゼ連鎖反応 polymerase chain reaction（PCR）法などにより大量に用意し（100〜600 bp 程度），DNA 鎖合成の起点となるプライマー（20塩基程度の DNA 断片），DNA ポリメラーゼ，デオキシリボヌクレオチド（dATP，dTTP，dGTP，dCTP），およびジデオキシリボヌクレオチド（ddATP，ddTT，ddGTP，ddCTP）を混和する．温度を上げると，配列を知りたい二本鎖 DNA が一本鎖になり，再び温度を下げると，過剰に存在するプライマーが，一本鎖となった配列を知りたい DNA 鎖上の相補配列に結合する．プライマーの 3′ 端を起点として，4種のデオキシリボヌクレオチドが，配列依存的に次々に結合し，相補的な DNA 鎖が伸長して

いく．このとき，ジデオキシリボヌクレオチドが取り込まれると伸長反応はそこで止まる（伸長反応を止めるため，ターミネーターと呼ばれる）．伸長停止は確率論的に生じるため，再び熱処理して一本鎖にすると，さまざまな長さの新規一本鎖 DNA が生じていることになる．それぞれの長さの新規一本鎖 DNA の 3′ 末端ターミネーターが4種のうちのどれであるかがわかれば，その情報を集約することにより配列が解読できるわけである．現在よく使われているのは，4種のターミネーターを異なる蛍光色素でラベルしておき（ダイターミネーター法），キャピラリーシークエンサーで新規一本鎖の長さ情報とともに読み取る方法である．

サンガー法と NGS の最大の違いは，NGS では圧倒的多種の配列を同時並列的に決定していく点である．そのため，サンガー法では解読したい領域を絞り込む必要があるが，NGS ではその必要がほとんどなく，とりあえず読んでみようといった運用が可能である．一方，サンガー法のほうが配列決定の精度は一般に高いので，NGS で得られた塩基配列バリアントの検証目的などには現在でもよく使われる．また，目的とする病的バリアント（変異）が少数で，かつホットスポットがわかっているような疾患の解析などでは，精度に加えて，費用や手軽さの観点からサンガー法が選択されることも多い．

2 遺伝子・タンパク質配列バリアントの表記法

ここでは，遺伝子・タンパク質配列バリアントの表記法に関して，the HGVS（Human Genome variation society）recommendations for the description of sequence variants version 15.111)に基づき必要最小限を記載する．さらに詳細を知りたいときは，原著[1]または，随時 update されるウェブサイト（http://www.HGVS.org/varnomen）を参照

されたい.

A 遺伝子, タンパク質の表記

アルファベットと数字のみを使用し, 原則として「-」やギリシャ文字（α, βなど）は使用しないが, *NKX2-1* などの例外もある. ヒトの遺伝子シンボルはすべて大文字で原則として斜体で表記する. 例外として, 免疫グロブリン遺伝子群 immunoglobulin gene group (IG) とT細胞受容体遺伝子群 T-cell receptor gene group (TR) に属するあらゆる遺伝子［免疫グロブリン重鎖 immunoglobulin heavy chain (IGH), T細胞受容体α T-cell receptor alpha (TRA) など］およびアレルは斜体にしない[2].

遺伝子産物であるタンパク質のシンボルは遺伝子シンボルと同一であるが斜体にしない.

B 「多型」「変異」について

古くから, そして現在でも頻用されている「多型 polymorphism」と「変異 mutation」は, さまざまな意味で受け取られることがあり推奨されていない. これらの用語は観察された塩基配列におけるリファレンス配列からの変化を指すので, 代わりに「variant」「alteration」「change」などの中立的な用語の使用が推奨されている. ここでは, 必要に応じて「バリアント」「変化」を用いる.

C 書式

バリアントの書式は「リファレンス配列名：変化の説明」が正式である. スペースは通常用いない. 例えば「NC_000023.10:g.32407761G>A」において, NC_000023.10 はヒトゲノムリファレンス配列第10版の23番染色体（X染色体）の配列を指す. なお, 第9版（2006年3月）が hg18/NCBI36, 第10版（2009年2月）が hg19/GRCh37, 第11版（2013年12月）が hg38/GRCh38 である. 変化の説明における g. はゲノムリファレンス配列に基づく表記であることをあらわしている. なお, 同じ遺伝子上の同じ変化でも, リファレンス配列の版が変われば塩基につけられた位置番号が変わりうるので, リファレンス配列が明示されていない状況での変化の説明には注意が必要である.

ただし, がんゲノム医療の現場や論文では, 議論の対象が著名な遺伝子であることもあり, 書き手と読み手が同じ代表的リファレンス配列を念頭に置いていることを前提として, リファレンス配列名が省略されることもある. 変化を受けた塩基位置を病因タンパク質のアミノ酸配列に直接結びつけやすいため, 現場では通常, 遺伝子名に加えて, c. で始まる coding DNA（翻訳領域）リファレンス配列に基づく変化の説明が表記される. c. で始まる位置番号は, 翻訳開始コドンの最初の塩基, すなわち ATG（メチオニン）のAを1とし, 終止コドン（TAA, TAG, または TGA）の最後の塩基で終わるので, 3で割ることにより, 変化を受けたアミノ酸の位置（p. で始まる記述となる）がわかる.

なお, イントロン中の塩基位置を c. で始まる表記であらわす場合, 直前のエクソンの最後の塩基または直後のエクソンの最初の塩基のいずれか近いほうを起点として, 「+」または「-」を用いて記載する. 等距離にある場合は「+」を用いる. 仮想例として, exon 2 の最後の塩基が c.50, exon 3 の最初の塩基が c.51, イントロン2が65塩基で構成されている場合, これらの塩基位置番号は, 5′ から 3′ に向かって c.50, c.50+1, c.50+2, c.50+3, …, c.50+31, c.50+32, c.50+33, c.51-32, c.51-31, …, c.51-3, c.51-2, c.51-1, c.51 と表記する.

また, 翻訳領域より前の位置［5′ 非翻訳領域 five prime untranslated region (5′ UTR)］はマイナス記号, 翻訳領域より後の位置（3′ UTR）はアスタリスク（*）を付記して示す. 仮想例として, 翻訳領域の塩基数が252である

表1　アミノ酸の表記

略語（1文字）	略語（3文字）	名称		コドン
A	Ala	alanine	アラニン	GCA, GCC, GCG, GCT
B	Asx	aspartate asparagine	アスパラギン酸または アスパラギン	AAC, AAT, GAC, GAT
C	Cys	cysteine	シスチン	TGC, TGT
D	Asp	aspartate	アスパラギン酸	GAC, GAT
E	Glu	glutamate	グルタミン酸	GAA, GAG
F	Phe	phenylalanine	フェニルアラニン	TTC, TTT
G	Gly	glycine	グリシン	GGA, GGC, GGG, GGT
H	His	histidine	ヒスチジン	CAC, CAT
I	Ile	isoleucine	イソロイシン	ATA, ATC, ATT
K	Lys	lysine	リジン	AAA, AAG
L	Leu	leucine	ロイシン	CTA, CTC, CTG, CTT, TTA, TTG
M	Met	methionine	メチオニン	ATG（翻訳開始）
N	Asn	asparagine	アスパラギン	AAC, AAT
P	Pro	proline	プロリン	CCA, CCC, CCG, CCT
Q	Gln	glutamine	グルタミン	CAA, CAG
R	Arg	arginine	アルギニン	AGA, AGG, CGA, CGC, CGG, CGT
S	Ser	serine	セリン	AGC, AGT, TCA, TCC, TCG, TCT
T	Thr	threonine	トレオニン	ACA, ACC, ACG, ACT
V	Val	valine	バリン	GTA, GTC, GTG, GTT
W	Trp	tryptophan	トリプトファン	TGG
Y	Tyr	tyrosine	チロシン	TAC, TAT
Z	Glx	glutamate glutamine	グルタミン酸または グルタミン	
*	Ter	termination	翻訳終止	TAA, TAG, TGA （終止コドン）

第1章　分子病理学の基礎知識

場合，…，c.−3，c.−2，c.−1，c.1，c.2，c.3，…，c.250，c.251，c.252，c.*1，c.*2，c.*3，…となる.

D　変化の説明

「接頭辞」「位置番号」「変化の種類」のようにスペースを入れずに連続させる．アミノ酸は3文字表記でも1文字表記（表1）でもよいが，3文字表記が推奨されている[1]．終止コドンは＊かTerと表記する．主な変化の種類を表2に記す．表3の実例とともにみれば理解は早いであろう.

推定によるタンパク質の変化の説明はp. （Thr321fs*23）のように（　）に入れて表記する．塩基配列の変化は実際にシークエンスされた結果であるが，アミノ酸配列，すなわちタンパク質の変化はそこから推定されたもので，証明されたものではないことを示している．ただし，現場では（　）が省略されることもある．なお，同一の変化を複数の記載法で示せる場合，優先順位は，①欠失 deletion，②逆位 inversion，③重複 duplication，④変換 conversion，⑤挿入 insertion，となっている.

E　融合遺伝子の書式

2つの遺伝子の間にハイフン「−」やスラッ

II　分子病理学的解析手法　　9

表2 変化の種類

主な変化	DNA，RNA における定義	タンパク質における定義	備考
置換（>）	一つの塩基が他の一つの塩基で置換された変化	一つのアミノ酸が他の一つのアミノ酸で置換された変化	
欠失（del）	一つまたは複数の塩基が存在しない（欠失した）変化	一つまたは複数のアミノ酸が存在しない（欠失した）変化	欠失した塩基・アミノ酸の記載は任意
逆位（inv）	複数の塩基が元の配列に変わり，その逆相補配列となる変化（例：CTCGA→TCGAG）	定義なし	2 塩基以上の変化が対象
重複（dup）	一つまたは複数の塩基のコピーが，コピー元配列の 3′側直後に挿入した変化	一つまたは複数のアミノ酸のコピーが，コピー元配列の C 末端側直後に挿入した変化	重複した塩基・アミノ酸の記載は任意
挿入（ins）	一つ以上の塩基が挿入され，かつそれが，その挿入部の 5′側直前配列のコピーではない場合の変化	一つ以上のアミノ酸が挿入され，かつそれが，その挿入部の N 末端側直前配列のコピーではない場合の変化	挿入された塩基・アミノ酸配列の記載が必要
変換（con）	元の配列を置き換える一連の塩基配列が，ゲノム上の別の部位の配列のコピーであるといったタイプの欠失・挿入	定義なし	
欠失と挿入（delins/indel）	一つまたは複数の塩基が一つまたは複数の他の塩基に変わった変化で，置換，逆位，変換でないもの	一つまたは複数のアミノ酸が一つまたは複数の他のアミノ酸に変わった変化で，置換でないもの	挿入された塩基・アミノ酸配列の記載が必要
フレームシフト（fs）	（fs 記号を用いた表記はしないが，コドンの枠がずれる変化）	塩基の変化によりコドンの枠がずれた場合のアミノ酸配列や C 末端（終止コドン）位置の変化	
エクステンション（ext）	定義なし	開始コドンや終止コドンに生じた塩基の変化により，N 末端や C 末端に一つまたは複数のアミノ酸が付加した変化	

上記における「変化」は，リファレンス配列との相違を指す．

シュ「/」をおく書式が一般的であったが，これらに替えて，2021 年に HUGO Gene Nomenclature Committee がダブルコロン「::」の使用を勧奨し[3]，WHO 分類をはじめ多くの著名なデータベースが採用した．なお，原則として 5′側遺伝子を :: の左側に記載する．

（竹内賢吾）

文献

1) den Dunnen JT, et al：HGVS recommendations for the description of sequence variants：2016 update. Hum Mutat 37：564-569, 2016
2) Lefranc MP：Immunoglobulin and T cell receptor genes：IMGT® and the birth and rise of immunoinformatics. Front Immunol 5：22, 2014
3) Bruford EA, et al：HUGO Gene Nomenclature Committee（HGNC）recommendations for the designation of gene fusions. Leukemia 35：3040-3043, 2021

表3 変化の実例

置換 substitution	*BRAF*	c.1799T>A p.Val600Glu	*BRAF* 遺伝子翻訳領域における 1,799 番の T が A に置換した結果，BRAF タンパクの 600 番のアミノ酸バリン valine がグルタミン酸 glutamate に変化したことを示す
	TERT	c.-124C>T	*TERT* 遺伝子の開始コドン先頭から 124 塩基上流にある 5′非翻訳領域の C が T に置換したことを示す．なお，この変化による脱制御により *TERT* 遺伝子の高発現が惹起されるが，翻訳領域の変化ではないため *TERT* 遺伝子産物は野生型である．したがって，タンパク質の（推定される）変化は記載されない
	APC	c.646C>T p.Arg216*	*APC* 遺伝子翻訳領域における 646 番の C が T に置換した結果，コドン 216 が終止コドンとなったことで，APC タンパクの 216 番目のアルギニン arginine とそれ以降が翻訳されなくなった変化を示す
	TP53	c.673-2A>G	*TP53* 遺伝子翻訳領域における 673 番の塩基（第 7 エクソン先頭の塩基）から 2 塩基上流の第 6 イントロン領域における A が G に置換した変化．なお，*TP53* においてこの部位はスプライシングにおける acceptor site にあたり，スプライシングの異常をきたす
欠失 deletion	*EGFR*	c.2235_2249del p.Glu746_Ala750del または欠失したアミノ酸を付記し，p.Glu746_ Ala750delGluLysArgGluAla や p.E746_A750delELREA としてもよい	*EGFR* 遺伝子翻訳領域における 2,235～2,249 番の 15 塩基が欠失した結果，EGFR タンパクの 746～750 番の ELREA が欠失した変化を示す．なお，欠失した塩基の数が 3 の倍数である場合，コドンの枠がずれない（フレームシフトが起こらない）．このような変化を in-frame である，という
重複 duplication	*RET*	c.1892_1903dup p.Cys634_Arg635ins HisGluLeuCys	*RET* 遺伝子翻訳領域における 1,892 番から 1,903 番の塩基が直後に重複した結果，RET タンパクの 634 番のシステインと 635 番のアルギニンの間に HELC が挿入した変化
挿入 insertion	*MAP3K1*	c.2847_2848insACAACA p.Thr949_Glu950insThrThr	*MAP3K1* 遺伝子翻訳領域における 2,847 番と 2,848 番の塩基の間に 6 塩基 ACAACA が挿入した結果，MAP3K1 タンパクの 949 番目のトレオニン threonine と 950 番目のグルタミン酸の間に二つのトレオニンが挿入した変化．なお，挿入した塩基の数が 3 の倍数である場合，コドンの枠がずれない（フレームシフトが起こらない）．このような変化を in-frame である，という
欠失と挿入 delins/indel	*PMS2*	c.780_801delinsGGATAC p.Ala262fs または新たに終止コドンとなった位置を明示するため p.Ala262fsTer40 や p.Ala262fs*40 としてもよい （long form）	*PMS2* 遺伝子翻訳領域における 780～801 番の 22 塩基が欠失し 6 塩基 GGATAC が挿入した結果，本来の PMS2 タンパクの 262 番のアラニン alanine を 1 番として，40 番のコドンが終止コドンとなった変化．なお，本例では挿入される塩基数は 6 で 3 の倍数であるが，欠失する塩基数は 22 で，トータルの塩基数増減（16 減）の絶対値が 3 の倍数でないためフレームシフトを起こす
フレームシフト frameshift	*PTEN*	c.961del p.Thr321fs または新たに終止コドンとなった位置を明示するため p.Thr321fsTer23 や p.Thr321fs*23 としてもよい （long form）	*PTEN* 遺伝子翻訳領域における 961 番目の塩基が欠失した結果，コドンの枠がずれた変化．long form においてはコドン 321（本来の PTEN におけるトレオニン）を 1 番として 23 番のコドンが終止コドンとなったことが示されている
エクステンション extension	*PIK3CA*	c.3207A>G p.*1069Tryext*5	*PIK3CA* 遺伝子翻訳領域における 3,207 番目の A が G に置換した結果，コドン 1069 が終止コドンでなくトリプトファン tryptophan となり，トリプトファンから数えて 5 番目のコドンが新たな終止コドンとなった変化

第1章 分子病理学の基礎知識

Ⅱ 分子病理学的解析手法

第1章　分子病理学の基礎知識

分子病理診断における検査の品質保証

はじめに

　臨床検査の現場において検査の品質保証，精度管理は重要である．本邦においては，臨床検査領域と外科病理領域の間に，業務面，人材面でのギャップが少なからず存在し，clinical pathology（広い意味での臨床検査部門）の一部に anatomical pathology（外科病理）が位置づけられる米国の運用とは異なる面がある．しかしながら，病理組織診断，細胞診の領域においても，検査としての品質保証が必要であるという認識が確実に浸透してきている．事実，2009年に臨床検査室認証制度の一つである International Organization for Standardization（ISO）15189が病理学的検査・細胞学的検査をその適応範囲に含めて以降，全国の病理部門において認証取得が進んだ．その過程で検査の品質保証に関するリテラシーは確実に高まったと思われるが，部門責任者などの当事者以外は「病理診断における品質保証」といわれても具体的なイメージが湧いてこないかもしれない．

　本項では，一般論としての臨床検査の品質保証について触れつつ，本題である分子病理診断，特にがん遺伝子パネル検査を運用するにあたって理解しておくべき品質保証のポイントに言及していく．

1　品質保証の概念

　検査の品質保証とは，いい換えれば「きちんと検査を行うこと」である．これは「検査の成功率を上げること」，すなわち品質向上と必ずしも同義ではない．読者が，本項を読むにあたって「核酸の断片化を最小限に抑えるためのホルマリン固定パラフィン包埋標本の作り方」といった内容を期待しているとしたら，それはあくまでも品質向上のための tips 的なものであって，品質保証の根幹とはいえない点を理解してもらう必要がある．

　では，遺伝学的検査の品質保証を行ううえで重要になってくるポイントは何なのか．それらは米国疾病対策予防センター（CDC）が掲げている ACCE モデルに端的にあらわされている．このモデルは2000年代初頭に，その後の遺伝子検査の発達を見据えて構築，提案されたもので，臨床応用の進んだ現在においても指標とされるものである．ACCE は analytic validity（分析的妥当性），clinical validity（臨床的妥当性），clinical utility（臨床的有用性），ethical, legal and social implications（倫理的法的社会的課題）の4要素からなり，それら相互の関係性は図1に示す通りである[1]．analytic validity は，感度，特異度を正確に把握し，精度管理のもと再現性のある検査がきちんと行われているかどうか，clinical validity は，検査によって得られた結果と疾患との間にきちんとした関連性があるか，clinical utility は，検査によって疾患の診断がついたとして，患者の治

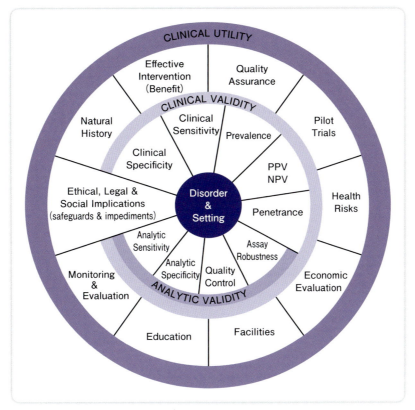

図1 CDCが掲げるACCEモデル（文献1より）
PPV：陽性的中率，NPV：陰性的中率．

表1 ACCEモデルのanalytic validityに関する質問事項の和訳抜粋（文献1より）

- 検査は定量的なものか，定性的なものか
- 遺伝子異常があるときに，どのくらいの割合で検査陽性となるか（感度）
- 遺伝子異常がないときに，どのくらいの割合で検査陰性となるか（特異度）
- 内部の品質保証プログラムが確立していて，外部からのチェックが入っているか
- 検査の精密度（繰り返し分析したときの再現性）はどうか
- 検査室内での精密度のブレ，検査室間の精密度のブレはどうか
- 偽陽性結果が生じた際の確認試験はどのように行われるか
- 対象とした患者試料の内容とその幅はどうか
- 検査が失敗し，結果を活用できない確率はどのくらいか
- 多施設で検査したときに結果はどのくらいブレたか

療への道筋がきちんと確保されているか，ethical, legal and social implicationsは，差別対策，法的問題などがきちんと処理されているか，といった内容となる．CDCのウェブサイト[1)]には"disorder and setting"から始まってA・C・C・Eの順に，遺伝学的検査の品質を考える際に自問自答すべき計44の質問事項が列挙されており，具体的な内容の把握の一助となりうるので，ぜひ参照されたい．

参考までに，**表1**にanalytic validity（分析的妥当性）に関する質問事項の和訳抜粋を提示する[1)]．

2 臨床検査の品質保証のために必要な作業

続いて，臨床検査の品質を保証するにあたって必要な準備，作業について説明する．ここで

言及するのは，①標準手順書の作成，②責任者の配置・要員訓練，③検査室・検査機器の整備，④精度管理になる．モノを仕入れて加工して出す，というフローにおいて，臨床検査が製造業や飲食業と大きく変わることはなく，やはりマニュアル，人材，設備環境・機材，検品が重要となる．

A 標準手順書の作成

検査室体制に始まり，具体的な検査工程，そして検査結果報告に至るプロセスを網羅する形で標準作業手順書 standard operating procedure（SOP）を作成し，業務の標準化に努める必要がある．実際の検査は標準化された SOP に従った方法で全操作が行われる．作業日誌や台帳への記録に関しても具体的な方法を定める．不具合やエラーの報告，是正策の履歴を残すことはきわめて重要であり，的確な報告書フォーマットを作成し，運用することが望まれる．改善策などが定まった際には，SOP の見直し，改定を行い，適切に管理，保存する．

B 責任者の配置・要員訓練

臨床検査部門においては管理者（統括責任者），品質管理者，精度管理責任者を配置して，検査担当者が施行する検査の管理，運営にあたる．精度管理責任者は精度管理の実施状況を把握するとともに，精度管理の充実をはかるために必要な措置などについて管理者に報告することが求められる．検査担当者の技術評価が的確に行われているかを把握することも責務の一つとなる．分子病理診断に関わる検査を施行するにあたっては，遺伝子関連検査を含む臨床検査全般の精度管理に関する専門知識を有し，相応の経験と資質が求められる．品質管理者は品質マネジメントシステムの定着と運用・継続を中心になって推進する者で，検体の受領から検査成績報告までの業務に精通している必要がある．管理者（統括責任者）は検査実施の承認を行い，検査全般に関して責任を負う．SOP 案，精度管理実施計画書案，精度管理結果報告書案といった文書の審査および承認もその責務となる．

実際の検査を適正・妥当に行うにあたっては要員，すなわち検査担当者の力量評価と技能訓練が鍵となる．まず，検査担当者が各業務を行うための資格を明らかにする．そのうえで，定期的に作業の力量を評価，記録する機会を設ける．技術面のみならず管理上のタスクの遂行についても評価対象とする．そして，業務を円滑に遂行できるよう教育，訓練を行う．学会などが行う会議，講習会への参加も教育・訓練の一環としてとらえることができる．それらの履歴は文書として残す．また，専門資格の取得を奨励し，サポートすることも重要である．

C 検査室・検査機器の整備

ここではまず，臨床検査室，すなわち作業環境の整備について触れる．臨床検査室の認証制度は複数あり，それらによって検査室の環境整備基準やチェック項目が異なる部分があるが，例えば College of American Pathologists, Laboratory Accreditation Program（CAP-LAP）では表2に示すような項目が掲げられている．そして，分子病理診断に関わる検査を行うにあたっては，核酸増幅産物によるコンタミネーションを防ぐために「核酸抽出・増幅用試薬の調整を行う部屋」と「増幅・検出を行う部屋」を分離するといった特別な対応が必要となってくる．

臨床検査で用いる測定システム（分析機器，試薬など）は，意図した用途に合致し，要求事項を満足する信頼性の高い結果が得られることが保証されていること，すなわちバリデーションが必要である．まず，測定システムを導入するにあたっては，検査の目的に合った仕様を決定し，その要件を満たす分析機器，体外診断用医薬品，医療機器，サーバーなどの使用説明書，

添付書類，文献などを入手して，各種 SOP を作成する．そして，医療機器の設置にあたっては，据付時適格性確認 installation qualification（IQ），稼働性能適格性確認 operation qualification（OQ），稼働時適格性確認 performance qualification（PQ）を行っていくことになる．分子病理診断を前提とした場合は，DNA 抽出機器，DNA 測定機器，ポリメラーゼ連鎖反応 polymerase chain reaction（PCR）機器，次世代シークエンサーなど，検査に用いるすべての機器がその対象となる．

D 精度管理

精度管理とは検査の精度を保つため，その検査全体について適切に管理することである．内部精度管理は基本的に自施設内での精度評価を指し，主に精密性の監視，向上に力点がある．簡単にいうと，同一のサンプルを用いた際に同一の結果が得られるかどうかをみていくことになる．その際には適切な管理限界を設定しておくことが重要となる．一方，外部精度管理は，自施設と他施設の測定値を比較することが基本で，正確性の向上に力点を置いた取り組みといえる．

遺伝学的検査における内部精度管理では，患者試料と近い性質を有する精度管理物質 quality control materials を定期的に測定して継続的に監視する．ここで使用する精度管理物質は，既知の変異を導入して人工的に構築した DNA 標品などの市販品でもよい．なお，分析の精確性を評価する際には，精度管理の標準物質 reference standards が必要で，これには既知の変異を有する精度管理物質を使用することができる．ただし，測定法が異なっても相互互換性 commutability が保たれていることが望まれる．遺伝学的検査における外部精度管理の方法としては，CAP サーベイなどの検査室間比較プログラム（外部精度管理調査，技能試験など）への参加が挙げられる．遺伝子パネル検

表2 臨床検査室の環境整備要件の例

- ・検査室の分離と動線（核酸抽出，pre-PCR，post-PCR，informatics）
- ・十分なスペースの確保
- ・適切な作業環境（照明，水道，電気，換気）
- ・検査室の温湿度管理（モニター）
- ・非常電源の設置
- ・コンピューター設備管理（サーバー室の温湿度管理，防火設備）
- ・安全方針
- ・バイオハザード対策，個人用防護具
- ・防火対策（非常口，消火器）
- ・電気保安（アース）
- ・化学衛生（化学衛生計画，引火物の保管量制限）
- ・人間工学的な安全性
- ・緊急洗眼（eye washer）

査を対象とした調査では，複数の変異を有するサンプルが各施設に配布され，各施設での検査結果を統合したうえでフィードバックがなされるのが一般的である．他施設との比較において，得られた検査結果および検査結果の解釈が適正に行われているかどうかを評価，把握することが主たる目的となる．そして，所定の性能基準を逸脱している場合は是正処置を行っていく．検査室間比較プログラムへの参加が困難な場合には，標準物質や過去に検査した試料，他の検査室と交換した試料を測定することによって代替措置とせざるをえないが，その場合は，あらかじめ結果を判定する基準を設定しておき，厳密な運用を心がける．

3 臨床検査室の認証制度

臨床検査室の認定，認証制度は複数ある．認証を得るためには，それぞれが制定した種々の規格に適合していることを証明する必要がある．国際的なものとしては ISO15189，Clinical Laboratory Improvement Amendments（CLIA），CAP-LAP などが挙げられる．表3にこれらの概要をまとめた．

表3　国際的な認証制度

	ISO 15189	CLIA	CAP-LAP
目的	臨床検査室が自施設の品質マネジメントシステムの向上と検査に関する能力の評価	臨床検査の質を保証すること　連邦政府がメディケアおよびメディケイド制度での公費医療費支払いを請求する検査室の必要条件	教育，標準策定と臨床検査室の規則要求事項順守に対する保証を通じて，臨床検査のサービスの質を向上させることで，検査の安全性の向上
設立	ISO　本邦ではこの国際規格に基づき，日本適合性認定協会（JAB）が臨床検査室の審査・認定を実施	CLIA法（臨床検査室改善法）　米国内のすべての臨床検査室は法に基づきCLIA認証が必要	CAPが臨床検査成績評価プログラム（CAPサーベイ）および臨床検査室認定プログラム（LAP）を実施
認定対象	臨床検査を実施する臨床検査室が対象で，分子遺伝学的検査施設に固有のものではない．ただし，評価対象項目の中には遺伝子検査（次世代シークエンシングを含む）がある．	診断，予防，治療を目的とした人体由来のすべての検体検査を用いた検査が対象で，遺伝子関連検査に固有の規定は限定的である．	ルーチン検査，微生物検査，遺伝子検査（次世代シークエンシングを含む），特殊検査（NIPT），フローサイト検査，病理・細胞診検査など多様な検査を実施している検査室に対応している．
国外認定・認証数	米国：数十施設　全世界：5,000施設以上（欧州と豪州が中心）	米国：22,000施設以上	CAPサーベイ：全世界で21,500施設以上　LAP認証：世界で7,600施設以上
国内認定・認証数	約300施設	約5施設	米軍施設以外では約30施設（うち次世代シークエンシング認定は約10施設）

4　遺伝子パネル検査の品質保証

　臨床検査の工程は一般的に検査前プロセス，検査プロセス，検査後プロセスの三つに分けられ，それぞれに対して品質保証，精度管理を行っていくことになる．ここでは遺伝子パネル検査を念頭に，各ステップごとに抑えるべきポイントの例を挙げていこう．

A　検査前プロセス：病理検体の採取から核酸抽出まで

a）試料の準備

　遺伝子パネル検査に使用する腫瘍組織を規定する［例えば「ゲノム診療用病理組織検体取扱い規程」に則って準備したホルマリン固定パラフィン包埋 formalin fixed paraffin embedded（FFPE）検体を使用するといった形式で］．腫瘍率判定の方法，薄切枚数の設定方法，用いる染色切片の作成法，血液サンプルを用いる場合は採血量と採血管の種類などを規定する．検体採取の時期，経過を記録として残す．

b）核酸の抽出

　FFPE切片，血液からの核酸（DNA，RNA）の抽出・精製法，用いるキット，品質確認を行う方法を規定する．抽出した核酸（DNA，RNA）に関しては，品質基準をあらかじめ設定しておき，判定を行う．

B　検査プロセス：ライブラリ調製からシークエンシングまで（wet-lab process）

a）ライブラリ調製とシークエンス解析

　DNAの断片化，アダプターライゲーションとバーコード付加，ターゲット濃縮などによるライブラリ調製，シークエンスリードの生成までの方法を規定する．

b）ライブラリの品質基準

　ライブラリ調製後，DNA量やフラグメントサイズなどを指標に品質の評価を行い，シークエンス解析に進むか否かを判定する．

表4　シークエンスデータのチェック項目

- Depth of coverage
- Uniformity of coverage
- GC bias
- Transition/transversion ratio
- Base call quality scores
- Mapping quality
- Duplicate read success rate and removal of duplicate reads
- First base read success
- Decline in signal intensity
- Strand bias

c) シークエンスデータの品質基準

シークエンスで得られたデータを解析すること自体は検査後プロセスになるが，検査プロセスが適切に行われたか否かを評価するにはシークエンスデータをもとに，表4に示すような項目をチェックする．その際にはあらかじめ定めておいた基準値を用いる．

C 検査後プロセス：バイオインフォマティクスと結果報告（dry-lab process）

a) バイオインフォマティクス解析

推奨事項を満たしたバイオインフォマティクス・パイプラインを用いて，シークエンスリードをヒトゲノム参照配列にマッピングし，バリアントコール，アノテーションを行う．

b) 結果報告

エキスパートパネルでの治療方針決定を有効

に行えるように，報告内容，報告書の形式をあらかじめ定めておく．

c) データの保存と管理

データの保存法，期間について規定する．一般的に，バイオインフォマティクス・パイプラインにおいて作成される多数のファイルをすべて保存するのは困難である．したがって，例えばCAPの場合には，特に重要なファイルとしてFASTQ，BAM，VCFの保存を推奨している．

（前田大地）

文献

1) 米国疾病対策予防センター（CDC）．https://www.cdc.gov/genomics/gtesting/acce/index.htm
2) Jennings LJ, et al：Guidelines for validation of next-generation sequencing-based oncology panels：A joint consensus recommendation of the Association for Molecular Pathology and College of American Pathologists. J Mol Diagn 19：341-365, 2017
3) Roy S, et al：Standards and guidelines for validating next-generation sequencing bioinformatics pipelines：A joint recommendation of the Association for Molecular Pathology and the College of American Pathologists. J Mol Diagn 20：4-27, 2018
4) Gargis AS, et al：Assuring the quality of next-generation sequencing in clinical laboratory practice. Nat Biotechnol 30：1033-1036, 2012
5) Hume S, et al：CCMG practice guideline：laboratory guidelines for next-generation sequencing. J Med Genet 56：792-800, 2019
6) 臨床検査振興協議会：がん遺伝子パネル検査の品質・精度の確保に関する基本的考え方（第2.0版），2019．https://www.jamt.or.jp/data/asset/docs/20190531_ver2.0.pdf

COLUMN　第1章　分子病理学の基礎知識

がん遺伝子物語
がん遺伝子の研究で明らかになったチロシンリン酸化の役割

　がん遺伝子研究では多くの日本人が活躍した．ここでは，そのパイオニアである花房秀三郎先生（1929～2009年）（図1）の業績を紹介したい．がん遺伝子研究は発がんウイルスの発見にその源流を有する．1911年にロックフェラー研究所（図2）のF. Peyton RousがRous肉腫ウイルスを発見したのに続き，1915年には京都帝国大学病理学教室の藤浪　鑑（図3）が藤浪肉腫ウイルスを発見し，実験的にがんを誘発する系が確立された．その後，約半世紀の停滞の時代を経て，1960年頃，カリフォルニア大学のHoward M. TeminとHarry Rubinらによりウイルス発がんを模倣するニワトリ線維芽細胞系が確立され，その研究は急展開をみせる．

　花房先生はRubinの研究室に留学し，Rous肉腫ウイルスは増殖能を欠損したがんウイルスと増殖をサポートするヘルパーウイルスの混在したものであることを明らかにした[1]．この発見は，「ウイルス増殖とは独立した，がんをひき起こす遺伝子」という概念につながった．Rous肉腫ウイルスのがん遺伝子はsarcoma（肉腫）の一部をとって*src*遺伝子と命名された．1976年，この*src*遺伝子はHarold E. VarmusとJ. Michael Bishopにより同定され，宿主ゲノムに由来することが明らかにされた[2]．さらに，花房研究室から帰国した河合貞明は，吉田光昭や豊島久真男らとともにニワトリY73ウイルスのがん遺伝子*Yes*が*Src*ファミリーに属することを示し，この現象の一般性を示した[3]．そして，1980年にはSalk研究所のTony HunterとBatholomew M. SeftonはSrcタンパクがタンパク質のチロシン残基をリン酸化するという新奇の酵素活性を有していることを発見した[4]．

　花房研究室は*src*では後れをとったものの，多くのがん遺伝子の解析ではリードした．澁谷正史（現　上武大学学長）が，藤浪肉腫ウイルス

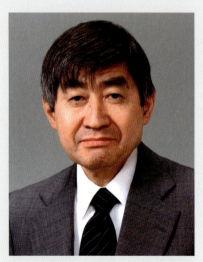

図1　花房秀三郎（日本学士院提供）

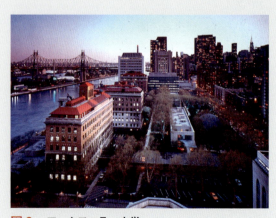

図2　ロックフェラー大学

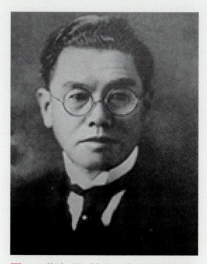

図3　藤浪 鑑（京都大学医学部提供）

のがん遺伝子 *Fps* も *Src* 同様にチロシンリン酸化酵素であることを示したり[5]，Sally Kornbluth（現 マサチューセッツ工科大学総長）らが，Yesタンパクがポリオーマウイルス middle T 抗原に結合していることを見出すなど[6]，*Src* ファミリー遺伝子群が多様ながん化機構に関与する可能性を次々に明らかにした．

一方，これらの研究は，「がん遺伝子産物はどのタンパク質をリン酸化してがんをひき起こすのか」という新たな問いを生み，多くの研究室がその解答を求めて競争を開始した．そのとき，大前提となっていたのは，セリン/スレオニンリン酸化酵素群と同様に「チロシンリン酸化酵素は標的分子の活性を上昇させる」という仮説である．しかし，そのような分子はなかなか見つからず，研究者の間には焦燥感が広がっていた．

1988年，花房研究室では Bruce J. Mayer や濱口道成（前 科学技術振興機構理事長）らにより *crk* がん遺伝子が発見された．このがん遺伝子がコードするタンパク質は Src と類似の構造，Src homology（SH）ドメインを有してい

るにも関わらず，肝心のチロシンリン酸化酵素活性は有していないという奇妙な分子であった[7]．この Crk がん遺伝子産物には SH2 と SH3 の二つのドメインがあるが，その解析により，SH2 ドメインがリン酸化チロシンに結合し，SH3 ドメインが G タンパク活性化因子に結合する，いわばアダプターとして機能するということが明らかになった[8]．すなわち，花房研究室が行った *src* をはじめとする多くのがん遺伝子の研究から，タンパク質のチロシンリン酸化は分子間の特異的な相互作用を制御し，これが細胞がん化シグナルを伝搬するという考えが確立されたとともに，1990年以降のタンパク質間相互作用に基づく情報伝達研究開始の狼煙となった．

（松田道行）

文献

1) Hanafusa T, et al：Recovery of a new virus from apparently normal chick cells by infection with avian tumor viruses. Proc Natl Acad Sci U S A 67：1797-1803, 1970
2) Stehelin D, et al：DNA related to the transforming gene(s) of avian sarcoma viruses is present in normal avian DNA. Nature 260：170-173, 1976
3) Kawai S, et al：Characterization of Y73, an avian sarcoma virus：a unique transforming gene and its product, a phosphopolyprotein with protein kinase activity. Proc Natl Acad Sci USA 77：6199-6203, 1980
4) Hunter T, et al：Transforming gene product of Rous sarcoma virus phosphorylates tyrosine. Proc Natl Acad Sci USA 77：1311-1315, 1980
5) Shibuya M, et al：Molecular cloning of the Fujinami sarcoma virus genome and its comparison with sequences of other related transforming viruses. J Virol 42：1007-1016, 1982
6) Kornbluth S, et al：Association of the polyomavirus middle-T antigen with c-yes protein. Nature 325：171-173, 1987
7) Mayer BJ, et al：A novel viral oncogene with structural similarity to phospholipase C. Nature 332：272-275, 1988
8) Matsuda M, et al：Binding of transforming protein, P47$^{gag-crk}$, to a broad range of phosphotyrosine-containing proteins. Science 248：1537-1539, 1990

練習問題

問題 1 マウスの白血病細胞から分離されたがん遺伝子 *erbB* がコードするタンパク質は酵素活性を有する．この酵素と同様の活性を有する分子はどれか．誤っているものをすべて選べ．

a. TGF-βR　　**b.** HER2　　**c.** EGFR　　**d.** RAF　　**e.** MEK

問題 2 以下のヒトの発がんに関連する遺伝子の中で，動物のレトロウイルスがコードする遺伝子として発見されたものをすべて選べ．

- **a.** *ROS*
- **b.** *RAS*
- **c.** *BRCA1*
- **d.** *ABL*
- **e.** *IDH1*

問題 3 肺がんにおいてチロシンキナーゼ阻害薬に耐性を示す遺伝子変異はどれか．すべて選べ．

- **a.** *EGFR* T790M
- **b.** *EGFR* L858R
- **c.** *EGFR* C797S
- **d.** *EGFR* del19
- **e.** *EGFR* D761Y

問題 4 がんゲノムアトラス The Cancer Genome Atlas（TCGA）解析のまとめ（第 1 章 I の図 2）で変異頻度の最も高いシグナル経路はどれか．一つ選べ．

a. PI3K　　**b.** RTK/RAS　　**c.** p53　　**d.** Notch　　**e.** Wnt

問題 5 包括的がんゲノムプロファイル検査として正しくないものをすべて選べ．

- **a.** Guardant360® CDx がん遺伝子パネル
- **b.** OncoGuide™ NCC オンコパネルシステム
- **c.** FoundationOne® CDx がんゲノムプロファイル
- **d.** オンコマイン™ Dx Target Test
- **e.** GenMineTOP® CDx がんゲノムプロファイリングシステム

問題 6 解析法について，正しいものを三つ選べ．

a. サンガー法では，1 台のシークエンサーで多数の異なる塩基配列を同時並列的に解析できる．

b. サンガー法では，塩基伸長反応を開始させるプライマーが必要である．

c. タンパク質をコードする遺伝子が mRNA を発現していても，当該タンパク質に対する免疫組織化学染色は陰性となることがある．

d. サンガー法では，塩基伸長反応を停止させるデオキシリボヌクレオチドが必要である．

e. 同一タンパク質に対するモノクローナル抗体であっても，抗体の認識部位が異なれば，免疫組織化学染色の結果が異なることがある．

問題 7 *BRAF* c.1799T＞A p.Val600Glu について，正しいものを三つ選べ．

a. p.Val600Glu は p.V600G と表記してもよい．

b. T から A に置換したのはコドン 600 番の最初の塩基である．

c. 産物のタンパク質に対してホルマリン固定パラフィン包埋検体において使用できる特異抗体が存在する．

d. BRAF タンパクリファレンス配列における 600 番のバリンがグルタミン酸に置換された変化．

e. 持続的に日光に曝露される皮膚にできる悪性黒色腫，甲状腺乳頭がん，大腸鋸歯状病変，肺腺がん，Langerhans 細胞組織球症などにみられるバリアントである．

問題 8 *PMS2* c.780_801delinsGGATAC について，正しいものをすべて選べ．

a. 6 個の塩基が加わる変化なのでフレームシフトは生じない．

b. 780〜801 番の 22 塩基が GGATAC に置き換わった変化．

c. 体細胞性の変化であることが確定すれば Lynch 症候群を支持する．

d. フレームシフトが生じる．

問題 9 *APC* c.646C＞T p.Arg216*について，正しいものをすべて選べ．なお，配列は 641 CACAGCGAAGAATAGCCAGA 660 である．

a. 終止コドン TGA を生成する変化．

b. 646 番の C の直後に T が挿入される変化．

c. CGA はアルギニンに翻訳されるコドン．

d. 体細胞性の変化であることが確定すれば家族性大腸腺腫症を支持する．

問題 10 *EGFR* p.Glu746_Ala750del について，正しいものをすべて選べ．

- a．欠失した塩基数は 12 である．
- b．EGFR 阻害薬に対する感受性を示すバリアントに C797S がある．
- c．EGFR 阻害薬に対する感受性を示すバリアントである．
- d．掲げた変化の他にも欠失する領域が数アミノ酸前後する変化が知られる．
- e．いわゆる *EGFR* exon 19 deletion として知られる変化である．

問題 11 臨床検査室の認定・認証制度として正しいものは以下のどれか．三つ選べ．

- a．CLIA
- b．ISO13485
- c．DICOM
- d．CAP-LAP
- e．ISO15189

問題 12 米国の CDC（Centers for Disease Control and Prevention）が掲げる ACCE モデルの 4 項目に該当するものはどれか．二つ選べ．

- a．Clinical validity
- b．Analytic validity
- c．Analytic utility
- d．Clinical application
- e．Error management

問題 13 ゲノム検査の品質を保証するうえで重要となる要素はどれか．三つ選べ．

- a．検査室の立地条件
- b．外部精度管理
- c．保険償還
- d．要員訓練
- e．内部精度管理

問題 14 内部精度管理に関する記載として正しいものはどれか．三つ選べ．

a．非常勤医師のアドバイスが重要となる
b．精度管理責任者を置いて運用すべきである
c．自施設内での精度評価を指し，主に精密性の監視，向上に力点がある
d．感染対策を念頭に，要員の行動記録を詳細に評価する
e．精度管理物質を定期的に測定して継続的に監視する

問題 15 ゲノム診療用病理組織検体取扱い規程に則ってホルマリン固定パラフィン包埋検体を作製する過程は，がん遺伝子パネル検査において，以下のどの段階に該当するか一つ選べ．

a．検査プロセス
b．有効性確認プロセス
c．検査前プロセス
d．妥当性確認プロセス
e．検査後プロセス

解 答

問題1　正解　a, d, e

【解説】*erbB* はチロシンキナーゼ活性を有する．a，d，e はセリン・スレオニンキナーゼ．

問題2　正解　a, b, d

【解説】c の *BRCA* は若年性乳がんの患者遺伝子の解析で，e の *IDH* は膠芽腫の患者遺伝子の解析で発見されている．

問題3　正解　a, c, e

【解説】b，d は薬剤感受性変異．

問題4　正解　b

【解説】b は 46％．以下，a は 33％，c は 29％，d は 23％，e は 15％．

問題5　正解　d

【解説】a，b，c，e は本邦で保険収載されているパネル．d はコンパニオン診断システムとして，*BRAF* V600E，*EGFR* L858R，*EGFR* ex19del，*ALK* fusion gene，*ROS1* fusion gene の検出が可能．

問題6　正解　b, c, e

【解説】a：同時並列的に解析可能なのは NGS である．d：反応の停止にはジデオキシリボヌクレオチド（ddNTP）が必要となる．デオキシリボヌクレオチド（dNTP）は核酸の伸長反応に必要である．

問題7　正解　c, d, e

【解説】a はグルタミン酸の表記は G ではなく E．b は 1,799＝3×599＋2 であるので，コドン 600 の 2 番目の塩基である．他は本文参照のこと．

問題8　正解　b, d

【解説】a，d は 22 塩基が欠失して 6 塩基が挿入されるためフレームシフトが生じる．c は生殖細胞系列の変化であれば Lynch 症候群の可能性が挙げられる．

問題 9 **正解** a, c

【解説】a：646＝3×215＋1 であるので，コドン 216 の第 1 塩基 C が T に置換した変化である．与えられた配列をみると，コドン 216 が CGA から TGA に変化したことがわかる．b：C＞T はシトシンがチミンに置換される．c：p.Arg216*という表記からコドン 216 は Arg であることがわかり，与えられた配列から CGA はアルギニンであることがわかる．d：生殖細胞系列の変化であれば家族性大腸腺腫症が支持される．

問題 10 **正解** c, d, e

【解説】a は 746，747，748，749，750 番のアミノ酸 5 個が欠失するため塩基数は 15 個である．b は EGFR 阻害薬に耐性を示すバリアントに C797S がある．

問題 11 **正解** a, d, e

【解説】臨床検査室の認定・認証制度には ISO15189，CAP-LAP，CLIA といったものがある．

問題 12 **正解** a, b

【解説】ACCE モデルでは analytic validity，clinical validity，clinical utility，ethical，legal and social implications を重要項目として掲げている．

問題 13 **正解** b, d, e

【解説】ゲノム検査の品質保証においても，標準手順書，要員の技能評価と訓練，検査室・検査機器の整備，精度管理は重要となってくる．

問題 14 **正解** b, c, e

【解説】内部精度管理は，自施設内において精度管理責任者のもと，精密性の監視，向上に力点をおいて行うもので，具体的には精度管理物質を定期的に測定し，結果をモニターすることを指す．

問題 15 **正解** c

【解説】がん遺伝子パネル検査において，試料の準備から核酸抽出までが検査前プロセスに該当する．

第2章

ゲノム医学の基礎知識

第2章 ゲノム医学の基礎知識

I 分子生物学

はじめに

　がん遺伝子パネル検査はがんゲノム情報管理センター Center for Cancer Genomics and Advenced Therapeutics (C-CAT) 調査報告書として結果が提示されるが，遺伝子変異の頻度に基づいてドライバー変異が同定され，二次的所見の有無が判定され，推奨治療が決定される．その過程で分子病理専門医は，がんの分子生物学的特徴を把握したうえで，腫瘍細胞含有割合を評価し，評価が適切か否かを確認する立場にある．そのためには基本的な分子生物学の知識が必須である．この項では，分子病理専門医に必要な分子生物学的知識を，染色体，ゲノム，遺伝子に絞り，その発見の経緯を含めて概説し，がん遺伝子パネル検査で議論になりやすいゲノムの異常が生じる機序について触れる．個々の遺伝子異常のより詳しいメカニズムについては，成書を参照されたい[1, 2]．

1 染色体と遺伝子の研究の歴史

　1865 年 Gregor J. Mendel は，Mendel の法則を発表した．1880 年 Walther Flemming は細胞核内にアニリンで強く染まる構造を見出し，これをクロマチン（染色質 chromatin）と名づけ，核分裂を初めて記載した．染色体 chromosome の名称は 1888 年に，Heinrich W. Waldeyer が用いた．1902 年に Walter S. Sutton は遺伝の染色体説を唱え，1920 年頃ま

でにこの説は Thomas H. Morgan によるショウジョウバエを用いた実験で実証された．この頃 Theodor Boveri は，がんは染色体異常を起こしたために分裂を制御できなくなった単一の細胞に起因するという「がんの染色体説」を提唱している．1944 年には Oswald T. Avery, Colin MacLeod, Maclyn McCarty らが肺炎双球菌の実験から核酸が遺伝物質であることを明らかにし，1954 年には James D. Watson, Francis H. C. Crick が DNA の二重らせん構造を発見した．1958 年には Crick により DNA→mRNA→タンパク質というセントラルドグマが提唱され，塩基配列としての遺伝情報から細胞を構成するタンパク質が作られる仕組みが明らかとなった．

2 ヒトの染色体と遺伝子

　ヒトの染色体は常染色体として 1～22 番染色体が 2 対 44 本あり，性染色体として男性は XY 染色体，女性は XX 染色体を有し，合計 46 本である．染色体の総数はネコが 38 本，ゾウが 56 本，イヌが 78 本と同じ哺乳類でも異なる（表 1）．がんとの関連では，ゾウは体が大きく体細胞数も多く，確率論的にはがんになりやすいはずだが，そうではなく，がんになりにくいのは TP53 が 20 コピーあるからとの報告がある[3]．ヒト染色体の大きさは，1 番染色体は 279 Mbp，22 番染色体は 48 Mbp で，大きさの順に番号がつけられているが部分的に順番が入れ替わる．また，各染色体がコードする遺伝子数

28　第2章　ゲノム医学の基礎知識

表1　生物の染色体数

種	染色体数（2n）
ショウジョウバエ	8
イネ	24
ネコ	38
ハツカネズミ	40
ヒト	46
ゴキブリ	47
チンパンジー	48
ゾウ	56
イヌ	78
金魚	104

表2　ヒトの各染色体がコードする遺伝子数

染色体	遺伝子数	塩基数（MB）
1	2,610	279
2	1,748	251
3	1,381	221
4	1,024	197
5	1,190	198
6	1,394	176
7	1,378	163
8	927	148
9	1,076	140
10	983	143
11	1,692	148
12	1,268	142
13	496	118
14	1,173	107
15	906	100
16	1,032	104
17	1,394	88
18	400	86
19	1,592	72
20	710	66
21	337	45
22	701	48
X	1,098	163
Y	78	51
合計	26,588	3,254

は，1番染色体は2,610，22番が701であるが，染色体の番号と遺伝子数には規則性はなく，X染色体は1,098遺伝子と多数の遺伝子をコードするが，Y染色体は78遺伝子と少ない．ヒトがコードする遺伝子数は約26,600とされる（表2）．

3　ゲノムとは

　ゲノムgenomeはgeneとchromosomeから合成された言葉で，DNAの塩基配列全体，遺伝情報全体を指す（図1）．2倍体の生物では，2組のゲノムが1つの細胞に存在する．ヒトゲノムは32億塩基対からなる（3.2 Gbp）．マウスのゲノムは3.3 Gbpとヒトとほぼ同様だが，植物のイネは0.4 Gbp，小麦は170 Gbpと異なる．DNAの構造はA-T，C-Gが結合して二重らせん構造を形成している．各塩基対の一巻きの距離（ピッチ）は0.34 nm/bpである．よってゲノム全体の長さは3.2 Gbp×0.34 nm＝1.088 mである．一細胞あたりでは2倍の2.176 mの長さのDNAが含まれている．ではどのように1 mの長さのものが数μmの大きさの核の中に収納されているのだろうか．DNAはヌクレオソームという構造を形成している．ヌクレオソームはヒストン複合体に

DNAが約2回巻きついた構造をしている．ヒストン複合体はH3-H4，H2A-H2Bそれぞれのヘテロ二量体が2組で四量体を形成し，合計八量体で構成される．そこに一巻き146 bpのDNAが2巻きするヌクレオソームが形成される．ヌクレオソームの大きさは最大11 nmだが，ヌクレオソームに巻きついたDNA鎖4本が束になり，直径約30 nmのクロマチン線維を形成する．クロマチン線維はさらに密に折り畳まれて幅が約1.4 μmの染色体となる．

4　遺伝子とは

　分子生物学的に古典的な狭義の遺伝子は，タ

I　分子生物学　29

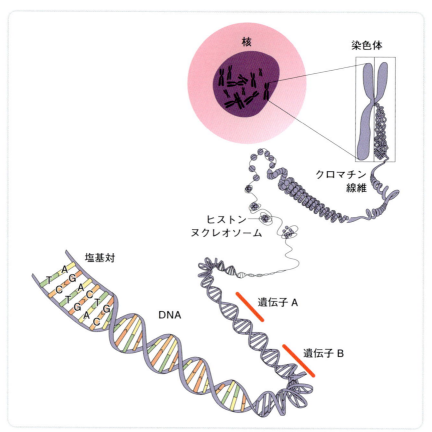

図1 染色体・ヌクレオソーム・核酸（DNA）の模式図

ンパク質の一次構造に対応する転写産物（mRNA）の情報を含む（コードする）核酸上の特定の領域を指す．転写を制御するプロモーターやエンハンサーなどの隣接した転写調節領域を遺伝子に含める場合もある．近年，機能的なノンコーディングRNA（ncRNA）がmRNAと同程度に重要な役割を果たす場合もあり，ncRNAをコードする核酸領域も広く遺伝子に含まれる傾向にある．

ヒトの全ゲノムDNAの一次配列を解読することを目指したヒトゲノム計画は，米国のクリントン大統領により完了が宣言され，2001年にドラフト版が発表された[4]（図2）．ヒト全ゲノム 3.2 Gbp の中で遺伝子をコードする領域は約25％，エクソン領域は約1.5％を占める．したがって，エクソン領域は 3.2 Gbp×1.5％＝45 Mbp である．ゲノムの約50％は散在反復配列 interspersed repeat であり，約 7,000 bp からなる非LTR型レトロトランスポゾンの一群の長鎖散在反復配列 long interspersed nuclear elements（LINEs）が約21％，100〜300 bp からなる ncRNA である短鎖散在反復配列 short interspersed nuclear elements（SINEs）が13％を占める．タンパク質に翻訳されない RNA を総称して非翻訳RNA（ncRNA）と呼ぶが，tRNA に加えて長鎖ノンコーディングRNA（lncRNA）や環状RNA（circRNA）などが含まれ，がん化に関与することが知られている[5]．今後，ncRNAはバイオマーカー，核酸治療薬などとしてがんに限らず広く医療に活用されることが期待される[6]．

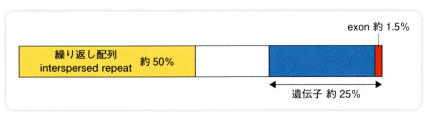

図2　ヒトゲノムの構造（文献4より）
全長は約 3.2 Gbp．

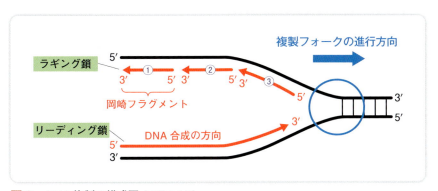

図3　DNA複製の模式図（文献2より）
娘DNA鎖は 5′→3′ 方向に合成される．したがって，複製フォークが右に進むと，上段の娘DNA鎖は短い岡崎フラグメントとして合成される．

5　DNAの複製

　DNAの複製は開始，伸長，停止の3段階からなる．複製開始ではまずイニシエーターにより二本鎖DNAが巻き戻される，そこにDNAプライマーゼが作用して，短いRNAプライマーが形成される．DNAポリメラーゼは，プライマーの 3′ を認識して塩基を伸長していく．複製点は複製フォークと呼ばれるが，その方向は，親DNAに対して，娘DNAは 5′→3′ の方向で複製が進みリーディング鎖と呼ばれる．それに対して親DNAが 5′→3′ の場合は，複製フォークが左から右へ動く場合には，短い 3′←5′ の岡崎フラグメントが形成され，それぞれ短いフラグメントは，複製フォークの移動とともに 3′←5′；3′←5′；3′←5′；3′←5′ がDNAリガーゼにより結合されて，1本の長い娘鎖としてラギング鎖が形成される（**図3**）．真核細胞には，DNAポリメラーゼはα，β，γ，δ，εの

5種類があり，リーディング鎖のDNAを伸長するのはDNAポリメラーゼεで，同時に 3′→5′ のエクソヌクレアーゼ活性も有する．DNAポリメラーゼδはラギング鎖を伸長し，修復も担う．DNAポリメラーゼαはプライマーゼ，β，γは修復に作用する．DNAの複製が生じるとリーディング鎖は親DNAと同一のものが合成されるが，ラギング鎖はRNAプライマーが数塩基必要なため，その分，娘鎖DNAは数ベース短くなる．これがテロメアの末端複製問題である．テロメアはGGGTTAという配列がおよそ1,000回繰り返されている．これを解決するために真核生物では，テロメラーゼhTERTが存在しており，親DNAと同様の長さに複製する．

　DNA複製とがんとの関連では，hTERTはがん細胞で活性が高いことが知られているが，そのプロモーターの変異が脳腫瘍などの発がんに関与する．また，DNAポリメラーゼεをコードする *POLE* の変異が子宮体がんなどで生じ

表3 家族性腫瘍症候群と生殖細胞系列変異

臓器	症候群名	原因遺伝子	機能	発生する主な腫瘍	遺伝形式
多臓器	Li-Fraumeni症候群	TP53	細胞周期制御・DNA修復（DSBR）	乳がん，骨肉腫，白血病，脳腫瘍	AD
	末梢血管拡張性運動失調症	ATM	DNA修復（DSBR）	乳がん，白血病，リンパ腫	AR
	Bloom症候群	BLM	DNA修復（Helicase）	大腸がん，腎細胞がん，骨肉腫	AR
眼	家族性網膜芽細胞腫	RB	細胞周期制御	網膜芽細胞腫，骨肉腫	AD
神経	神経線維腫症1型	NF1	RAS不活性化	神経鞘腫，神経膠腫	AD
	神経線維腫症2型	NF2	RAS不活性化	髄膜腫	AD
消化器	Lynch症候群	MSH2, MSH6, MLH1, PMS2	DNA修復（MMR）	大腸がん，子宮内膜がん，卵巣がん，胃がん，尿管がん，胆道がん	AD
	家族性大腸腺腫症	APC	転写制御	大腸がん，甲状腺がん，脳腫瘍	AD
	Peutz-Jeghers症候群	LKB1 (STK11)	セリンスレオニンキナーゼ	大腸過誤腫，大腸がん	AD
乳腺	遺伝性乳がん卵巣がん	BRCA1, BRCA2	DNA修復（DSBR）	乳がん，卵巣がん，前立腺がん	AD
	Cowden症候群	PTEN	PI3キナーゼ制御	乳がん，甲状腺がん，子宮内膜がん	AD
皮膚	Gorlin症候群	PTCH	ソニックヘッジホッグ	基底細胞がん，髄芽腫	AD
	遺伝性黒色腫	p16/INK4A	細胞周期制御	悪性黒色腫，膵がん	AD
	色素性乾皮症	XP (A-F), DDB2, POLH	DNA修復（NER）	基底細胞がん，黒色腫	AR
内分泌	多発性神経内分泌腫瘍1型	MEN1	転写制御・DNA修復	下垂体腫瘍，膵島腫瘍	AD
	多発性神経内分泌腫瘍2型	RET	チロシンキナーゼ	甲状腺髄様がん，副甲状腺腫	AD
泌尿器	von Hippel-Lindau病	VHL	タンパク質分解	腎細胞がん，小脳血管芽腫	AD
	Wilms腫瘍	WT1	転写制御	腎細胞がん	
血液	Fanconi貧血	FANC	DNA修復（DSBR）	骨髄異形成症候群，白血病，肝がん	AR

AD：常染色体顕性遺伝，AR：常染色体潜性遺伝．

る[7, 8]．

　すべての生物は細胞が分裂する細胞周期の中で，短い時間にDNAをきわめて正確に複製する．1秒間に1,000 bpを複製するが，変異率は1回の複製につき10^{10} bpあたり1個である．この確率は細菌もヒトも変わらない．したがって，全長が3.2×10^{9} bpのヒトゲノムでは1回の複製で変異は生じないか，あってもごく数個のレベルとなる．DNAポリメラーゼ単体が読み間違いを起こす頻度は5′→3′重合反応で10^{5} bpあたり1個であるが，1細胞としてはそれより10^{5}倍高い正確性を有するのは，修復機構が機能しているためである．そのため，修復機構に異常が生じると遺伝子変異が導入されやすく，がん遺伝子変異の原因となり，散発性，家族性を問わずがんの発症に深く関与する（表3，第2章「Ⅲ．遺伝性腫瘍」参照）．

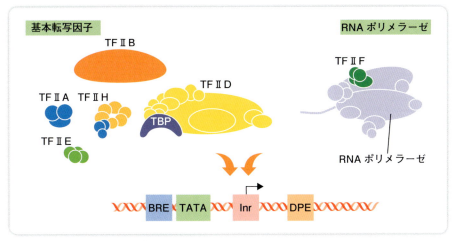

図4　DNAからRNAへの転写
TFⅡA～F：基本転写因子，TBP：TATA結合タンパク，BRE：B認識配列，Inr：イニシエーター，DPE：下流コアプロモーター配列．

6　遺伝子の発現制御

　遺伝情報からタンパク質が作られるセントラルドグマの中で，DNAからmRNAが転写されタンパク質に翻訳される．DNAがコードする遺伝子のプロモーター領域にRNAポリメラーゼが結合し，転写が開始される．RNAポリメラーゼには3種類あるが，RNAポリメラーゼⅠはrRNAの転写に，RNAポリメラーゼⅢはtRNAの転写に作用する．RNAポリメラーゼⅡはmRNAの転写を行い，さらにsiRNA，miRNA，lncRNAなどの転写に関与する．遺伝子は転写開始点から25 bp程度5′上流にプロモーター配列としてTATAボックスを有し，転写基本因子TFⅡDが結合する（図4）．その後，TFⅡDにTFⅡB，TFⅡE，TFⅡHが結合して複合体となり，そこにTFⅡF（細菌のσ因子に相当する）と結合したRNAポリメラーゼⅡが結合して，前駆体mRNAが転写される．成熟したmRNAに含まれる部分はエクソン，転写されない部分はイントロンと呼ばれる．イントロンはGUで始まりAGで終わる．スプライシングはスプライソームがこのGU-AG配列を認識してイントロンを切断する（GU-AGルール）．前駆体RNAにスプライシングが生じて成熟mRNAが形成され，翻訳開始点のATGからタンパク質へ翻訳が始まる．必ずしも翻訳開始点はexon 1にあるわけではないので注意が必要である．RNAポリメラーゼⅡは非常に多くのサブユニットからなる巨大な複合体で，そのサブユニットをコードする遺伝子は*POLR2A*，*POLR2B*，…*POLR2M*まで存在する．転写異常とがん化との関係では，*POLR2A*の欠損が多くのがんで知られており，治療標的となる可能性が示唆されている[9]．また，スプライシング異常によって発生するがんも報告されている[10]．

7　エピジェネティクス
（第3章「Ⅳ．エピゲノム解析」参照）

　DNAの一次配列に基づき生物の表現形が決定されることを表すジェネティクスという用語に対して，DNAの一次配列の変化を伴わずに生物の表現形が決定されることを示すエピジェネティクスという用語が1942年に提唱された．エピジェネティクスには，以下の三つのメ

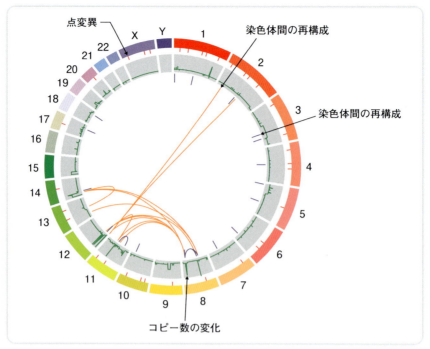

図 5　染色体図 chromosome diagram（文献 11 より）
数字は常染色体の番号，X，Y は性染色体を示す．

カニズムがある．
①DNA のメチル化：一般的にプロモーターがメチル化を受けることで，遺伝子の転写が抑制される．逆に DNA が脱メチル化されると転写は亢進する．
②ヒストン修飾：H3 を構成するタンパク質の N 末端のメチル化は多様で H3K4 は転写亢進を示し，H3K9 では転写が抑制され，アセチル化はおおむね転写が亢進する．
③クロマチンリモデリング：BAF 複合体が ATP 活性を用いてヌクレオソームの構造を変化させて転写亢進を誘導する．

エピジェネティクスの異常は多くのがん発生に関与する．H3K27M 変異は小児の膠芽腫発生に関与する．ヒストン H3 のメチル化酵素 EZH2 は多くの腫瘍の発生に関わり阻害薬は治療に用いられる．クロマチンリモデリングでは，BAF 複合体は，BAF47（INI1）の異常（欠失）が軟部腫瘍の原因となる．

8　腫瘍発生における染色体，遺伝子の異常

ここでは，染色体，遺伝子，エピゲノムの異常を概観する．個別の異常は染色体図 chromosome diagram の短腕-長腕時計回り表記として，染色体内の異常，転座，コピー数異常，一塩基バリアントなどのゲノムの異常を一括して外観できる（図 5）[11]．ここでは概要のみを記す．詳しい内容は第 1 章「Ⅱ．分子病理学的解析手法」，第 3 章「Ⅴ．FISH」を参照されたい．

A　染色体の異常

染色体の異常は，欠失，転座，逆位，増幅がある．染色体は通常は両親由来の 1 対の染色体からなりヘテロ接合体状態である．染色体が欠損することで，ヘテロ接合体を失う状態 loss of heterozygosity（LOH）がある．LOH には片親由来のホモ接合体 uniparental disomy（UPD）も含まれる．

B 遺伝子の異常

遺伝子に塩基が挿入 insertion される，あるいは欠失 deletion することで異常が生じる．タンパク質の読み枠に変化が生じ，異なるアミノ酸が生じる変異はミスセンス変異，stop コドンが生じてタンパク質が翻訳されなくなる変異はナンセンス変異，塩基の挿入・欠失により読み枠がずれるものはフレームシフトであるが，stop コドンが生じやすくタンパク質の翻訳が途中で停止する場合が多い．また，染色体の一部分だけが増幅されている場合には，遺伝子のコピー数異常 copy number variation (CNV) として検出される．

C 修復メカニズムの異常

DNA 修復の基本的な分類を以下に示す．代表的な関連遺伝子を記すが，生殖細胞系列に変異がある場合は家族性の腫瘍症候群と関連する（第 2 章「Ⅲ．遺伝性腫瘍」参照）．遺伝性腫瘍の特徴は，がん発症に家族性，若年性，多重性を認めることである．表 3 に臓器別に発生する遺伝性腫瘍と原因遺伝子，その機能を挙げた．

a) DNA 修復機構

①塩基除去修復 base excision repair (BER)：活性酸素やアルキル化薬で生じた一塩基の異常の除去．関与する遺伝子は *XRCC1* など．

②核酸除去修復 nucleotide excision repair (NER)：紫外線によって生じるチミジンダイマーの除去．関与する遺伝子は *XP*，*POLE* など．

③ミスマッチ修復 mismatch repair (MMR)：DNA 複製時に生じる変異の修復．関与する遺伝子は *MSH2*，*MSH6*，*MLH1*，*PMS2*．異常がある場合は dMMR (MMR deficient) で，マイクロサテライト不安定性 microsatellite instability (MSI) が高くなる．

④二本鎖切断修復 double strand break repair (DSBR)：放射線などの強い刺激によるDNA 二本鎖切断の修復．

(ⅰ) 非相同組換え末端結合 non-homologous recombination end joining (NHEJ)：関与する遺伝子は *ATM* など．

(ⅱ) 相同組換え修復 homologous recombination (HR)：関与する遺伝子は *BRCA* など．

以上，ここではゲノムに関連する分子生物学的な基礎知識を述べてきた．以降の項では，より腫瘍に特化した細胞の仕組みについてみていきたい．

（田中伸哉）

文献

1) Alberts B, et al (著), 中村桂子, ほか (監訳)：細胞の分子生物学, 第 6 版, ニュートンプレス, 2017
2) Devita VT Jr, et al (著), 宮園浩平, ほか (監訳)：デヴィータ がんの分子生物学, 第 2 版, メディカル・サイエンス・インターナショナル, 2017
3) Callaway, E.：How elephants avoid cancer. Nature 2015, doi：10.1038/nature.2015.18534
4) Lander ES, et al：Initial sequencing and analysis of the human genome. Nature 2001, 409：860-921
5) Anastasiadou E, et al：Non-coding RNA networks in cancer. Nat Rev Cancer 18：5-18, 2018
6) Winkle M, et al：Noncoding RNA therapeutics-challenges and potential solutions. Nat Rev Drug Discov 20：629-651, 2021
7) Murali R, et al：Classification of endometrial carcinoma：more than two types. Lancet Oncol 15：e268-e278, 2014
8) Sanchez-Vega F, et al：Oncogenic signaling pathways in the cancer genome atlas. Cell 173：321-337, 2018
9) Errico A：Colorectal cancer：POLR2A deletion with TP53 opens a window of opportunity for therapy. Nat Rev Clin Oncol 12：374, 2015
10) Bonnal SC, et al：Roles and mechanisms of alternative splicing in cancer-implications for care. Nat Rev Clin Oncol 17：457-474, 2020
11) Stratton MR, et al：The cancer genome. Nature 458：719-724, 2009

第2章 ゲノム医学の基礎知識

Ⅱ 分子腫瘍学

はじめに

本項では細胞のがん化に関わる分子異常について解説する．がんは正常細胞のホメオスタシスに必要な増殖・分化などに関わるシグナル伝達経路が破綻した状態ととらえることができる．この理解のためには，まずは正常細胞における細胞内シグナル伝達系とその構成分子の機能・役割を理解しておくことが必要である．正常細胞における分子生物学的知識については，第2章「Ⅰ．分子生物学」を参照いただきたい．なお，細胞機能をつかさどる分子はタンパク質であり，ゲノム（DNA）の変化によりタンパク質機能に与える影響を理解することが重要である．

本項では遺伝子名は原則としてタンパク質を示し，また変異はアミノ酸配列による記載とする．

1 がん関連遺伝子の分類

細胞のがん化に関わる遺伝子（広義のがん関連遺伝子）は，大きくがん遺伝子（狭義）とがん抑制遺伝子に分類することができる（表1）．

がん遺伝子（狭義）は細胞増殖に向かう働きを有する遺伝子ととられることができる．この中には epidermal growth factor receptor（EGFR），KRAS，BRAF，extracellular signal-regulated kinase 1/2（ERK1/2），phosphatidylinositol-4,5-bisphosphate 3-kinase

catalytic subunit alpha（PIK3CA）などが含まれる．その多くはリン酸化などの酵素活性を有し，正常細胞において外部からのシグナル（例えば EGF による EGFR 活性化）によりスイッチがオンになる．EGFR をはじめとした細胞膜に存在する増殖因子受容体の多くはチロシンキナーゼ活性を有し，自己リン酸化もしくは下流の分子リン酸化をきたすことで下流シグナル伝達経路がオンとなる．受容体型チロシンキナーゼの下流シグナルとしては，RAS-MAPK（mitogen-activated protein kinase）経路（図1）と PI3K（phosphoinositide 3-kinase）経路（図2）の細胞内シグナル伝達経路などが知られている[1]．遺伝子変異によりタンパク質構造が変化し外部からのシグナルなしに（恒常的に）スイッチがオンになることで，細胞ががん化すると考えられる．

一方，がん抑制遺伝子はこのようながん遺伝子の働きを抑えるような役割を有する遺伝子である．この中には，上記がん遺伝子の活性化を直接的に抑える機能を有する分子，例えば GTP 結合活性化型 RAS を GDP 結合不活性型に変換する GTPase 活性を有する NF1 や phosphatidylinositol（3,4,5）-triphosphate（PIP3）を phosphatidylinositol（4,5）-diphosphate（PIP2）に変換する PTEN などが含まれる．その他，細胞の自律的増殖を抑制する，もしくはアポトーシスを誘導するような遺伝子（TP53，RB1 など）などもゲートキーパー遺伝子としてがん抑制遺伝子に分類される．

一方，活性化したがん遺伝子機能自体に抑制的に働くのではなく，活性化の原因となる

表1 がん関連遺伝子の種類とその機能

		機能	対象遺伝子例
がん遺伝子（狭義）		細胞増殖	EGFR, RAS, BRAF, PIK3CA
がん抑制遺伝子	ゲートキーパー	細胞増殖抑制，アポトーシス誘導	TP53, RB1
	ケアテーカー	DNA損傷修復	BRCA1/2, MLH1, MSH2
その他		血管新生，細胞不死化	VEGFR, TERT

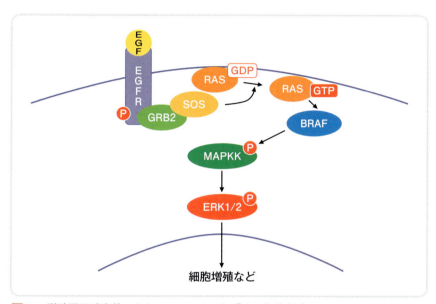

図1 増殖因子受容体からのRAS-MAPKシグナル伝達経路
EGFとの結合により活性化したEGFRはアダプタータンパク（GRB2），グアノシン三リン酸GTP交換タンパク（SOS）を介してRASの活性化（GTP結合型）をきたす．活性化されたRASはRAF（この図ではBRAFを示す）からMAPKK，ERK1/2のリン酸化を介し，いわゆるRAS-MAPK経路の活性化をひき起こす．この経路の分子が遺伝子変異により活性化することで，EGF依存性にRAS-MAPK経路の活性化が起こる．

DNA変異を抑える，すなわちDNA損傷・複製エラー修復などに関わる遺伝子はケアテーカー遺伝子としてがん抑制遺伝子に分類される．この中には，DNAミスマッチ修復関連酵素遺伝子（*MSH2*, *MSH6*, *MLH1*, *PMS2*）やDNA二本鎖切断修復に関わる*BRCA1/2*などが含まれる．

2 多段階発がんにおける分子異常

大腸がんは腺腫を経て浸潤がんが発生することから多段階発がんにおける分子機構のモデルも提唱されてきた（図3）[2]．一方，特定の遺伝子変異が過形成変化，腺腫，腺がんの発生の各ステップで順序立てて生じるモデルは，大腸がん集団では遺伝子変異プロファイルの不均一性を十分には説明できない．2000年にカルフォルニア大学のDouglas Hanahanとマサチューセッツ工科大学のRobert A. Weinbergは，がんの分子生物学的特徴として六つの項目を挙げ，がんの発生にはそれらのうち複数を獲得する必要があること，その順番は必ずしも一定していないことを示した（表2）[3]．このモデ

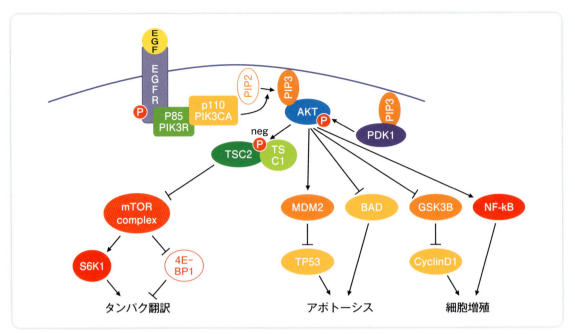

図2 増殖因子受容体からのPI3Kシグナル伝達経路
EGFとの結合により活性化したEGFRはp85/p110 PI3K複合体（この図ではPIK3R, PIK3CA）を介して細胞膜上のPIP2をPIP3に変換する．PIP3に結合したAKTは，同じくPIP3に結合したPDK1によるリン酸化を受け活性化し，①TSC1に抑制的に働くリン酸化をきたすことで，mTOR複合体を活性化，S6K1などを介してタンパク翻訳の亢進などをきたす．この経路の分子が遺伝子変異により活性化することで，EGF依存性にPI3K経路の活性化が起こる．また，②細胞増殖や増殖抑制回避，アポトーシス抑制シグナル経路に作用し細胞の生存を亢進する．

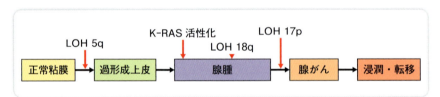

図3 大腸がん多段階発がんモデルにおける分子異常（文献2より）

表2 がんの分子生物学的特徴とその例（文献3より）

特徴	例
持続的自律増殖シグナル	RAS活性化
増殖抑制因子への非応答	TP53不活性化
浸潤能・転移能	上皮間葉転換（EMT）
無限細胞複製能	テロメラーゼ発現
血管新生誘導	VEGFシグナル亢進
アポトーシス回避	BCL2恒常的発現

表3 骨軟部腫瘍で認められる特徴的融合遺伝子（文献5より改変）

組織型	染色体転座	融合遺伝子
Ewing 肉腫/PNET (primitive neuroectodermal tumor)	t(11;22)(q24;q12) t(21;22)(q22;q12) t(7;22)(p22;q12) t(2;22)(q33;q12) t(17;22)(q12;q12) inv(22)	EWSR1::FLI1 EWSR1::ERG EWSR1::ETV1 EWSR1::FEV EWSR1::E1AF EWSR1::ZSG
線維形成性小円形細胞腫瘍	t(11;22)(p13;q12)	EWSR1::WT1
骨外性粘液型軟骨肉腫	t(9;22)(q22;q12) t(9;17)(q22;q11) t(9;15)(q22;q21)	EWSR1::CHN RBP56::CHN CHN::TCF12
淡明細胞肉腫	t(12;22)(q13;q12)	EWSR1::ATF1
胞巣型横紋筋肉腫	t(2;13)(q35;q14) t(1;13)(p36;q14)	PAX3::FKHR PAX7::FKHR
粘液型脂肪肉腫	t(12;16)(q13;p11) t(12;22)(q13;q12)	CHOP::TLS (FUS) EWSR1::CHOP
滑膜肉腫	t(X;18)(p11;q11)	SS18::SSX1
胞巣型軟部肉腫	t(X;17)(p11.2;q25)	ASPL::TFE3
隆起性皮膚線維肉腫	t(17;22)(q22;q13)	COL1A1::PDGFB
先天性線維肉腫	t(12;15)(p13;q25)	ETV6::NTRK3
炎症性筋線維芽細胞腫瘍	2p23 転座	ALK （複数の融合遺伝子パートナー）

ルは同一がん種における腫瘍間の分子プロファイル不均一性を説明できるものである．なお2011年に両博士はその続編ともいえる総説を発表した[4]．

　そこでは新たに四つの分子生物学的特徴（免疫応答回避，腫瘍促進的炎症反応，ゲノム不安定性，エネルギー代謝異常）が追加され，それぞれの特徴に対し薬剤開発が進んでいることを示している．

3　腫瘍の診断・治療法選択に関わる遺伝子異常

　がんの組織像が多様なように，同一がん種であっても認められる遺伝子変異プロファイルは不均一であることが多い．一方，一部の悪性腫瘍，特に血液系腫瘍と骨軟部腫瘍では特徴的な遺伝子異常（融合遺伝子）が認められることがあり，臨床所見・病理形態学的所見と合わせた診断確定に用いられる．**表3**に骨軟部腫瘍で認められる特徴的融合遺伝子を示す[5]．このうちEwing肉腫で認められる*EWSR1::FLI1*は，22番染色体長腕に存在する*EWSR1*遺伝子と11番染色体長腕に存在する*FLI1*遺伝子が染色体転座により融合遺伝子を形成する．このうち腫瘍能に関係するものは*EWSR1*遺伝子5′側と*FLI1*遺伝子3′側が融合したもので，*EWSR1*のprion-likeドメインが融合遺伝子産物の多量体化をきたし，Fli-1 DNA結合ドメインを介して*FLI1*遺伝子標的DNA配列（GGAA）の繰り返し部位にリクルートされ，下流遺伝子の転写活性化に関与していると考えられている（**図4**）．この場合のDNA結合は*FLI1*遺伝子によって規定される．すなわち，同じ*EWSR1*融合遺伝子である*EWSR1::ATF1*は淡明細胞肉腫などで認められる融合遺伝子であるが，転写因子である*ATF1*のDNA結合ドメインで認識されるゲノム配列上に融合遺伝子がリクルートし，*EWSR1::FLI1*とは異なる遺伝子の転写活性化が誘導されると考えられる．

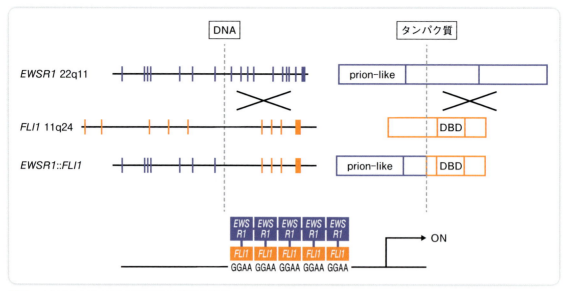

図4　EWSR1::FLI1 融合遺伝子の構造と働き
EWSR1 は 22 番染色体，FLI1 は 11 番染色体に存在し，EWSR1::FLI1 融合遺伝子では EWSR1 5' 領域と FLI1 3' 領域が融合する．融合遺伝子により産生されるタンパク質は EWSR1 の prion-like ドメインを開始融合遺伝子産物が多量体を形成し，FLI1 の DNA 結合ドメイン（DBD）で認識される DNA 繰り返し配列の下流にある遺伝子の発現が誘導される．

なお，EWSR1::ATF1 は淡明細胞肉腫以外にも唾液腺上皮性腫瘍を含め複数の悪性腫瘍（上皮性腫瘍を含む）で認められることが知られている．今回は紙面の都合で詳細は述べないが，唾液腺腫瘍では組織型と遺伝子型が相関することが知られている[6]．合わせて，形質と遺伝型相関 phenotype-genotype correlation は必ずしも 1 対 1 の対応ではなく，腫瘍の病理診断にあたっては形態や免疫形質も含め総合的な判断が必要であることを理解することも重要である．

4　腫瘍の発生・進展におけるその他の異常

腫瘍の発生・進展に，DNA やヒストンのメチル化，アセチル化などエピジェネティックな変化が相関していることが知られている．これらの知見はいまだ十分には解明されていないが，脳腫瘍や血液系腫瘍，一部の胆道がんなどで知られている isocitrate dehydrogenase 1（IDH1）変異が，その生成物である 2-hydroxyglutarate（2-HG）を介して DNA 脱メチル化酵素である TET2 遺伝子の活性を阻害し，DNA メチル化増強と下流遺伝子の発現抑制をきたすことが明らかになってきている[7]（図 5）．このことは，エネルギー代謝経路の異常がエピジェネティックな異常とリンクすることで細胞のがん化に関与する可能性を示すもので，IDH1 および TET2 双方を標的とした分子標的治療薬の開発につながっている．

おわりに

本項では細胞のがん化に関わる遺伝子異常について解説した．紙面の関係上，すべての遺伝子異常や分子機構を説明することは困難であり，成書での記載も参照されたい．がんは遺伝子の病気といわれるが，実際の細胞のがん化につながるのは遺伝子から生成されるタンパク質機能の変化による細胞内シグナル伝達系の異常によるものであることを理解いただければ幸いである．

（桑田　健）

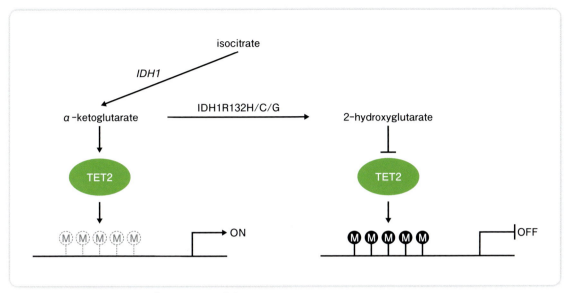

図5　*IDH1* 変異によるエピジェネティック変化
IDH1 変異により α-ketoglutarate（α-KG）から 2-hydroxyglutarate（2-HG）が形成される．2-HG は α-KG を利用する酵素（本図では TET2）の機能を抑制する．DNA demethylase である TET2 の機能阻害により DNA 脱メチル化が抑制（メチル化が亢進）することで，遺伝子の発現が低下もしくは消失する．

文献

1) Weinberg RA：The Biology of Cancer, 2nd ed., Garland Science, 2014, pp175-229
2) Vogelstein B, et al：Allelotype of colorectal carcinomas. Science 244：207-211, 1989
3) Hanahan D, et al：The hallmarks of cancer. Cell 100：57-70, 2000
4) Hanahan D, et al：Hallmarks of cancer：the next generation. Cell 144：646-674, 2011
5) Lazar A, et al：Molecular diagnosis of sarcomas：chromosomal translocations in sarcomas. Arch Pathol Lab Med 130：1199-1207, 2006
6) Stenman G：Fusion oncogenes in salivary gland tumors：molecular and clinical consequences. Head Neck Pathol 7 Suppl 1：S12-S19, 2013
7) Gagné LM, et al：Oncogenic activities of IDH1/2 mutations：From epigenetics to cellular signaling. Trends Cell Biol 27：738-752, 2017

第2章 ゲノム医学の基礎知識

III 遺伝性腫瘍

1 体細胞変異と生殖細胞系列変異

　包括的がんゲノムプロファイリングcomprehensive genomic profiling（CGP）検査は，腫瘍の分子遺伝学的特徴の評価と効果が期待される薬剤の選択を目的として，腫瘍組織に生じているがん関連遺伝子の病的バリアント（変異）を解析するが，こうしたバリアントの多くはさまざまな原因により細胞内のDNAが後天的に構造変化をきたしたものである．個々の細胞内では1日に数万〜数十万回もの頻度でさまざまな種類のDNA損傷が生じており，これらのほとんどは細胞内の精密なDNA修復機構によって修復される[1]（表1）．しかし，ごく一部は修復されることなく新たなバリアントとして固定される．こうしたバリアントががん関連遺伝子に生じ，かつそれによって遺伝子（実際には遺伝子によってコードされるタンパク質）の機能に異常をきたすことが，細胞のがん化の原因となる．こうした後天的に生じるゲノムの構造変化を「体細胞変異somatic mutation」と呼ぶ．体細胞変異は病変部位（具体的にはがん細胞）にのみ認められるものであり，あくまでも患者の身体の一部の細胞にのみ発生した現象である．「遺伝子」上の所見ではあるが，次世代に受け継がれたり同胞が共有したりする可能性はない．

　一方，こうしたがん関連遺伝子の病的バリアントを患者が生まれつき有している場合があり，このような状況において，その遺伝子が原因となって発生する腫瘍を遺伝性腫瘍と呼んでいる．特定の単一の遺伝子の病的バリアントの存在が，がんの易罹患性に大きく関与する疾患，ということもできる．当該遺伝子の病的バリアントは受精卵の段階ですでに生じているものであり，患者の身体を構成するすべての有核細胞に存在している．このような先天的な病的バリアントを「生殖細胞系列変異germline mutation」と呼ぶ．ほとんどの場合両親のいずれかが同じ病的バリアントを有しており，それが配偶子を通じて伝えられたものであるが，配偶子形成の段階で新たに生じた場合には，両親には存在しない病的バリアントを子がもつことになる．生殖細胞系列変異を有する患者の配偶子は1/2の確率でこの変異を有しており，次世代に受け継がれる可能性がある（図1）．

2 遺伝性腫瘍の原因遺伝子

　がん関連遺伝子は大きくがん遺伝子oncogeneとがん抑制遺伝子tumor suppressor geneに分類される．がん遺伝子は細胞増殖に関連する遺伝子が多く，遺伝子の量的増幅，機能獲得型変異などにより，これらの遺伝子の機能が増強することが過剰かつ無秩序な細胞増殖，さらにはがん化の原因となる．一方，がん抑制遺伝子は細胞周期や細胞分裂，DNA損傷修復などに関わる遺伝子群で，これらが遺伝子変異によって機能を喪失することががん化のトリガーとなる．

　遺伝性腫瘍の原因遺伝子は一部の例外（多発性内分泌腫瘍症2型の*RET*など）を除いてす

表1 さまざまなDNA損傷と修復機構

修復機構	ヌクレオチド除去修復	塩基除去修復	相同組換え修復,非相同組換え末端結合修復	ミスマッチ修復
主要遺伝子	XPC	MUTYH	BRCA1, BRCA2	MSH2, MSH6, MLH1, PMS2
機能不全に起因する遺伝性腫瘍	色素性乾皮症	大腸がん	遺伝性乳がん卵巣がん	Lynch症候群
損傷の種類	ピリミジン二量体	DNA架橋	塩基の化学修飾	一本鎖切断	二本鎖切断	複製エラー
主な原因	紫外線	がん原物質	活性酸素,紫外線,高温	電離放射線	電離放射線,活性酸素,複製フォークの停止	細胞分裂時のDNA複製

べてがん抑制遺伝子である．がん抑制遺伝子では両親に由来する2コピー（アレル）の遺伝子のうち一つに機能喪失型の変異が生じても，もう一方のアレルが機能していれば，細胞における遺伝子（およびコードされるタンパク質）の機能には基本的には問題はなく，発がんには至らない．ここで変異を生じていないもう一方のアレルに後天的に変異が生じると，細胞内で機能するタンパク質が失われることになり，細胞のがん化につながる．この理論はKnudsonによるtwo hit theoryとして知られる．非遺伝性腫瘍では，特定のがん抑制遺伝子ががん化のトリガーとなるには2コピーの遺伝子に別個に後天的な変異を生じる必要があるが，遺伝性腫瘍の病的バリアント保持者の場合はすでに1アレルに変異を有しているため，もう一方の遺伝子に後天的な機能喪失型変異を生じることで細胞はがん化に進むことになる．つまり遺伝性腫瘍は腫瘍が発生する遺伝的体質を有しているというよりも，細胞のがん化の閾値が低くなっている病態といえる．

3 遺伝性腫瘍を診断する意義

多くの遺伝性腫瘍は人口集団の中での病的バリアント保持者頻度が数万人に1人程度のものが多く，いわゆる希少疾患として理解することができる．しかし，遺伝性乳がん卵巣がん

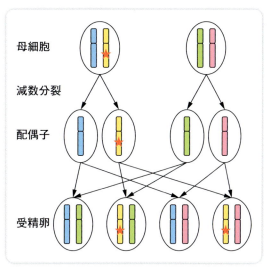

図1 病的バリアントの次世代への伝搬
当該の遺伝子が位置する染色体と遺伝子に生じた変異（★）を模式的に示す．精母細胞，卵母細胞を含む体細胞は2コピーの遺伝子を含むが，減数分裂によって生じた配偶子（精子，卵子）は1コピーしかもたない．

hereditary breast and ovarian cancer（HBOC）の原因遺伝子である BRCA1 と BRCA2，およびLynch症候群の原因遺伝子群（MSH2, MSH6, MLH1, PMS2）については，病的バリアント保持者は数百人に1人程度と頻度が高い．さらにこの2疾患は，ポリADP-リボースポリメラーゼpoly ADP-ribose polymerase（PARP）阻害薬や免疫チェックポイント阻害薬の適応を判定するためのコンパニオン診断とも深く関係している．

遺伝性腫瘍は全腫瘍の5〜10%程度を占め，①特定の腫瘍が家系内に多発する，②多発，再

発しやすい，③非遺伝性腫瘍に比べて若年で発症する傾向を示す，といった特徴がある．ただし家族歴がないことは遺伝性腫瘍を否定する理由にはならない．ほとんどの遺伝性腫瘍は不完全浸透，すなわち原因遺伝子の病的バリアントを有していても必ずしも関連がんを発症しないことがあるし，例えば HBOC のようにがん発症に性差のある疾患では病的バリアントががんリスクの小さい性（HBOC であれば男性）の先祖から伝わった場合は明瞭な家族歴を認めないことになる．

多くのがん患者の中から遺伝性腫瘍患者を適切に診断することの意義を**表2**にまとめた．例えば遺伝性腫瘍で最も患者数が多いと想定される HBOC を例に考えてみる．日本人乳がん患者のうち HBOC の原因遺伝子である *BRCA1* もしくは *BRCA2* に病的バリアントを有する患者の比率は 4.16%，卵巣がんでは 14.7% と報告されている[2,3]．若年乳がん患者ではその頻度はより高いが，高齢発症の症例でも HBOC は否定できない．HBOC と診断が確定すれば，たとえ温存手術が可能な乳がんであっても，残存乳房内再発のリスクを考慮して乳房全摘術がより推奨度の高い術式となるし，PARP 阻害薬であるオラパリブは，現在のところ乳がんでは HBOC 患者のみが適応となるなど，薬物治療における薬剤選択肢も変わってくる．さらに対側乳房や卵巣の発がんリスクへの対応も検討することになる．

また，遺伝情報は血縁者も一定の確率で共有しているという特性を生かすことにより，1 人の患者の診断確定により，血縁者の遺伝的状況を発症前に確認することが可能となる．患者と同じ病的バリアント保持者に対して先制的な医療を提供できるだけでなく，病的バリアント非保持者に対する不要な検査を回避できることも重要である．実際に乳がん家族歴の濃厚な家系では，しばしば罹患している母親が 20 歳代の娘に検査を受けさせている事例に遭遇する．

表2　遺伝性腫瘍を診断する意義

1. 患者に対して
   ・今後の臨床経過，予後をより正確に予測できる
   ・疾患の特性に基づいた治療選択ができる
   ・疾患の特性に基づいたスクリーニングや発症後のサーベイランスを提供できる
   ・疾患によってはリスク低減を目的とした先制的医療が提供できる
2. 血縁者に対して
   ・患者と同じ遺伝的体質をもつ血縁者を特定できる
   ・病的バリアント陽性者に対して先制的なスクリーニングを提供できる
   ・病的バリアント陰性者に対して不要なスクリーニングを回避できる

ただし，現時点で遺伝学的検査が保険収載されている遺伝性腫瘍は HBOC の他に網膜芽細胞腫（*RB1*），多発性内分泌腫瘍症 1 型（*MEN1*），甲状腺髄様がん（多発性内分泌腫瘍症 2 型鑑別目的の *RET*）などに限られており，病的バリアント保持者数が多い Lynch 症候群の原因遺伝子については，現在も保険未収載である．また，低頻度で浸透率の低い遺伝性腫瘍では，遺伝学的に診断されても診断に基づく個別の治療法やサーベイランス法が確立していない疾患も多く，このような場合は診断の臨床的有用性は患者にとっても血縁者にとっても限定的となる．

4　がんゲノム医療と遺伝性腫瘍

これまでの遺伝性腫瘍の診断は，家族歴，がん種，発症年齢などから遺伝性腫瘍が疑われる患者を絞り込み，遺伝カウンセリングの場において，なぜ遺伝性疾患が疑われるのか，どのように診断するのか，診断によってその後の医療にどう影響するのか，血縁者にどのような影響があるのか，といった内容の情報提供を行い，患者の理解と同意のもとに遺伝学的検査を実施する，という流れが標準的であった．

CGP 検査では搭載遺伝子に多くの遺伝性腫瘍の原因遺伝子が含まれており，これらにも病的バリアントが一定の確率で検出される．ただ

44　第 2 章　ゲノム医学の基礎知識

表3 現在本邦で保険収載されている包括的がんゲノムプロファイリング検査

検査名	(1)	(2)	(3)	(4)	(5)
検体	腫瘍組織	腫瘍組織と正常組織	腫瘍組織と正常組織	循環腫瘍 DNA	循環腫瘍 DNA
対象遺伝子数	324 遺伝子 36 融合遺伝子	124 遺伝子 13 融合遺伝子	737 遺伝子 455 融合遺伝子 5 エクソンスキッピング	324 遺伝子 36 融合遺伝子	74 遺伝子
遺伝子発現量解析			○		
遺伝性腫瘍の診断		○	○		

(1) FoundationOne® CDx がんゲノムプロファイル
(2) OncoGuide™ NCC オンコパネルシステム
(3) GenMineTOP® がんゲノムプロファイリングシステム
(4) FoundationOne® Liquid CDx がんゲノムプロファイル
(5) Guardant360® CDx がん遺伝子パネル

し，その解釈はどのような検体を用いる検査であるかによって異なる．現在本邦では**表3**に示す5種類の検査が保険収載されており，がん組織と正常組織（通常は末梢血中の白血球）をペア検体として用いる検査（T/N pair 検査），がん組織のみを用いる検査（T-only 検査），さらにがん細胞に由来して末梢血中に浮遊する循環腫瘍 DNA（ctDNA）を用いる検査（リキッドバイオプシー）がある（各検査の詳細は第5章「Ⅱ．がんゲノムプロファイリング検査」を参照）．T/N pair 検査では正常組織で病的バリアントが検出されれば，その時点で患者は遺伝性腫瘍に関する遺伝的体質を有していることが確定する．T/N pair 検査実施時に遺伝性腫瘍の原因となる病的バリアントが同定される確率は，研究によりかなりのばらつきがあるが，おおよそ3~5%と考えられている．病的バリアントが同定される遺伝子は患者が罹患しているがんに関連するものとは限らない．例えば肺がん患者の CGP 検査において，末梢血で *BRCA1* の病的バリアントが見つかる，といったことも起こりうる．一方，T-only 検査では，検出された病的バリアントが腫瘍組織のみに存在する体細胞変異なのか，患者が生来有している生殖細胞系列変異なのかは，正常組織を用いた確認検査を行わないと確定しない．この場合，エキスパートパネルにおいて，検出されたバリアントが生殖細胞系列変異である可能性を評価し，その可能性が高いと判断されたものについては患者に開示し，確認検査の実施を提案する．リキッドバイオプシーの場合は，正常細胞由来の循環 DNA も同時に解析しているため，アレル頻度が低い場合（30%未満）には生殖細胞系列由来の可能性は低い．

可能性を評価する指標となるのは，臨床像（がん種，年齢，病理像など），家族歴，バリアントのアレル頻度，そして遺伝子の種類である．例えば *TP53* は T-only 検査で最も高頻度に病的バリアントが検出される遺伝子であり，日本人データでは約半数の検体で病的バリアントが同定されているが[4]，それらが生殖細胞系列由来，すなわち患者が Li-Fraumeni 症候群の遺伝的体質を有している可能性は非常に低い[5]．一方で *BRCA1/2* に病的バリアントが検出された場合，それが HBOC 非関連がんであったとしても高い確率で生殖細胞系列変異であることが報告されている[5]．こうした知見に基づき，個々のエキスパートパネルにおいて，得られた所見を開示するかどうかを検討することになる．検討のよりどころとしては，厚生労働科学研究費倫理的法的社会的課題研究事業「国民が安心してゲノム医療を受けるための社会実現に向けた倫理社会的課題抽出と社会環境整備」研究班（研究代表者：小杉眞司）によるフローチャート（**図2**）や，米国臨床遺伝・ゲノム学会 American College of Medical

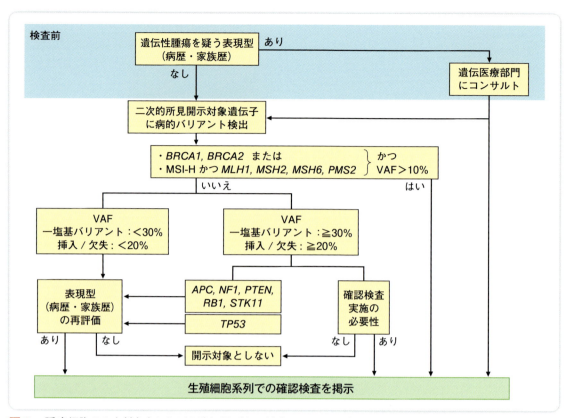

図2 腫瘍細胞のみを対象としたがん遺伝子パネル検査における二次的所見の生殖細胞系列確認検査運用指針 Ver. 2（文献6より）
MSI-H：高頻度MSI，VAF：変異アレル頻度．

Genetics and Genomics（ACMG），欧州臨床腫瘍学会European Society of Medical Oncology（ESMO）のワーキンググループによる開示推奨遺伝子リストなどが活用されている[6〜8]．

　遺伝性腫瘍の体質を有しているかどうかという問題は，患者だけでなく血縁者も関与することであり，たとえ対処法があるとはいえ当事者が受ける影響は小さくない．ただCGP検査の目的は患者にとっては何よりも効果が期待できる薬剤の探索であり，かつ現在の保険適用基準ではCGP検査は標準治療が終了もしくは終了見込みの進行がん患者が対象となっていることから，自身の治療に直結しない付随的な情報について患者が考える余裕はあまりないのが実状であろう．検査によって遺伝性腫瘍に関連する生殖細胞系列病的バリアントが確認されたとしても，進行がんの患者が，判明した遺伝的素因に基づいて新たなサーベイランスや先制的治療を受ける可能性はあまりない．むしろ得られた情報をいかに血縁者の健康管理に活用できるかが重要といえる．闘病中の進行がん患者に自身のことに加えて血縁者の遺伝的な問題までキーパーソンとして関わることを求めるのは負担が大きい．それゆえにCGP検査においては，検査の説明の当初の段階から，極力，家系内のキーパーソンに同席を求め，遺伝性腫瘍の原因遺伝子に生殖細胞系列病的バリアントが確認された場合には，遺伝医療部門における丁寧な遺伝カウンセリングを提供しつつ，そのキーパーソンに家系内での情報共有や血縁者を遺伝医療につなぐ役割を依頼することが望ましい．

表4　遺伝性腫瘍当事者が抱くことが多い不安や悩み

- 生涯にわたり検査や治療が続く
- 多くの診療科での治療が必要になることが多い
- 遺伝性であることによる偏見や差別の心配
- 周囲の無理解
- 子どもに遺伝している可能性，子どもに伝える（伝えた）ことの罪悪感
- 疾患概念の理解が難しい
- 疾患の情報が少ない
- 同じ境遇の人や相談できる人がいない

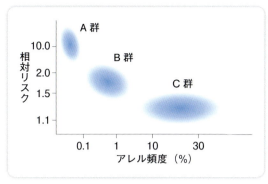

図3　アレル頻度と発症相対リスクの関係（文献10より作成）

5　遺伝医療の役割

　遺伝性腫瘍の診断の根拠となる生殖細胞系列変異は，生涯変わらない情報であり，かつ血縁者も一定の確率で共有しているという特性をもっている．がん患者は将来の健康，家庭，仕事，あるいは生命予後などに多くの不安や悩みを抱えうるが，遺伝性腫瘍の当事者はそれらに加えて表4のような不安や悩みを抱えることが多い．そのような悩みに寄り添い，患者や家族の将来に向けての自己決定を支援するのが遺伝カウンセリングである．

　遺伝カウンセリングは，遺伝性疾患の当事者や関係者が，遺伝性疾患のもつ医学的，心理的，家族的影響を理解し，それに適応していくことを援助するプロセスである[9]．このプロセスには，①疾患の発生および再発の可能性を評価するための家族歴および病歴の収集と解釈，②遺伝現象，検査，治療や定期検査，発症・進展予防，社会資源および臨床研究についての情報提供，③十分な情報を得たうえでの自律的選択およびリスクや状況への適応を促進するためのカウンセリングなどが含まれる．単なる遺伝学的検査の説明や心理カウンセリングではない．

　遺伝カウンセリングを担当する専門部門として，国内の大学病院や主要な総合病院には遺伝医療部門が設置され，臨床遺伝専門医や認定遺伝カウンセラーが遺伝カウンセリングを提供している．また，遺伝医療を担う専門職として遺伝看護専門看護師も制度化されている．しかしながら，今後はますますがん診療において遺伝情報を扱う機会が増えると予想されることから，すべてのがん診療に従事する医療者は基本的な臨床遺伝学の知識や遺伝カウンセリングの概念について習得しておく必要がある．

6　これからの遺伝性腫瘍

　2019年にCGP検査の一部が保険適用され，がんのゲノム解析ががん診療の重要な位置を占めるようになったが，今後はさらに網羅的な全エクソーム解析，全ゲノム解析の時代に進んでいくと予想される．

　図3はがん関連遺伝子の高リスクバリアントの頻度とそのバリアントの影響力（がん発症の相対リスク）を示したものである[10]．一般集団において，古典的な遺伝性腫瘍の原因遺伝子の病的バリアントのアレル頻度は低いが，そのバリアントを保持している場合は高い浸透率でがんを発症する（図3，A群）．

　これまでは，遺伝性腫瘍が疑われる患者に対してここに含まれる個々の遺伝子を解析することで遺伝性腫瘍の診断が行われていた．CGP検査では，それよりもアレル頻度が高いが相対リスクはそれよりも低い遺伝子も含まれるため，こうした遺伝子の病的バリアント保持者も同定される（図3，B群）．これらの遺伝子に起

因するがんの多くはまだ十分なエビデンスが蓄積されていないため，病的バリアント保持者に対する健康管理法も標準化されていない．

さらに今後全エクソーム解析，全ゲノム解析が行われるようになると，アレル頻度が高く相対リスクをごくわずかに上昇させる程度のバリアントも同定されてくる（図3, C群）．このC群に含まれる遺伝子は，遺伝性腫瘍の診断という視点からは有用性は乏しいが，将来的にはここに含まれる遺伝子群の遺伝型を多数解析し（polygenic risk score；PRS），A・B群遺伝子の情報とともに個人のがん罹患リスク評価に用いられることが想定されている．これらの群は互いにボーダーレスであり，どこからが遺伝性腫瘍であり，どこからが非遺伝性腫瘍であると線を引くことはできない．つまりすべてのがんは程度の差こそあれ生殖細胞系列のゲノム情報の個人差がその発生に何らかの関与をしていると考えられ，そのような視点でがん診療にあたることが必要な時代にわれわれは進もうとしている．

（櫻井晃洋）

文献

1) Weeden CE, et al：Mechanisms of DNA damage repair in adult stem cells and implications for cancer formation. Biochim Biophys Acta Mol Basis Dis 1864：89-101, 2018
2) Momozawa Y, et al：Germline pathogenic variants of 11 breast cancer genes in 7,051 Japanese patients and 11,241 controls. Nat Commun 9：4083, 2018
3) Enomoto T, et al：The first Japanese nationwide multicenter study of *BRCA* mutation testing in ovarian cancer：CHARacterizing the cross-sectionaL approach to Ovarian cancer geneTic TEsting of *BRCA*（CHARLOTTE）. Int J Gynecol Cancer 29：1043-1049, 2019
4) Yamamoto Y, et al：Clinical significance of TP53 variants as possible secondary findings in tumor-only next-generation sequencing. J Hum Genet 65：125-132, 2020
5) Mandelker D, et al：Germline-focussed analysis of tumour-only sequencing：recommendations from the ESMO Precision Medicine Working Group. Ann Oncol 30：1221-1231, 2019
6) 厚生労働科学研究費倫理的法的社会的課題研究事業「国民が安心してゲノム医療を受けるための社会実現に向けた倫理社会的課題抽出と社会環境整備」研究班：がん遺伝子パネル検査二次的所見検討資料 Ver 1.0. https://www.amed.go.jp/content/000087774.pdf
7) Miller DT, et al：ACMG SF v3.2 list for reporting of secondary findings in clinical exome and genome sequencing：A policy statement of the American College of Medical Genetics and Genomics（ACMG）. Genet Med 25：100866, 2023
8) Mandelker D, et al：Germline-focussed analysis of tumour-only sequencing：recommendations from the ESMO Precision Medicine Working Group. Ann Oncol 30：1221-1231, 2019
9) Resta R, et al：A new definition of Genetic Counseling：National Society of Genetic Counselors' Task Force report. J Genet Couns 15：77-83, 2006
10) Harris TJ, et al：The molecular pathology of cancer. Nat Rev Clin Oncol 7：251-265, 2010

練 習 問 題

問題1 *POLE* 遺伝子のコードする DNA ポリメラーゼ ε の触媒活性は以下のうちどれか．一つ選べ．

a. RNA 合成
b. DNA ラギング鎖の合成
c. DNA 伸長のプライマー合成
d. DNA リーディング鎖の伸長
e. DNA リーディング鎖の修復

問題2 ヒトゲノム約 3.2 Gbp のうち，遺伝子領域（エクソンおよびイントロンを含めて）はおよそどのくらいの割合を占めるか．適切なものを一つ選べ．

a. 75%　　b. 50%　　c. 25%　　d. 10%　　e. 5%

問題3 がん組織についての以下の免疫組織化学は，陰性となることが腫瘍化，悪性化に関連することが知られているが，不適切なものはどれか．二つ選べ．

a. H3K27M
b. SMARCB1/BAF47/INI1
c. SMARCA4/BRG1
d. SMARCA2/BRM
e. IDHR132H

問題4 家族性腫瘍症候群と原因遺伝子の組み合わせで，不適切なものはどれか．すべて選べ．

a. 末梢血管拡張性運動失調症 — *ATM*
b. Gorlin 症候群 — *PTCH*
c. Wilms 腫瘍 — *RET*
d. Lynch 症候群 — *MLH1*, *PMS2*, *MSH2*, *MSH6*
e. Peutz-Jeghers 症候群 — *VHL*

問題 5 以下の家族性腫瘍症候群のうち，原因遺伝子が DNA 修復と関連しないものはどれか．すべて選べ．

a．遺伝性乳がん卵巣がん

b．Lynch 症候群

c．Li-Fraumeni 症候群

d．家族性大腸腺腫症

e．色素性乾皮症

問題 6 次の遺伝子のうち，活性型変異により細胞増殖持続性自律増殖シグナル self-sufficiency in growth signals の原因となるもの（狭義のがん遺伝子）として正しいものを一つ選べ．

a．*RB1*　　b．*BRCA1*　　c．*MLH1*　　d．*KRAS*　　e．*TP53*

問題 7 Ewing 肉腫で認められる融合遺伝子として正しいものを一つ選べ．

a．*SS18::SSX1*　　b．*COL1A1::PDGFB*　　c．*ETV6::NTRK3*

d．*EWSR1::ATF1*　　e．*EWSR1::FLI1*

問題 8 GDP 結合型から GTP 結合型 RAS への変換に直接関わる分子として正しいものを一つ選べ．

a．EGFR　　b．GRB2　　c．MAPKK1　　d．ERK1　　e．SOS

問題 9 PIK3CA の基質として正しいものを一つ選べ．

a．TSC1　　b．mTORC1　　c．phosphatidylinositol（4,5）-diphosphate（PIP2）

d．S6K1　　e．AKT

問題 10 変異型 IDH1 により産生される分子として正しいものを一つ選べ．

a．acetyl-CoA　　b．isocitrate　　c．α-ketoglutarate

d．2-hydroxyglutarate　　e．succinate

問題 11 体細胞変異 somatic mutation について正しいのはどれか．二つ選べ．

a. 遺伝性腫瘍の原因である．
b. 遺伝子の機能を喪失する変異である．
c. がん関連遺伝子以外にも生じる現象である．
d. 腫瘍組織が得られない場合は確認できない．
e. 1 細胞あたり数万〜数十万回/日程度の頻度で生じている．

問題 12 遺伝性腫瘍の原因遺伝子について正しいのはどれか．二つ選べ．

a. 大多数はがん抑制遺伝子である．
b. 原因遺伝子が複数存在する遺伝性腫瘍がある．
c. 2 種類のがん関連遺伝子に変異を生じてがん化する機序を two hit theory という．
d. がん遺伝子は 2 コピーのうち 1 コピーに変異を生じてもがん化にはつながらない．
e. 遺伝性腫瘍の患者では両親由来のいずれの遺伝子にも生殖細胞系列変異が生じている．

問題 13 遺伝性腫瘍について正しいのはどれか．二つ選べ．

a. がん全体の約 1％を占める．
b. 同じ臓器に発生する非遺伝性がんに比べて悪性度が高い．
c. 原因遺伝子の病的バリアント保持者はほぼ全例がんを発症する．
d. 家族歴がなくても遺伝学的検査の結果のみで遺伝性腫瘍と診断してよい．
e. 同じ臓器に発生するがんでも遺伝性かどうかによって治療方針が変わりうる．

問題 14 包括的がんゲノムプロファイリング（CGP）検査と遺伝性腫瘍の関係について正しいのはどれか．

a. CGP 検査で遺伝性腫瘍が疑われた場合の確認検査は保険収載されている．
b. リキッドバイオプシーは末梢血による遺伝学的検査と同じ情報が得られる．
c. 腫瘍組織で病的バリアントが同定された場合は原則として末梢血での確認検査が推奨される．
d. HBOC 非関連がんで *BRCA1* の病的バリアントが同定された場合でも，生殖細胞系列変異の可能性を考慮する．
e. 正常組織も用いる（T/N pair）CGP 検査で生殖細胞系列変異が同定された場合，それが子に伝わる確率は遺伝子によって異なる．

問題 15 遺伝性腫瘍の遺伝医療について正しいのはどれか．二つ選べ．

a．遺伝性腫瘍の遺伝学的検査は主治医が行ってよい．

b．遺伝性腫瘍の診断が確定したら血縁者と情報を共有するよう患者に指示する．

c．遺伝学的検査の結果は診療録に記載し，医療従事者間で共有できるようにする．

d．遺伝カウンセリングは患者が検査の必要性を理解できるように行う丁寧な説明のことである．

e．遺伝性腫瘍患者の血縁者で病的バリアントが確認された場合は，サーベイランスは保険適用となる．

解 答

問題1 **正解** **d**

【解説】a は RNA ポリメラーゼ I, II, III の役割. b は DNA ポリメラーゼ δ の役割. c は DNA ポリメラーゼ α の役割. d は DNA ポリメラーゼ ε の役割. e は DNA ポリメラーゼ β や γ の役割.

問題2 **正解** **c**

問題3 **正解** **a, e**

【解説】a は H3K27M の点変異に対する陽性が腫瘍化に関与する. b, c, d は脳腫瘍や肺がんなどで欠損がみられる. ただし高発現例もあるので例外的な症例には注意が必要. e は IDHR132H の点変異に対する陽性が腫瘍化に関与する.

問題4 **正解** **c, e**

【解説】原因遺伝子について c の Wilms 腫瘍は *WT1*, e の Peutz-Jeghers 症候群は *LKB1*(*STK11*).

問題5 **正解** **d**

【解説】a は *BRCA*, 相同組換え修復. b は MMR 関連遺伝子, ミスマッチ修復. c は *TP53*, 細胞周期・DNA 修復・アポトーシス制御. d の原因遺伝子は *APC* で転写制御である. e は *XP* (*A-F*), *DDB2*, *POLH*, 核酸除去修復.

問題6 **正解** **d**

【解説】*KRAS* の活性型変異は Ras-ERK 経路の恒常的な活性化により細胞増殖を促進する. *TP53* 遺伝子と *RB1* は細胞周期を抑制するゲートキーパーの役割を果たす. *MLH1* はミスマッチ修復機構, *BRCA1* は相同組み換え修復機構により DNA 損傷修復に関わるケアテーカー遺伝子である.

問題7 **正解** **e**

【解説】各融合遺伝子を特徴とする腫瘍は以下の通りである.
a：滑膜肉腫, b：隆起性皮膚線維肉腫, c：先天性線維肉腫, d：淡明細胞肉腫.

問題8 **正解** **e**

【解説】EGFR, GRB2 は RAS-MAPK シグナル伝達経路において RAS よりも上流, MAPKK, ERK1 は下流に関与する. a：EGFR はチロシンキナーゼ型受容体. b：GRB2 は EGFR と SOS をつなぐアダプター分子である. c：MAPKK1 は, RAS の下流に存在するセリン・スレオニンキナーゼ. d：ERK1 も同様に RAS の下流に存在するセリン・スレオニンキナーゼ. e：SOS は, GDP 型の RAS タンパクを GTP 型に変換する低分子量 G タンパクグアニンヌクレオチド交換因子である.

問題 9 正解 c

【解説】PIKC3A はホスファチジルイノシトールのイノシトール環の 3 位をリン酸化する．よって基質としては，ホスファチジルイノシトール，ホスファチジルイノシトール 4 リン酸，ホスファチジルイノシトール 4,5-2 リン酸の三つがあり，それぞれ，PI_3P1，$PI_{3,4}P2$，$PI_{3,4,5}P3$ が生成される．

問題 10 正解 d

【解説】ミトコンドリア内のクエン酸回路の触媒を担うタンパク質．IDH1-R132H に代表される変異体は α-KG を基質として 2-HG を産生する．グリオーマ，白血病，軟骨肉腫，肝内胆管がんで変異がみられる．

問題 11 正解 c, e

【解説】a：遺伝性腫瘍は生殖細胞系列変異を原因として発生する．b：がん抑制遺伝子の場合は機能喪失型変異だが，がん遺伝子の場合は機能獲得変異や遺伝子のコピー数の増幅がみられる．c：全ゲノム上のあらゆる場所で生じている．d：血中に浮遊する腫瘍由来の DNA を解析する方法（リキッドバイオプシー）もある．e：DNA 損傷は 1 日 1 細胞あたり数万〜数十万回という高頻度で生じているが，精密な修復機構によって細胞の恒常性が維持されている．

問題 12 正解 a，b

【解説】a：遺伝性腫瘍の原因遺伝子はほとんどががん抑制遺伝子である．b：遺伝性腫瘍では 1 種類だけの原因遺伝子が知られているものが多いが，遺伝性乳がん卵巣がん（HBOC）や Lynch 症候群では複数の遺伝子が原因となる．c：がん抑制遺伝子では二つのアレルのうち一つが変異によって機能を喪失してもがん化にはつながらないが，残った正常のアレルにも変異が加わって正常に機能する遺伝子が失われることががん化につながる．これを two hit theory と呼ぶ．d：がん抑制遺伝子は 1 コピーが機能を有していれば，通常がん抑制機能は維持されるが，がん遺伝子は 1 コピーに機能獲得型変異を生じることでがん化の原因となる．e：多くの遺伝性腫瘍は常染色体顕性遺伝（優性遺伝）の遺伝形式を示す．すなわち両親由来のアレルのうち一方にのみ変異を生じている．

問題 13 正解 d, e

【解説】a：がん種によって異なるが，遺伝性腫瘍はがん全体の 5〜10％を占める．b：多発，易再発，若年発症という傾向はあるが，必ずしも悪性度や予後は悪くない．c：病的バリアントを有しているときの生涯発がん確率（浸透率）は疾患によってばらつきがある．遺伝性乳がん卵巣がん（HBOC）では生涯乳がん発症リスクは約 70％とされている．d：遺伝性腫瘍の確定診断は遺伝学的検査結果に基づく．家族歴を認めない遺伝性腫瘍患者も少なくない．e：たとえば HBOC の乳がんではたとえ限局性の病変であっても温存手術より全摘術が優先すべき選択肢となる．

問題 14 **正解** d

【解説】a：遺伝性腫瘍の確定診断を目的とした遺伝学的検査が保険適用となっている疾患はまだ限られている．b：リキッドバイオプシーは血漿中に浮遊する DNA を検体とする一方，末梢血による遺伝学的検査は正常白血球内の DNA を解析している．後者ではがん細胞由来の病的バリアントは検出されない．c：腫瘍組織で同定された病的バリアントが生殖細胞系列変異である確率は数パーセントであり，遺伝子によっても大きく異なるため，可能性が高い場合に末梢血による確認検査を提案する．d：遺伝性乳がん卵巣がん（HBOC）や Lynch 症候群の原因遺伝子に病的バリアントが同定された場合，がん種に関わらずそれが生殖細胞系列変異である可能性は比較的高い．e：生殖細胞系列変異は 50％の確率で子に伝えられる．性染色体上の遺伝子は例外であるが，CGP 検査で同定される遺伝子はいずれも常染色体上に位置する．

問題 15 **正解** a，c

【解説】a：遺伝学的検査を実施するのに特別な資格は必要としないが，検査を行う担当医は遺伝情報の特性や遺伝情報の扱いについて基本的な知識を習得しておくことが望まれる．b：患者の情報を血縁者が共有することは臨床的有用性があるが，患者の意思が尊重される．指示ではなく患者がその有用性に気づけるような遺伝カウンセリングの提供が求められる．c：発症している患者に対する遺伝学的検査結果（遺伝情報）は，他の医療情報と同様，診療録に記載して，診療に活用する必要がある．ただし，遺伝情報は生涯変わることなく，かつ血縁者にも関わることから，その情報のもつ意味と管理の重要性について医療者は認識しなければならない．d：遺伝カウンセリングは遺伝に関わる悩みや不安，疑問などを持つ患者や家族に対し，単に情報を提供するだけではなく，当事者が十分な情報を得たうえで，自律的に望ましい選択が行えるよう支援する専門的医療である．e：現在の保険医療制度では，未発症者に対する医療は保険適用とはならず，これが血縁者の発症前診断～サーベイランスの障壁の一つとなっている．

第3章

ゲノム医学における
解析手法

第3章 ゲノム医学における解析手法

I DNA シークエンス

1 シークエンスの原理（サンガーシークエンス）

サンガーシークエンス法は，DNA 塩基配列を解読する一般的な方法である．1970 年代に開発され，開発者である Frederic Sanger にちなんで名づけられ，現在の種々のシークエンス法の礎となっている．この方法は DNA ポリメラーゼによる伸長反応を利用し，そこにそれ以上の伸長反応を停止させるジデオキシヌクレオチド三リン酸 dideoxynucleotide triphosphate（ddNTP）を混合させることで，種々の長さの断片が作成され，その断片の長さの違いで塩基配列が決定される．従来はラジオアイソトープで標識された ddATP，ddCTP，ddTTP，ddGTP でそれぞれ反応させた四つのレーンによる電気泳動法が用いられてきたが，現在はそれぞれ蛍光ラベルされた ddNTP によるキャピラリー電気泳動法によって塩基配列が得られる（図 1）.

2 次世代シークエンサー（パラレルシークエンサー）

上記サンガー法を含め，1 検体 1 反応であったシークエンスも，技術の進歩により多くの検体を同時にシークエンス（パラレルシークエンス）することが可能になった．それらの技術は一括して次世代シークエンシング next generation sequencing（NGS）と総称され，ゲノムを短時間で解析することを可能にし，新たなゲノム時代が到来した．NGS を用いた DNA

シークエンスの応用方法としては表 1 に示すものがあり，実際の臨床で用いられているほとんどはターゲットシークエンスである．また，ターゲットシークエンスの中で，ホットスポットパネル検査はコンパニオン診断薬として用いられているが，がんゲノム医療で用いられるのは包括的がんゲノムプロファイリング comprehensive genomic profiling（CGP）検査である．

NGS の塩基配列決定原理については，種々考案されているが，Illumina 社のシークエンサーではフローセルでの 1 塩基伸長反応ごとの蛍光イメージによって配列を決定する一方，Ion Torrent システムではそれぞれの塩基における伸長反応ごとのシークエンスウエルにおける pH 変化をもとに塩基配列が決定される．

3 NGS における標的領域のエンリッチ法による違い

表 2 に本邦で 2024 年 5 月現在保険適用されている遺伝子パネル検査（がんゲノムプロファイリング検査）をまとめた[1,2].表 2 に記載された数の遺伝子解析結果が得られる．ただし，これらの遺伝子のすべてを調べているわけではなく，変異頻度の高い領域が中心であったり，融合遺伝子の解析などのためにイントロン領域も検索されていたりすることがある．そのため結果を解釈する際には，どのパネルがどのような変異をカバーしているかを知っておく必要がある．また，ライブラリーを調整する際に標的領域をどのようにエンリッチするかの方法はアン

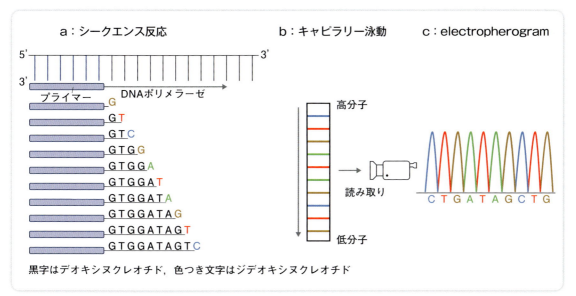

図1 サンガー法によるシークエンス
テンプレートDNAに対してプライマーからの進展反応の際，蛍光ラベルしたddNTPにより進展反応が停止され，異なるサイズのDNA断片が生成される（a）．その産物をキャピラリー電気泳動すると断片ごとのシグナルが得られ（b），それを蛍光強度によってグラフ化することで塩基配列を決定することができる（c）．

表1 NGSを用いたDNA解析法

全ゲノム解析 whole genome sequencing（WGS）	すべての遺伝子をシークエンスすることにより，構造変化やエクソンをまたぐ欠失，非翻訳領域の異常などを見出すことができる
全エクソーム解析 whole exome sequencing（WES）	すべての遺伝子のエクソン領域を調べることで，SNV/indel，コピー数変化を検出できる
ターゲットシークエンス targeted sequencing 　遺伝子パネルプロファイル検査 　comprehensive genomic profiling（CGP）	特定のターゲット遺伝子を調べる検査 　変異頻度の高い多数のターゲット遺伝子変異，およそ数100以上を検索して，それぞれのがんの特徴を浮き彫りにできる
ホットスポットパネル検査 hot-spot panel test	コンパニオン診断テストなどにターゲットを絞るなど，少数（～50）の遺伝子を調べる特徴ある遺伝子パネル検査

プリコン法とハイブリッドキャプチャー法の二つに大別され（図2），その違いによって生じるそれぞれの特徴を理解することが重要である（表3）．

A アンプリコン法

通常のポリメラーゼ連鎖反応 polymerase chain reaction（PCR）による多数の産物をパラレルにシークエンスする方法であり，増幅されたプライマー間の塩基配列を得ることができる．特定の遺伝子の変異ホットスポットなど少数の遺伝子を手早く簡便にスクリーニングするのに適した方法である．しかしながら，multiplex PCRを原理にしているため，プライマー部分の配列多型やindelによってプライマーが結合せず，増幅が得られないことにより不検出になることもある．また，GC（グアニン/シトシン）比リッチな領域や反復配列などPCRによる増幅効率の悪い領域では十分な結果を得られないこともある．

表2　本邦で保険承認されている NGS によるがんパネル検査（文献 1, 2 より）

	オンコマイン Dx Target Test マルチ CDx システム	OncoGuide™ NCC オンコ パネルシステム	Foundation-One® CDx がんゲノム プロファイル	Foundation-One® Liquid がんゲノム プロファイル	Guardant 360®	GenMine TOP®
パネル種類	hot-spot panel	CGP	CGP	CGP	CGP	CGP
プラットホーム	Ion Torrent PGM-Dx	Illumina Nextseq	Illumina Hiseq	Illumina Novaseq	Illumina Nextseq	Illumina Nextseq
方法	アンプリコン法	ハイブリッド キャプチャー法	ハイブリッド キャプチャー法	ハイブリッド キャプチャー法	ハイブリッド キャプチャー法	ハイブリッド キャプチャー法
対象検体	FFPE 組織	FFPE 組織	FFPE 組織	血液	血液	FFPE 組織
機能	コンパニオン診断 （非小細胞肺がん）	がんゲノムプロファイリング	がんゲノムプロファイリング コンパニオン診断（肺がん, 悪性黒色腫, 乳がん, 大腸がん, 固形がん）	がんゲノムプロファイリング コンパニオン診断（肺がん, 悪性黒色腫, 乳がん, 大腸がん, 固形がん）	がんゲノムプロファイリング コンパニオン診断（肺がん, 大腸がん, 固形がん）	がんゲノムプロファイリング
対象遺伝子数	46	124	324	324	74	737
融合遺伝子数	21	13	36	36	6	455
TMB	検出不可	検出可	検出可	検出可	検出不可	検出可
MSI	検出不可	検出可	検出可	検出可	検出可	検出可
主な用途	治療前の薬剤選択	がんゲノム医療				
施設基準	なし	がんゲノム医療中核病院, 連携中核病院, 連携病院				

TMB：腫瘍遺伝子変異量, MSI：マイクロサテライト不安定性.

B　ハイブリッドキャプチャー法

　検体の DNA を断片化し，その断片に対しアダプターを付与する．その後，ビオチンラベルしておいたプローブと標的領域とをハイブリダイゼーションさせ，そのビオチンによって対象となる DNA 断片をエンリッチメントする方法である．さらにその後，濃縮された断片に対してアダプター配列に対する PCR で増幅させ，シークエンスする．このため，さまざまな長さの断片物としてシークエンスされるため，PCR 増幅による重複を除去できることから正確なコピー数変化をみることができる他，プローブを用いることで標的遺伝子と連続している未知の融合遺伝子パートナーであっても検出可能である．これらの特徴から，多くの遺伝子の包括的な情報を得るのに適しており，現在の主流の方法である．

4　ロングリードシークエンス

　上記で紹介されたシークエンスはおおむね100〜200 bp の重複した塩基配列情報を参照配列と比較することでアノテーションを行う．このため，数 kbp にわたる重複配列の変異や大きな欠失や重複，逆位を決定するのは難しい．これらの問題に対し，2020 年頃から二つの異なる原理による長鎖 DNA シークエンス法が活躍し始めた．Oxford ナノポアシークエンサーは二本鎖 DNA にアダプターとモータータンパクを結合させた DNA が，二本鎖をほどきながらポアを通過し，その際の電流変化によって塩基配列を予測する．PacBiosicense 社の方法では断片化された二本鎖 DNA に一本鎖のヘアピン型のアダプターが末端に結合された環状 DNA により，複数ラウンドのシークエンスを

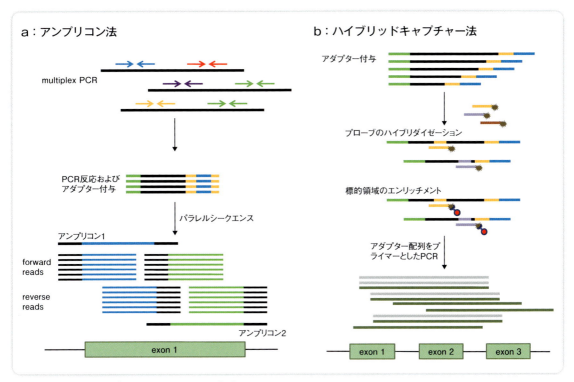

図2　2つの標的領域のエンリッチメント方法

表3　アンプリコン法とハイブリッドキャプチャー法の特徴

特徴	アンプリコン法	ハイブリッドキャプチャー法
代表的なパネル	オンコマイン Dx Target Test マルチCDxシステム オンコマイン comprehensive cancer panel v3	OncoGuide™ NCC オンコパネルシステム FoundationOne® CDx がんゲノムプロファイル MSK-Impact TEMPUS
標的遺伝子数	50〜100	100 以上
ターゲット領域のPCR増幅	あり	なし
必要とされるDNA量	より少ない	より多い
gene copy number	難しい	検出可能
情報処理	それほど必要ではない	必要
報告までの時間	より短い	より長い
シークエンスエラー	より多い	より少ない
未知の融合遺伝子	シークエンス不可	シークエンス可能

行い標識されたデオキシヌクレオチド三リン酸（dNTP）の取り込みを検知することで塩基配列を決定する．これらロングリードシークエンサーは数10〜数100 kbpが一度に解析できるため，複数のヘテロSNPパターンによるフェージング解析が可能となる他，塩基修飾の情報も得ることができるためDNAメチル化状態もコール可能である．ただし，より多くのDNA量の他，長く保たれたDNAが必要とされ，抽出方法や用いられる新鮮凍結組織にも制限がある．

5 DNA シークエンスの問題点

DNA を基にした NGS 解析の最大の問題点は，染色体領域レベルの欠失や遺伝子のホモ欠失を検出することが難しいことが挙げられる．これは，臨床検体が常に非腫瘍組織と混在していることや，比較的短い遺伝子配列（100〜200 bp）のシークエンス（ショートリードシークエンス）に起因する．このような弱点に対して，前述のロングリードシークエンス技術も用いられるようになっているが，FFPE 検体には応用できず，ショートリードシークエンスの結果解釈にはこれらの異常が起こっている可能性を常に意識すべきである．

また，これまで DNA による NGS が主流であったが，RNA シークエンス（RNA-seq）との比較においていくつかの問題点が指摘されるようになった．ホットスポットがない遺伝子異常の場合，標的遺伝子をエンリッチするためのプライマーもしくはプローブ領域に変異が存在する可能性があり，その場合検出できない．MET exon 14 skipping は exon 14 前後に存在する splice adaptor/donor sites に生じるさまざまな一塩基バリアント single nucleotide variant（SNV），indel により生じる．特に欠失は 50% 程度の頻度を占め，その長さもさまざまで，exon 14 付近の領域をすべて欠失する変異もある．そのため，DNA シークエンスによる検出には限界があり，RNA による exon 14 skipping の現象そのものを RNA として検出したほうがよいとの報告も多い[3,4]．また，融合遺伝子の検出においては切断点付近におけるイントロン領域の配列を検出する必要があるが，切断点が非常に長いスパンに及ぶ場合や切断点が多岐にわたる場合はそのイントロン標的領域のタイリングが十分なされず，検出できないことが知られている．実際，非小細胞肺がんでは DNA シークエンスで融合遺伝子陰性と評価された 232 検体のうち，RNA-seq で 36 の *ROS1* や *NTRK3*，*NRG1* 融合遺伝子などの融合遺伝子が検出されたことが報告されている[5]．特に *ROS1* では前述のプローブのタイリング不足のみならず，イントロン部分の反復配列に起因する検出困難も含まれていることが示されている．

(谷田部　恭)

文献

1) 日本肺癌学会：肺癌バイオマーカー各種検査の手引き（2024 年 9 月作成）．https://www.haigan.gr.jp/publication/guidance/inspection/
2) Yatabe Y, et al：Multiplex gene-panel testing for lung cancer patients. Pathol Int 70：921-931, 2020
3) Descarpentries C, et al：Optimization of routine testing for MET exon 14 splice site mutations in NSCLC patients. J Thorac Oncol 13：1873-1883, 2018
4) Davies KD, et al：DNA-based versus RNA-based detection of MET exon 14 skipping events in lung cancer. J Thorac Oncol 14：737-741, 2019
5) Davies KD, et al：Comparison of molecular testing modalities for detection of ROS1 rearrangements in a cohort of positive patient samples. J Thorac Oncol 13：1474-1482, 2018

第**3**章 ゲノム医学における解析手法

Ⅱ RNA シークエンス

はじめに

　現在，臨床応用されている遺伝子パネル検査の多くは DNA パネルであり，ゲノム情報を測定するものである．一方で遺伝子発現を測定する RNA シークエンス（RNA-seq）の臨床的有用性は限定的ではあるが，ゲノム，エピゲノムの変化を転写産物の観点から評価するアプリケーションとして，臨床応用が期待されている．また，生命科学の研究方法として，単一細胞（シングルセル）の RNA-seq が大きな注目を浴びている．その理由は，組織に含まれる細胞を一細胞単位で解析していく研究方法は，細胞集団の平均値をとらえるこれまでの手法では見逃されてきた新しい細胞種の同定や，細胞集団の不均一性の評価など，これまでにないレベルで組織を解析することができるからである．

　本項では RNA-seq のゲノム医療への応用について紹介した後に，がん研究におけるシングルセル解析に焦点をあて，この分野の新しい技術，手法，装置について概説する．

1 遺伝子パネル検査における RNA-seq

　腫瘍組織を用いた遺伝子パネル検査において，RNA を測定する有用性を挙げると，融合遺伝子やエクソンスキッピング，構造異型により生じる異常な転写産物を検知する検出力に優れている点，および発現量の解析が可能な点である．

A 融合遺伝子解析

　次世代シークエンシング next generation sequencing（NGS）を用いた融合遺伝子の検出法では，切断点を支持するリードを効率よく増幅・濃縮することで検出感度を上げることが鍵となるが，主に三つの手法が用いられている（図 1a）．

　第一にイントロン領域にハイブリダイズするプローブを設計し，融合遺伝子のゲノム上での切断点を支持するリードを検出する gDNA キャプチャー法，第二に total RNA から poly A 選択あるいはリボソーム RNA を除去し mRNA を濃縮した後に cDNA を合成し，融合遺伝子の切断点を支持する転写産物を検出する RNA-seq，第三に mRNA から cDNA を合成し，末端修復，デオキシアデノシン（dA）付加を行った後にアダプターと universal primer を含むオリゴ DNA を結合させ，各融合遺伝子特異的な primer と universal primer を用いてアンプリコンを増幅させる anchored multiplex PCR 法である[1]．

　gDNA キャプチャー法はエクソンの変異を検出するためのターゲットシークエンスに用いられる手法でもあるので，同一パネルにプローブを加えることで，融合遺伝子の同定も行える点では有用性が高い．しかし，切断点が一定でないためイントロンを網羅するようにプローブを設計する必要があり，プローブを設計すべきイントロン領域が大きい融合遺伝子においては費用対効果が低いという欠点がある．*ROS1* 遺伝子など，イントロンにリピート配列を多く含

Ⅱ RNA シークエンス 63

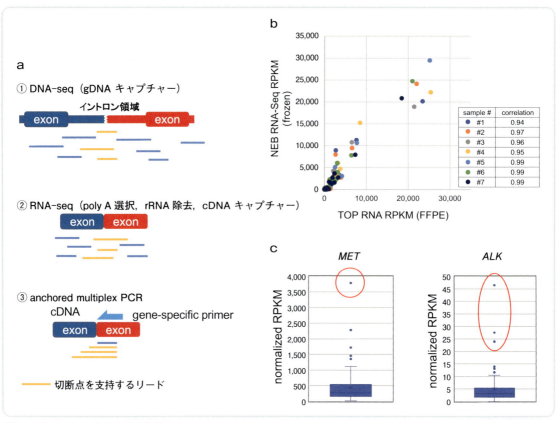

図1 融合遺伝子検査と発現量解析（文献13より）
a：NGSを用いた融合遺伝子の検出法．b：FFPE検体と凍結検体での発現量比較．7症例における複数のハウスキーピング遺伝子の発現量をFFPE検体を用いたTOP RNAパネル（横軸）および凍結検体を用いたpoly A選択によるRNA-seqで比較した．c：MET, ALK遺伝子高発現を認めた症例のnormalized RPKMを示す（赤枠）．
PCR：ポリメラーゼ連鎖反応，RPKM：reads per kilobase of exon per million mapped reads.

む場合には検出率が低くなり，肺腺がんにおいてDNAパネルで検査されたドライバー遺伝子陰性例をRNA-seqで解析すると，高率に融合遺伝子が同定されたという報告がある[2]．一方でRNA-seqは凍結検体を用いた解析では効果を発揮するが，ホルマリン固定パラフィン包埋 formalin fixed paraffin embedded（FFPE）検体などRNAの断片化が進んだ検体ではmRNAのpoly A選択が不向きである．そのためFFPE検体を用いる際はmRNA濃縮を行わずにrandom primerを用いてcDNA変換し，cDNAキャプチャーする手法が広まりつつある[3]．anchored multiplex PCR法はFFPE検体でも比較的感度高く融合遺伝子の検出ができるとされる[4]．

エクソンスキッピングや広範囲の欠失

エクソンスキッピングについては肺がんで報告のあるMET遺伝子のexon 14 skipping[5,6]や乳がんで報告のあるERBB2遺伝子のexon 16 skipping[7]などががん化バリアントとして報告されている．MET阻害薬であるテポチニブと，MET遺伝子exon 14 skipping変異陽性の切除不能な進行・再発の非小細胞肺がんの治療薬にカプマチニブが2020年に承認された．

また，ショートリードシークエンスが一般的な現在のパネル検査において，広範囲にわたる欠失は偽陰性になる可能性が高い．大腸がん・肝臓がんで報告のあるCTNNB1 exon 3の欠

失[8]やグリオブラストーマの発がんに関与する *EGFR* の細胞外ドメインの欠失[9]については，RNA-seq による検出のほうが容易である可能性が高い．

C 発現量解析

mRNA の発現量解析はゲノム異常を裏づける目的や，タンパク質発現解析のスクリーニング目的に測定する有用性がある．例えばがん遺伝子にコピー数増幅が同定された際に，その遺伝子の発現上昇がみられるかどうかは，コピー数変化の意義づけをするうえで重要な情報になりうる．また，クラスタリング解析により，原発不明がんの原発を推定することや，病理組織診断が困難症例の組織型の推定に応用されること，あるいは乳がんで用いられている Onco-type DX[10]や MammaPrint[11]のように遺伝子発現パターンを予後予測に用いることも今後応用が可能になると考えられる．

2 東大オンコパネル

東大オンコパネル Todai OncoPanel (TOP) は，東京大学，国立がん研究センター研究所およびコニカミノルタ株式会社が共同研究開発し，コニカミノルタ REALM 株式会社が Gen-MineTOP® がんゲノムプロファイリングシステムとして，医療機器製造販売承認を得たがんゲノムプロファイリング検査である．DNA パネルに加え，RNA パネルを搭載していることが最も大きな特徴であり，がん関連遺伝子の変異，遺伝子コピー数変化のみならず，融合遺伝子の検出も広く対象としている．TOP RNA パネルは FFPE 検体から RNA-seq を行い，独自の手法を用いることで融合遺伝子やエクソンスキッピングの検索および種々の遺伝子の発現量解析を行うためのパネルになっている．RNAパネル ver. 6 では 460 種類の融合遺伝子，5 遺伝子のエクソンスキッピング，1,390 遺伝子の発現量を測定対象としている．

TOP では cDNA キャプチャー法を改良し，これまでより特異的に効率よく融合遺伝子を同定できる手法を開発した．この手法はプローブのデザインを融合遺伝子検出用に最適化することで FFPE 検体のような断片化が進んだ RNA からも感度よく融合遺伝子を同定でき，プローブコストならびにシークエンスコストを従来の RNA-seq の約 1/10 に削減することを可能にした．これにより，データベース COSMIC[12] に報告のあるすべての融合遺伝子および文献で報告のある肉腫の融合遺伝子の合計 1,000 バリアント以上の検索が可能になっている．さらに，融合遺伝子が同定されなかった場合に，RNA の断片化が原因で偽陰性となっていないかどうかを，各融合遺伝子の構成遺伝子の野生型の発現量を測定することで検証する解析パイプラインを構築し，検査としての精度保証を担保している[13]．

同一症例における，FFPE 検体を用いた TOP RNA パネルと凍結検体を用いた poly A 選択による RNA-seq による発現量を比較したところ，いずれの症例においても各手法による発現値によい正の相関が得られ，FFPE 検体を用いた TOP RNA パネル検査でも発現量解析が可能であることが示された（図 1b）．またこれまでに TOP 検査で肺がん 80 例を検査したところ *MET* のコピー数増加を 1 例に，*EML4*::*ALK* 融合遺伝子を 3 例に認めたが，発現量解析を実施してみるとそれぞれの症例に *MET* 高発現あるいは *ALK* 高発現が確認され，発現量解析の妥当性が示された（図 1c）．

現在のところ，TOP で遺伝子発現量を測定される 1,390 遺伝子のうち，GenMineTOP® 検査のレポートで報告されるのはコピー数変化が発がんやがんの悪性化に関連することが知られている 27 遺伝子に限定されている．今後，網羅的遺伝子発現解析によるがんの診断や予後

表1　シングルセル単離装置の比較

方式名	ドロップレット型	集積回路型	マイクロウェル型	ピペット・ディスペンサー型
装置	Chromium（10x Genomics社） ddSEQ（Bio-Rad 社）	C1（Standard BioTools 社）	Rhaspsody（BD 社） ICELL8（Takara Bio 社）	顕微鏡 マニピュレーター
スループット	数万細胞	数百細胞	100～10,000	少数
サンプル	懸濁細胞	懸濁細胞	懸濁細胞	組織，細胞
細胞選択方法	なし	なし	なし	形態・蛍光マーカー
反応容量	nL	nL	nL	µL

予測の臨床検査実装が期待される．

3　シングルセル解析の目的

がん研究におけるシングルセル解析の用途は以下の四つに大別される．

①腫瘍微小環境
シングルセルにおける転写状態をダイナミックにとらえ，腫瘍微小環境の時空間的な状況を把握する．

②腫瘍内不均一性の解析
シングルセルごとのゲノム，エピゲノムの違いを測定することで，未知の腫瘍クローンを発見し，細胞の違いを分別し，腫瘍内不均一性を評価する．

③免疫腫瘍学
浸潤免疫細胞の受容体レパトアの解析などを中心として，腫瘍免疫反応を特徴づけ免疫治療に関するバイオマーカー探索を行う．

④がんゲノム解析
がんゲノムにおける異常を明らかにする．シングルセルレベルで腫瘍における稀な変異を同定し，コピー数変化をプロファイリングする．

4　シングルセル単離装置

シングルセル実験を行う場合に細胞懸濁液からシングルセルを単離する必要があり，これまでにさまざまな手法・装置が開発されている（表1）．

A　ドロップレット（エマルジョン）型

マイクロ流体技術を使い，一つのドロップレット内にバーコードを含むゲルビーズとシングルセルを封入する方式．代表例として Chromium（10x Genomics 社），ddSEQ（Bio-Rad 社）などがある（図2a）．Chromium は，RNA-seq のみならず CITE-seq や ATAC-seq などの解析に対応していることも特徴である．一般的にスループットが高いが，サンプル数が確保できない希少細胞には向かない．また細胞形態を評価することはできない．

B　集積回路型

高度な集積回路チップを用いて細胞懸濁液からシングルセルが流路内に設置してある細胞1個がちょうどはまる大きさのトラップによって単離される．チップ内でのcDNA合成など，カスタマイズ性の高い解析をプログラムすることが可能となる．Script Hub というプラットフォームによりプロトコルを作成，共有することができる．集積流体回路で制御により，再現性の高さと細胞の生死判定などの精度が高いことが特徴である．比較的低発現の遺伝子解析が可能で，サンプル数が多くない細胞でも取り扱うことができ，次工程と統合したシステムにすることが可能である．ただし，スループット的には課題が残り，またサイズの大きい細胞には向かない場合が多い．代表例として C1（Standard BioTools 社）など（図2b）がある．

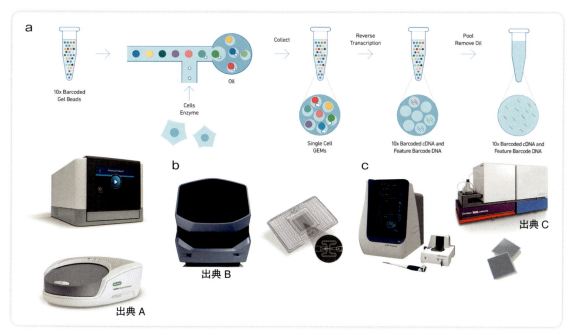

図2　シングルセル単離装置
a：ドロップレット型のChromiumのドロップレット形成の模式図（上図）．Chromium（下左の上図）およびddSEQ（バイオ・ラッドラボラトリーズ社）（下左の下図）．b：集積回路型のC1（左図）．スタンダード・バイオツールズ社独自の集積流体回路（IFC：Integrated Fluidic Circuit）（右図）．c：マイクロウェル型のRhaspsody（左図），ICELL8（右図）．出典A：バイオ・ラッドラボラトリーズ社，ddSEQ Single-Cell Isolatorシステム．出典B：スタンダード・バイオツールズ社．出典C：Takara Bio USA, Inc, ICELL8® cx Single-Cell System, https://www.takarabio.com/learning-centers/automation-systems/icell8-introduction/icell8-technology-overview

C　マイクロウェル型

マイクロウェルカートリッジを用いてチップ上に配置された微小なウェルに数10 nLスケールの精密な分注を行うことで，1細胞のみが分離された状態を作り出し，100〜10,000のシングルセルを単離することが可能である．シングルセル単離後に顕微鏡を使用してダブレットや細胞の生死を確認できることが特徴である．発現量の少ない遺伝子を高感度に解析でき，サンプル数が多くない細胞でも取り扱うことができるが，サイズの大きい細胞には向かない場合が多い．代表例としてRhaspsody（BD社），ICELL8（Takara Bio社）など（図2c）がある．

D　ピペット・ディスペンサー型

機械的なピペット装置によりシングルセルをウェルプレートなどに取り分ける方式である．希少な細胞などサンプル数が多くない細胞でもロスを少なくアッセイなどを実施することが可能である一方，スループットが低く一般的に装置が他の方式と比べて大型になる場合が多い．

5　シングルセルRNA-seq（scRNA-seq）

上記の単離装置でシングルセルに単離した後にはscRNA-seqにより組織中に存在する細胞のプロファイリングを行う研究が盛んに行われている．細胞溶解し，抽出されたRNAからcDNAを合成および増幅をして，ライブラリ作製する手法はこれまで複数の手法が考案されている．

A　Smart-seq2（図3a）

従来のSMART（Switching Mechanism At 5′ End of RNA Template）技術を改良し，locked nucleic acid（LNA）を用い，反応条

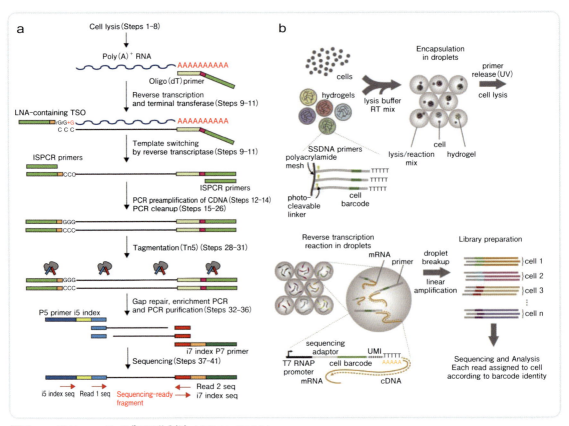

図3 scRNA-seqライブラリ作製法（文献14, 15より）
Smart-seq2（a）およびDrop-seq（b）の模式図．

件の改善と純化工程の省略を行い，収量の改善がされたものである[14]．シングルセルはdNTPsと共通の5′アンカー配列およびオリゴoligo（デオキシチミジン；dT）を有するオリゴヌクレオチドが含まれたバッファーにより溶解される．その後，逆転写反応においてはcDNAの3′末端に2〜5塩基が付加され，相補鎖には化学修飾されたグアノシンを含む配列がtemplate-switching oligo（TSO）により付加され，それによりLNAがcDNAの3′末端に作成される．このfirst-strandの合成の後にcDNAに付加された共通配列を用いて数サイクルPCR増幅される．その後はtagmentationにより効率的にライブラリ作成がなされる．わずか1〜1,000個の細胞，あるいは10 pg〜10 ngのtotal RNAから直接cDNA合成を行い，高感度に全長cDNAの調製を行うことができる．さらにGC含量が高い配列も含めて高い遺伝子カバー率，高い再現性が得られる．

B Drop-seq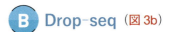

マイクロ流体デバイスを用いてドロップレットの中にシングルセル，溶解バッファー，バーコードつきプライマーでコーティングされたマイクロビーズを包含させる手法である[15]．各プライマーには30 bpのオリゴ（dT），8 bpの分子バーコード，および12 bpの細胞標識用のバーコード，共通配列が含まれている．ドロップレットへのコンパートメント化の後に細胞は溶解されて，放出されたmRNAはプライマービーズ上のオリゴ（dT）に結合する．その後，ドロップレットからビーズは回収されて，逆転写反応およびfirst-strandのcDNAが合成される．逆転写酵素のterminal nucleotidyl trans-

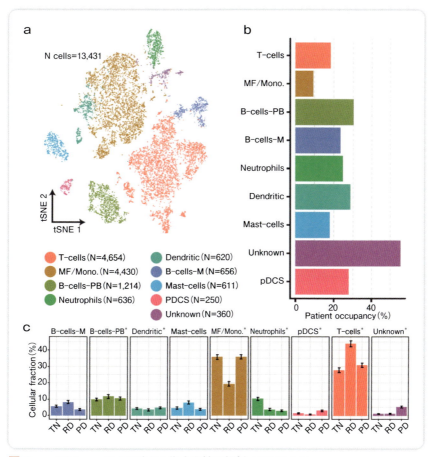

図4 scRNA-seqによる肺がん微小環境の解析（文献16より）
a：t-SNE（t-distributed Stochastic Neighbor Embedding；t分布型確率的近傍埋め込み）解析により，免疫細胞が細胞種ごとに色分けされて示されている．t-SNE解析は点の間の類似度が反映されるように高次元の点を低次元に埋め込むという手法．b：各免疫細胞の割合が示されている．c：治療前（TN），治療後腫瘍縮小時（RD），再発時（PD）における免疫細胞の割合の変化が示されている．＊：カイ二乗検定により，p＜0.01．

ferase（TdT）活性を利用し，テンプレートスイッチングオリゴをcDNAの5'末端に付加する．cDNAに付加された共通配列を用いてPCR増幅される．tagmentationによりcDNAは効率的に増幅されライブラリ作成がなされる．

6　scRNA-seq解析例

Maynardらは30症例の分子標的治療治療前後の転移性肺がん生検検体49検体を用いてSmart-seq2でscRNA-seqを行い，20,000細胞以上の腫瘍微小環境構成細胞の解析を行った（図4）[16]．治療前，治療後腫瘍縮小時，再発時の比較を行うと，治療によりマクロファージが減り，T細胞浸潤が増えるが，再発するとマクロファージ・T細胞の比は元に戻ることが判明した．一方で，再発時にはトリプトファン代謝のキヌレイン経路が活性化されIDO1（indoleamine 2, 3-dioxygenase-1）などが上昇することで，抑制性T細胞の浸潤を促進することが明らかとなった．

scRNA-seqでは各細胞における遺伝子発現の高次元な行列データが得られるため，その可視化のためにできる限り重要な情報を保持したまま低次元データに変換する次元圧縮が用いら

れる．次元圧縮の代表的な手法としてはPCA（主成分分析），t-distributed Stochastic Neighbor Embedding（t-SNE），Uniform Manifold Approximation and Projection（UMAP）が知られている．PCAは，データの分散が最大となる方向に次元を変換する線形次元削減手法である．計算が高速で解釈が容易であるが，線形変換であるため，複雑で非線形なデータを圧縮することができない．t-SNEは遺伝子発現パターンの類似性を描出しやすく，single cell seq分野で用いられることが多い．計算コストが大きいため四次元以上への圧縮は不向きである．UMAPはt-SNEと同様に，元の特徴空間上で近い点が圧縮後にも近くなるように圧縮される．2018年に提案された比較的新しい手法で，t-SNEに比べて計算が速く，柔軟性が高いという特徴がある．

おわりに

DNAを測定対象とした遺伝子パネル検査を補完する形でRNA-seqが今後普及していくことが予想され，DNA，RNAそれぞれの特性を理解したうえで，遺伝子プロファイリング検査の結果の解釈・臨床的意義づけが必要となる．がんをシングルセルレベルで解析することで腫瘍組織に存在する各種細胞の機能と相互関係は描出され，がんの病態の理解はより一層深まる．臨床シークエンスがシングルセルレベルで行えるようになれば，生検組織に存在する微量の細胞，あるいは血中や体液中の腫瘍細胞から，治療標的や予後予測などのバイオマーカーを同定することが可能となり，個別化医療のさらなる飛躍につながると考えられる．

（高阪真路）

文献

1) Zheng Z, et al：Anchored multiplex PCR for targeted next-generation sequencing. Nat Med 20：1479-1484, 2014
2) Benayed R, et al：High yield of RNA sequencing for targetable kinase fusions in lung adenocarcinomas with no mitogenic driver alteration detected by DNA sequencing and low tumor mutation burden. Clin Cancer Res 25：4712-4722, 2019
3) Cieslik M, et al：The use of exome capture RNA-seq for highly degraded RNA with application to clinical cancer sequencing. Genome Res 25：1372-1381, 2015
4) Guseva NV, et al：The NAB2-STAT6 gene fusion in solitary fibrous tumor can be reliably detected by anchored multiplexed PCR for targeted next-generation sequencing. Cancer Genet 209：303-312, 2016
5) Frampton GM, et al：Activation of MET via diverse exon 14 splicing alterations occurs in multiple tumor types and confers clinical sensitivity to MET inhibitors. Cancer Discov 5：850-859, 2015
6) Paik PK, et al：Response to MET inhibitors in patients with stage Ⅳ lung adenocarcinomas harboring MET mutations causing exon 14 skipping. Cancer Discov 5：842-849, 2015
7) Smith HW, et al：An ErbB2 splice variant lacking exon 16 drives lung carcinoma. Proc Natl Acad Sci U S A 117：20139-20148, 2020
8) Iwao K, et al：Activation of the beta-catenin gene by interstitial deletions involving exon 3 in primary colorectal carcinomas without adenomatous polyposis coli mutations. Cancer Res 58：1021-1026, 1998
9) An Z, et al：Epidermal growth factor receptor and EGFRvⅢ in glioblastoma：signaling pathways and targeted therapies. Oncogene 37：1561-1575, 2018
10) Paik S, et al：A multigene assay to predict recurrence of tamoxifen-treated, node-negative breast cancer. N Engl J Med 351：2817-2826, 2004
11) van't Veer LJ, et al：Gene expression profiling predicts clinical outcome of breast cancer. Nature 415：530-536, 2002
12) Catalogue Of Somatic Mutations In Cancer (COSMIC). https://cancer.sanger.ac.uk/cosmic/
13) Kohsaka S, et al：Comprehensive assay for the molecular profiling of cancer by target enrichment from formalin-fixed paraffin-embedded specimens. Cancer Sci 110：1464-1479, 2019
14) Picelli S, et al：Full-length RNA-seq from single cells using Smart-seq2. Nat Protoc 9：171-181, 2014
15) Klein AM, et al：Droplet barcoding for single-cell transcriptomics applied to embryonic stem cells. Cell 161：1187-1201, 2015
16) Maynard A, et al：Therapy-induced evolution of human lung cancer revealed by single-cell RNA sequencing. Cell 182：1232-1251, 2020

第3章 ゲノム医学における解析手法

III 空間トランスクリプトーム解析

はじめに

ゲノム関連解析が大きく進展している．本項では近年，進展の著しい，いわゆる空間解析について概説したい．高度化した空間解析は網羅的な遺伝子発現情報をベースにした病理組織解析の領域に導入されてきている．

1 がん微小環境と空間トランスクリプトーム解析

これまでのゲノム解析というとがんゲノムDNAに起こる突然変異，特にがんの原因となるようないわゆるドライバー変異を検出して，その後の分子標的薬の選択，あるいは患者層別化につなげる，という考え方が一般的であった．実際，このような形でのがんゲノム医療は，現在では保険償還され中核拠点病院が全国に配置されることで多くの患者の利益となっている．ただし，がんゲノム医療が実診療に用いられて5年が経過し徐々に明らかになりつつあるのは，多くの場合，依然としてゲノムDNA配列の解析だけでは内科的な根治は困難である，という事実である．

この最大の障害となっているのが，がん組織が有する組織内細胞多様性である．がんはさまざまな種類の細胞から構成されるいわば細胞の"エコシステム"である．がん細胞は，正常上皮細胞，線維芽細胞などの間質細胞と相互作用し，またときとして一連の免疫細胞の攻撃を受けつつも生存・増殖している．その過程で，がん細胞自体だけでなくそれを取り巻く周辺の細胞もその遺伝子発現をダイナミックに変化させる．これががん組織内で複雑な局所環境を生み，局所によってさまざまな生物学的特性が異なるといった現象の分子基盤となっている．この多様な細胞間相互作用が総体として作り上げる局所の環境をがん微小環境 tumor microenvironment（TME）と呼ぶ．がん細胞の構築する微小環境は患者間でもさらに多様である．重要であるのは多くの場合，この多様性は正常細胞を含めた各細胞での遺伝子発現の変化により実現されており，必ずしもゲノムDNA配列の変異として検出できない，という点である．

実際，近年の研究から，がん微小環境が特に免疫チェックポイント阻害薬 immune checkpoint inhibitor（ICI）の著効性に大きく関連することが報告されている．がん細胞自体が免疫細胞の接近を拒むような微小環境を構築している場合（cold tumorとも呼ぶ），あるいは微小環境において相互作用すべき免疫細胞が「疲弊」してがん細胞を攻撃する活性を失っている場合などにはICIは効果を発揮しない．さらに他の種類の分子標的薬についても，ときとしてがんの構築する微小環境ががん細胞の生存にとって有利な環境をもたらす例が多く報告されている．さらに精密ながん治療薬の選択にはこの微小環境の理解と制圧は避けて通れない課題である．

がん微小環境の解析には従来の細胞集団を対象とした解析は無力である．全体をまとめて解析しても（これをバルク解析と呼ぶ），得られる遺伝子発現量は細胞集団の平均値でしかない．

いかに全遺伝子についての発現量を解析して
も，そこには個々の細胞ごとに異なるバリエー
ションは反映されない．この課題を解決すべく
個々の細胞をばらばらにしてから単一細胞ごと
に分取，それぞれ別個のシークエンス解析を
行って遺伝子発現を測定するという，いわゆる
シングルセル解析が開始された[1]．シングルセ
ル解析が始まって10年が経とうとしているが，
特に固形がんにおいては，シングルセル解析で
もそのがん微小環境を解明するには不十分であ
ることが明らかになりつつある．すなわち，シ
ングルセル解析では細胞をばらばらにする過程
でその細胞が位置していたがん組織内での位置
情報が失われる．これではいかに個々の細胞を
詳細に解析できたとしても，その細胞が位置す
る微小環境を推定することはできない．またシ
ングルセル解析では一度に解析できる細胞数が
1万程度に限られること，また検体の前処理過
程が複雑であること，さらにその情報解析が直
感的でないことなど，他の要因も複雑に絡み
合った結果，シングルセル解析が広く病理学者
の間に広がったとは言い難い．

　この状況を大きく変えたのが数年前に開始さ
れた，いわゆる空間解析である．幾次かの技術
的進展を得て，現在の空間解析ではがん種にお
いて解析が可能である．診断用に作成された病
理切片を容易な形で解析に用いることができる
ようになったこともその急速な広がりの要因で
ある．解析可能な検体は，新鮮凍結検体だけで
なくホルマリン固定パラフィン包埋 formalin
fixed paraffin embedded (FFPE) ブロック，
さらにはそれを長期室温保存したようなアーカ
イブ試料も含む．またその後のデータ解析も組
織像をみながらの直感的なものとなっている．

2 空間トランスクリプトーム解析の実際

　一連の解析の原理を図1, 2に示す．現在，

空間解析に用いられている手法は大きく二つに
大別される．

　一つ目は，試料からmRNA（FFPE検体の場
合にはRNAにハイブリダイズさせた合成プ
ローブ）を単離して，そのシークエンスを行い，
mRNA配列の（FFPEの場合にはプローブ配列
の）数を数えるものである（図1）．10x Genom-
ics社から発売されているVisium，またその高
解像度版であるVisium HDが代表的なプラッ
トフォームである．Visiumにおいては（Vis-
ium HDにおいても）一般的なスライドガラス
上に貼りつけた病理検体を提出することが可能
である．検査ラボではこのスライドを空間解析
用専用スライドに圧着させることで写し取り，
以下の解析へと用いる．Visiumスライドの解
析領域は，11×11 mm（あるいは6.5×6.5
mm）の大きさからなる．この解析エリアには
あらかじめオリゴoligoが敷き詰められてい
る．そのオリゴの配列はXY座標によって，具
体的にはVisiumでは55 μm，Visium HDで
は2 μm（8 μmごとに解析）の区画ごとに異な
る．新鮮凍結切片の場合，このスライドガラス
上に貼りつけられた切片から遊離された
mRNAは，その真下に位置するオリゴに吸着
される．そこでの逆転写反応を通じて，各
mRNA（cDNA）配列の末端に位置情報をもっ
たバーコード配列が付加される．これをまとめ
て次世代シークエンサーで配列決定する．末端
のバーコード配列を指標にmRNA（cDNA）配
列をXY座標（区画）ごとに仕分けして，その
位置の遺伝子発現として再構成する．

　当初，新鮮検体で開始されたVisiumは，現
在ではFFPE検体を用いた解析に適用されるこ
とのほうが多くなっている．基本的には同様の
原理で動作するものである．ただしFFPE検体
では，特にアーカイブ検体では内在的mRNA
は分解が進んでいることが想定される．そこで
FFPEに対するVisiumにおいては，mRNAに
相補的な配列をもった合成オリゴプローブをあ

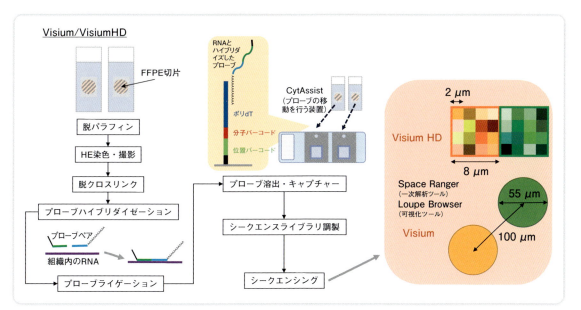

図1　プローブに位置バーコードを付加してシークエンスする手法（Visium）
mRNAもしくは組織内でハイブリダイズしたプローブを溶出して位置バーコードを付加してシークエンスする．Visium CytAssistの実験の流れを図示している．

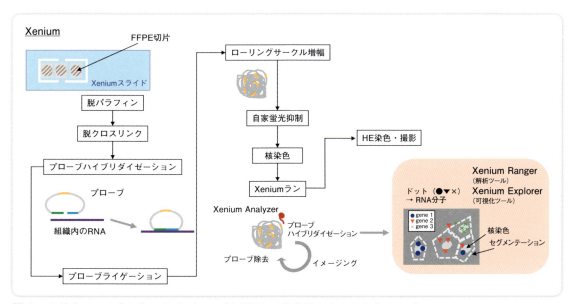

図2　組織内でハイブリダイズしたプローブを増幅して蛍光検出する手法（Xenium）
Xeniumの実験の流れを図示している．

らかじめ吸収させ，それぞれのmRNAにハイブリダイズしたこの合成オリゴを代替として以降の反応が行われる．その後の反応は新鮮凍結の場合と同様である．新鮮凍結，FFPEのいずれの系においても全遺伝子について遺伝子発現の解析を行うことができる．

二つ目はシークエンスを行うことなく組織内でハイブリダイズしたオリゴ配列を直接，オリゴに付加した蛍光プローブにより検出するものである（図2）．検出には個別の蛍光検出器を用いる．これは多重化された蛍光 *in situ* ハイブリダイゼーションfluorescence *in situ* hybridization（FISH）法にも類似する．次世代シークエンサーによる配列解読は一切，用いない．代表的なプラットフォームは10x Genomics社のXenium，NanoString社のCosMxなどである．Xenium/CosMxにおいてはRNAを組織から遊離させることで生じるXY座標の不確定性を回避することができる．その結果，高解像度での解析が可能である．個々のmRNA分子はドット上に検出され，その分子数を数えることで遺伝子発現情報を得る．これはVisium HDでの8μmの解像度が1細胞程度の大きさにあたるのに対して，さらに詳細な細胞内局在も含めたmRNAの解析も可能にする．Xenium/CosMxで検出可能な遺伝子数は，当初，1,000遺伝子未満であったが，これも5,000〜6,000遺伝子に急速に拡大されている．近い将来，すべての遺伝子が検出可能になると思われる．Xenium/CosMxのスライドは専用のものを用いる．解析可能領域は1×2 cmの大きさであるが，その視野中に存在するすべての細胞（通常のがん種では数百万細胞程度）について遺伝子発現解析が可能である．

　さらに，このFISHプローブを用いた検出手法はタンパク多重免疫染色へも応用された．ここではそれぞれの抗体に対して異なる配列をもった合成オリゴが結合される．抗体がそれぞれの標的タンパク質と結合した状態で，この合成オリゴをFISH検出することでタンパク質の検出の多重化が実現されている．代表的なプラットフォームにはAkoya Biosciences社のPhenoCycler-Fusionがある．ここでは，現在，100種類程度のタンパク質についての多重検出が可能である．空間解像度も通常の免疫染色と同等である1細胞あるいはそれ以下が実現されている．またこの免疫染色を上記のmRNA発現解析と同時に行うことも可能となっている．

3　空間トランスクリプトーム解析技術の応用

　前述したような，いわゆる空間トランスクリプトーム解析を用いてがん組織内多様性および微小環境の解明が急速に進展している[2]．それぞれのがん種，それぞれの症例での空間多様性のカタログが急速に充実してきている．また，特に上記のVisium HDおよびXenium/CosMxを用いた高解像度での空間解析においては，本邦発の研究成果も諸外国に比肩するものとなっている．東京大学の石川らは，CosMxを用いた空間遺伝子発現解析を行うことで，胃を構成する細胞の空間トランスクリプトームプロファイルを明らかにした．新たな上皮細胞の幹細胞マーカーとして*LEFTY1*を同定し，腸上皮化生に先行して増加することを明らかにしている[3]．これはCosMxを用いた世界的にも最初期の論文となった．またXeniumを用いた最初期の論文も本邦から報告されている．東京大学の鈴木らが，肺腺がんにおいて初期浸潤が生じる際の一連の分子イベントについて示したものである（図3）[4]．また，九州大学の三森らは散発性大腸がんに対するICIの治療効果が乏しい原因を探索した．ここではその免疫寛容にMidkine（MDK）という分子を介したシグナル経路が関与していることが明らかとなっている[5]．さらにこれらの空間情報は実際の治療経過とも相関される．国立がん研究センターの影山らは，食道がんのchemo-radio therapy（CRT）の過程でのがん細胞と免疫細胞との相互作用変化を解析した．放射線治療中，免疫抑制に寄与する遺伝子を強く発現するマクロファージが増加，新たな創薬ターゲットになる可能性が示唆された[6]．実際，直近の本邦発の研究成果の充実を背景に国内総説誌においても関連技術・研究の詳細が紹介されている[7]．

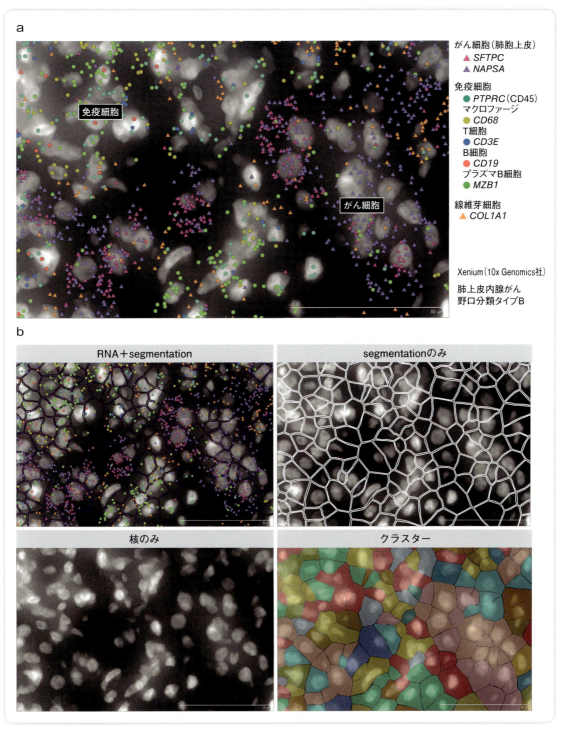

図3 Xeniumの可視化例
a：初期肺腺がんにおけるXeniumデータ（文献4）を可視化した．b：aと同じ視野に対して，さまざまな可視化の例を示している．

Ⅲ　空間トランスクリプトーム解析

4 空間解析時代のがん病理へ

　現在の空間解析技術は病理組織について，mRNA，タンパク質のいずれの階層において，多くの分子について1細胞以下での解像度での解析が可能となっている．ここ数年の間に劇的に進展した空間トランスクリプトーム解析であるが，今後の課題もすでに提示され，取り組みが開始されている．第一に現在の空間解析はトランスクリプトーム解析を中心としたものであり，エピゲノム，ゲノムDNA配列自体の変異といった観点からの空間解析は依然として困難である．次に現在の空間トランスクリプトーム解析は，本質的に二次元の病理切片の解析であるために，三次元的な広がりをもって同様の情報は取得できない．これらの情報を取得できる新しい解析技術の開発が求められている．

　病理解析・診断に立ち戻れば，現在の手法であってもすでに空間トランスクリプトーム解析技術は従来のHE染色あるいは少数の遺伝子の免疫染色に基づいた病理解析を大きく変えようとしている．病理的に観察されてきたがんにおける細胞形状あるいは細胞配置の異常，あるいは組織分類型，局所的な病理像といった多くの観察が，その内部で生じている分子変化へと直接関連づけられようとしている．詳細は第6章

を参照されたいが，いわゆるデジタルパソロジー digital pathology とその人工知能 artificial intelligence（AI）活用もその進展が著しい．これらの知見を患者還元に活かすためにはさらなる情報共有の円滑化への枠組みの構築も必要となろう．遺伝子解析による分子データも取り込んで，がんゲノム病理学がますますその重要性を増す時代になりつつある．

（鈴木絢子，鈴木　穣）

文献

1) 大倉永也，ほか（編）：実験デザインからわかるシングルセル研究実践テキスト，実験医学別冊，羊土社，2024
2) Seferbekova Z, et al：Spatial biology of cancer evolution. Nat Rev Genet 24：295-313, 2023
3) Tsubosaka A, et al：Stomach encyclopedia：Combined single-cell and spatial transcriptomics reveal cell diversity and homeostatic regulation of human stomach. Cell Rep 42：113236, 2023
4) Haga Y, et al：Whole-genome sequencing reveals the molecular implications of the stepwise progression of lung adenocarcinoma. Nat Commun 14：8375, 2023
5) Hashimoto M, et al：Spatial and single-cell colocalisation analysis reveals MDK-mediated immunosuppressive environment with regulatory T cells in colorectal carcinogenesis. EBioMedicine 103：105102, 2024
6) Oyoshi H, et al：Comprehensive single-cell analysis demonstrates radiotherapy-induced infiltration of macrophages expressing immunosuppressive genes into tumor in esophageal squamous cell carcinoma. Sci Adv 9：eadh9069, 2023
7) 鈴木　穣（編）：空間オミクス解析スタートアップ実践ガイド，実験医学別冊　最強のステップUPシリーズ，羊土社，2022

第3章 ゲノム医学における解析手法

Ⅳ エピゲノム解析

1 エピジェネティクス

ヒトの身体は，一つの受精卵から多種多様に分化した約200種類の細胞から構成されている．個体の発生過程においてDNAの塩基配列が変化することはなく，環境因子と遺伝因子の相互作用によって各細胞での遺伝子発現状態が変化し，細胞の運命が決定される．個体の発生に代表されるDNAの塩基配列によらない遺伝子発現の制御機構のことをエピジェネティクス（エピゲノム制御）と呼ぶ．

DNAメチル化は主なエピジェネティック修飾の一つであり，遺伝子発現，発がん，X染色体の不活化などさまざまな生物現象に関与する．DNAメチル化はほとんどがCpG配列のシトシン残基5位の炭素に限定され，DNAメチル基転位酵素DNA methyltransferase（DNMT）であるDNMT3AやDNMT3Bは新規メチル化の獲得に，DNMT1はDNA複製の際のメチル化の維持に機能する．遺伝子のプロモーター領域にはしばしばCpG配列が豊富な領域（CpGアイランド）が存在し，この領域が高度にメチル化されるとメチル化DNA結合タンパク複合体が結合し，転写抑制因子のリクルートやヒストン（後述）のメチル化を介してクロマチンが凝集する．その結果プロモーター下流にコードされる遺伝子の転写活性が抑制される．DNAの脱メチル化に関しては，メチル化維持機構の欠如による受動的な脱メチル化とともに，10-11転座酵素 ten-eleven translocation（TET）による能動的な脱メチル化機構の関与

が考えられている．

DNAメチル化と並ぶエピジェネティック修飾にヒストン修飾がある．真核生物の細胞内で，DNAは4種類のヒストンタンパク（H2A，H2B，H3，H4）からなる八量体コアヒストンに巻きつき複合体（ヌクレオソーム）を形成している．コアヒストンに含まれないヒストンタンパクのN末端領域はヒストンテールと呼ばれ，アセチル化，メチル化，リン酸化，ユビキチン化などの化学修飾を受ける．これらのヒストン修飾は，クロマチン構造を弛緩（ユークロマチン化）させたり凝集（ヘテロクロマチン化）させたりすることで遺伝子発現の制御に関与する（図1）．事実，ヒストン修飾状態は近傍の遺伝子群の転写状態をよく反映していることが知られ，ヒストンコードとも呼ばれる．ヒストンのアセチル化はヒストンアセチル化酵素 histone acetyltransferase（HAT）およびヒストン脱アセチル化酵素 histone deacetylase（HDAC）によって制御されており，一般にはヒストンがアセチル化されるとDNAの巻きついた部分が弛緩し，転写の活性化が起こると考えられている．ヒストンのメチル化は，メチル化を受けるアミノ酸残基やメチル基の数に応じて多様な転写状態を反映する．例えばヒストンH3のN末端から4番目のリジン（H3K4）において，モノメチル化はエンハンサー領域に，トリメチル化はプロモーター領域にそれぞれ存在し，転写の活性化と相関を示す．逆にH3K27やH3K9のトリメチル化はいずれも転写抑制状態を示す．

DNAメチル化とヒストン修飾がエピジェネ

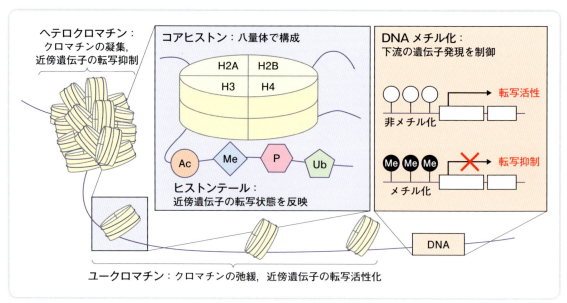

図1 ヒストン修飾
DNAは4種類のコアヒストン（H2A, H2B, H3, H4）からなる八量体ヒストンに巻きついてヌクレオソームを形成する．コアヒストンに含まれないヒストンタンパクのN末端領域をヒストンテールと呼ぶ．ヒストンテールはさまざまな化学修飾を受けることで，クロマチンを弛緩（ユークロマチン化）・凝集（ヘテロクロマチン化）させ，遺伝子発現を制御している．またプロモーター領域のDNAメチル化は下流の遺伝子発現を制御する．

ティック制御の基盤であるが，その他にもさまざまな因子が遺伝子の転写に関与する．代表的な因子の一つにクロマチンリモデリング複合体があり，ヌクレオソームの配置換えを行うことなどによりクロマチン構造を変化させ転写を調節する．

2 エピゲノム制御異常と疾患

エピジェネティック修飾解析手法の進歩とともに，エピゲノム制御異常がヒトの疾患や病態に深く関与することがわかってきた．がんや老化はその代表である．一般にがんは遺伝子変異の蓄積によって生じるが，ほとんどのがん腫においてDNAメチル化状態の異常やヒストン修飾状態の変化などのエピゲノム制御異常も観察され，その原因についても知見が蓄積されつつある．例えば*Helicobacter pylori*感染による慢性炎症が生じた胃粘膜では，上皮細胞にDNAメチル化異常が誘発されており[1]，同様の異常は胃がん細胞においてもしばしば観察される[2]．また胃粘膜上皮細胞において，特定の遺伝子領域のDNAメチル化レベルは胃がんの発症率と相関している[3]．すなわち慢性炎症が異常なDNAメチル化の蓄積を介して「発がんの素地」を形成することが示唆されている．また一部の小児がんなど，遺伝子変異の頻度が低く特定の遺伝子変異が認められないがん腫も多く存在する．筆者らはエピゲノム制御状態の変化を積極的に誘導できるマウスモデルによって，DNA塩基配列の異常ではなくエピゲノム制御の変化に依存した発がん過程が存在する可能性を検証した．具体的には，人工多能性幹細胞（iPS細胞）を誘導する初期化因子（*Oct4, Sox2, Klf4, Myc*）を薬剤依存性に発現誘導することで，生体内で体細胞を初期化する（奇形腫を形成させる）ことができるマウスを用いた．このマウスに初期化因子の発現期間を短縮し不完全な細胞初期化を誘導すると，複数の臓

器にがんの発生が確認されたことから，不完全な細胞初期化によるエピゲノム制御の破綻は発がんを誘発することが示唆された．この腎がんはヒト腎芽腫に組織形態や遺伝子発現が類似しており，小児がんなど遺伝子変異が蓄積する可能性が低いがんの発がんには，エピゲノム制御の破綻が関与しているかもしれない[4]．

エピジェネティック修飾異常は加齢（老化）した細胞においても観察される．例えば細胞の老化はヒストン総量の減少と強く相関する．細胞分裂を繰り返すことで老化した酵母ではヌクレオソームが50％ほど減少しており，通常は抑制されている遺伝子の発現が活性化され「転写のノイズ transcriptional noise」が増加することがわかっている[5]．老化細胞にはヒストンの減少に伴ったヘテロクロマチンの消失により，H3K4 トリメチル化の増加や H3K27 トリメチル化の減少などヒストン修飾の変化も観察される[6]．このような加齢に伴うさまざまなエピゲノム制御異常の蓄積が老化形質をひき起こすと考えられ，実際，細胞初期化技術を応用して個体のエピゲノム状態をリセットすることで老化形質を改善させた報告もみられる[7]．加齢に伴うエピゲノム変化のメカニズムを詳細に研究することで，老化関連疾患の発症を遅らせ，健康寿命を延ばすための治療戦略が導き出される可能性がある．

3 エピゲノムの解析手法

生体内のエピジェネティック修飾状態を正確にとらえることは，遺伝子発現の制御やエピゲノム制御異常が関与する病態を理解するうえで重要である．エピジェネティック修飾状態を知るための代表的な解析手法をいくつか紹介する．

A DNA メチル化解析

DNA メチル化解析で最も使用される手法は

バイサルファイト（亜硫酸水素塩）処理である．バイサルファイト処理は脱アミノ化を介しシトシンをウラシルに変換する．一方メチル化されたシトシンはバイサルファイト処理による変換を受けないため，シトシンのまま残存する．バイサルファイト処理した DNA を鋳型として目的の遺伝子領域をポリメラーゼ連鎖反応 polymerase chain reaction（PCR）により増幅することで，元の塩基配列とは異なる DNA が増幅される．したがってこの差異から領域特異的な DNA のメチル化状態を読み取ることができる（図2）．バイサルファイト処理を網羅的なメチル化解析に展開した手法の一つに，全ゲノムバイサルファイトシークエンス法 whole genome bisulfite sequencing（WGBS）がある．最初に DNA を断片化しアダプター配列を付加する．この DNA 断片をバイサルファイト処理し，PCR による増幅後に次世代シークエンサー next generation sequencer（NGS）により配列を決定することで DNA メチル化領域を網羅的に評価する．この手法はゲノム全体のメチル化状態を高精度で測定できる一方，バイサルファイト処理後の DNA の収量が低くコストも高い．そのため制限酵素処理を用いて DNA を断片化し，解析する DNA 領域を選択することでコストを下げる reduced representation bisulfite sequencing（RRBS）法や，アダプターをバイサルファイト処理後に付加することで高効率な鋳型精製を可能とした post-bisulfite adaptor-tagging（PBAT）法も開発されている．

B ヒストン修飾解析

クロマチン全体のヒストン修飾の変化を解析するためにはウェスタンブロット法が，細胞レベルのヒストン修飾状態やその局在を解析するためには免疫染色法が，特定の遺伝子領域のヒストン修飾状態の解析にはクロマチン免疫沈降 chromatin immunoprecipitation（ChIP）法

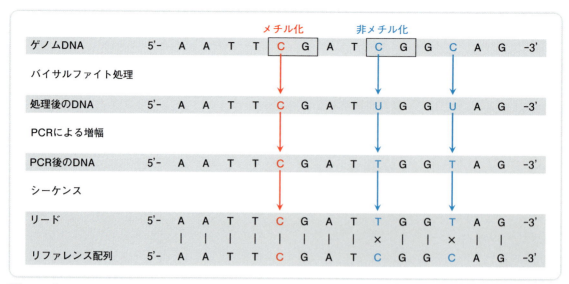

図2　バイサルファイト法
DNAメチル化はほとんどがCpG配列（枠内）のシトシン（C）に限定され，基本的に他のシトシンはメチル化の制御を受けない．バイサルファイト処理により非メチル化シトシン（青C）はウラシルへ変換され，チミン（T）として読み出されるが，メチル化シトシン（赤C）はメチル化が障壁となるためにウラシルに変換されない．したがってバイサルファイト処理後に読み出された塩基配列をリファレンス配列と比較することで，DNAメチル化状態を評価することができる．

が用いられる．ChIP法では，超音波破砕機や酵素などを用いて断片化したクロマチンに対して，ヒストンや転写因子などのタンパク質に選択的に結合する抗体を用いることでタンパク質が結合するゲノム領域を同定する．回収したサンプルを定量PCRにより評価することで局所的なタンパク質の結合状態を解析することができるし（ChIP-qPCR），回収したDNAを増幅した後にNGSを用いて配列を決定することで，全ゲノム上のタンパク質の結合領域を同定することもできる（ChIP-seq）．ヒストンテールにおけるさまざまな化学修飾に対して特異的な抗体を用いてChIP-qPCRやChIP-seqを行い，局所的または網羅的にヒストン修飾状態を解析することも可能である．微量サンプルには，免疫沈降を行わないCUT & RUN（cleavage under targets and release using nuclease）-seqなどの手法も普及しつつある．

C クロマチン解析

活性化している遺伝子のプロモーターやエンハンサー領域は特定のDNA結合タンパクによって認識される必要があるため，その領域はヌクレオソームを形成しないオープンな状態にある．assay for transposase-accessible chromatin-sequence（ATAC-seq）はゲノムDNAのオープンクロマチン領域を網羅的に検出することで，転写が活性化されている領域を検出する手法である．はじめに核を抽出しTn5トランスポゼースによりオープンクロマチン領域を切断する．DNAの断片とともにタグ配列が付加され，タグ配列をアダプターとして切断されたDNA断片をNGSで解析することで，オープンクロマチン領域が同定され転写の制御機構を知ることができる．クロマチンの空間的な相互作用は遺伝子発現制御や複製などに関与するため，ゲノム高次構造を解析することで細胞種特異的な制御を理解することができる．3C chromosome conformation captureは，核内で近接するDNA領域を同定することで大まかな高次ゲノム構造をとらえる手法である．具体的にはDNA・タンパク複合体をホルマリ

ンで固定し，制限酵素によりDNAを断片化する．次にタンパク質と相互作用するDNA断片同士をライゲーション反応により結合させる．DNAとタンパク質を脱架橋させ環状DNAを精製した後，塩基配列を読み取ることで近接するDNAを同定する．DNA断片にアダプターを付加しPCRによる増幅後にNGSにより配列を決定することで，網羅的にDNAの相互作用を検出するHi-C法も開発されている．

4 エピゲノム研究の臨床応用

DNAのメチル化状態は，がんの診断・治療のバイオマーカーにもなりうる．脳腫瘍がその好例であり，Infiniumメチル化アレイを用いて得られたDNAメチル化状態に基づく分類が，既存の脳腫瘍分類にほぼ合致することが報告された[8]．O^6-methylguanine DNA-methyltransferase（*MGMT*）遺伝子のプロモーター領域のメチル化は膠芽腫の45〜75％で観察され，この所見が認められる膠芽腫は予後がよい[9]．加えてアルキル化薬であるテモゾロミドは，*MGMT*遺伝子のプロモーター領域がメチル化され，その発現が低い膠芽腫に感受性が高い[10]．その他，ゲノム内に散在する転位因子であるlong interspersed nuclear elements（LINE-1）はがん発生過程において低メチル化状態にあることが知られているが，膀胱がんでは，がん原遺伝子である*MET*のプロモーター領域に位置するLINE-1のメチル化状態が*MET*の発現を制御する．興味深いことに

LINE-1の低メチル化状態は病変部位に近い正常組織においても観察されるため，DNAメチル化状態はがんの発症前診断にも利用できる可能性がある[11]．加えてエピゲノム制御異常は可逆的であることから，エピゲノム制御機構は治療標的としても大いに期待される．

（山田洋介，平野利忠，山田泰広）

文献

1) Niwa T, et al：Inflammatory processes triggered by Helicobacter pylori infection cause aberrant DNA methylation in gastric epithelial cells. Cancer Res 70：1430-1440, 2010
2) Nakajima T, et al：Higher methylation levels in gastric mucosae significantly correlate with higher risk of gastric cancers. Cancer Epidemiol Biomarkers Prev 15：2317-2321, 2006
3) Asada K, et al：Demonstration of the usefulness of epigenetic cancer risk prediction by a multicentre prospective cohort study. Gut 64：388-396, 2015
4) Ohnishi K, et al：Premature termination of reprogramming in vivo leads to cancer development through altered epigenetic regulation. Cell 156：663-677, 2014
5) Hu Z, et al：Nucleosome loss leads to global transcriptional up-regulation and genomic instability during yeast aging. Genes Dev 28：396-408, 2014
6) Shah PP, et al：Lamin B1 depletion in senescent cells triggers large-scale changes in gene expression and the chromatin landscape. Genes Dev 27：1787-1799, 2013
7) Ocampo A, et al：In vivo amelioration of age-associated hallmarks by partial reprogramming. Cell 167：1719-1733, 2016
8) Capper D, et al：DNA methylation-based classification of central nervous system tumours. Nature 555：469-474, 2018
9) Esteller M, et al：Inactivation of the DNA-repair gene MGMT and the clinical response of gliomas to alkylating agents. N Engl J Med 343：1350-1354, 2000
10) Hegi ME, et al：MGMT gene silencing and benefit from temozolomide in glioblastoma. N Engl J Med 352：997-1003, 2005
11) Wolff EM, et al：Hypomethylation of a LINE-1 promoter activates an alternate transcript of the MET oncogene in bladders with cancer. PLoS Genet 6：e1000917, 2010

第3章 ゲノム医学における解析手法

V FISH

はじめに

本項では，融合遺伝子とゲノム構造異常（染色体異常）の関連，融合遺伝子の種類について簡単に述べた後，ゲノム構造異常を可視化する蛍光 in situ ハイブリダイゼーション fluorescence in situ hybridization（FISH）法，特に組織切片上のFISH法の解釈について概説する．

1 融合遺伝子

A 相互転座，逆位，欠失，重複などのゲノム構造異常

ゲノムDNA上の離れた2点が切断され，元の断端とは異なるもの同士が誤った修復により結合されることがある．二つの切断点が異なる遺伝子内にあった場合，融合遺伝子が形成される．融合に関わる二つの遺伝子が異なる染色体上にある場合は相互転座により，同一染色体上にある場合には逆位，欠失，重複などにより，融合遺伝子が形成される．いずれの場合も二つの遺伝子の向きや位置関係が，産物の発現や構造にとって重要となる．図1に融合遺伝子形成の例を模式化する．

二つの切断点の一方，あるいは両方が遺伝子内にない場合，融合遺伝子は形成されない．しかしながら，切断点近傍にあったあるエンハンサーが他方の切断点近傍にあった遺伝子に近接することで，その遺伝子の高発現を惹起してい

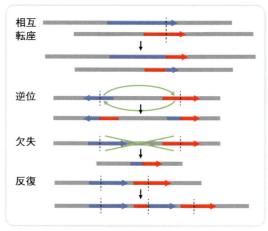

図1　ゲノム構造異常と融合遺伝子
それぞれの遺伝子を赤と青の矢印で示している．矢頭側が3'側で，他端が5'側である．

るようなゲノム構造異常はがんでよくみられる．例えば，14q32にある免疫グロブリン重鎖 immunoglobulin heavy chain（IGH）遺伝子は種々のB細胞リンパ腫において他の染色体領域と相互転座をきたしているが，遺伝子同士は融合していることも離れていることもある．IGH遺伝子のイントロン領域や下流に存在するエンハンサーが，転座相手領域にある*MYC*，*BCL2*，*BCL6*，*CCND1* などに近接することで脱制御が起こり，これらがコードする野生型タンパクが異常発現する．

FISH法が検出するのはゲノム構造異常であり，融合遺伝子の形成の有無には関わらない．以下，融合遺伝子が形成される場合のゲノム構造異常検出の記載が主となるが，適宜読み替えてほしい．

B 融合遺伝子の「分類」

正式な分類があるわけではなく私見である

が，融合遺伝子は，その最終産物が融合タンパクであるもの（以下，本項では融合タンパク形成型とする）と，融合タンパクになっていないもの（本項では融合タンパク非形成型とする）に分けられよう．

構造面，機能面ともにオーソドックスな意味で融合遺伝子といえるのは融合タンパク形成型である．融合遺伝子を構成する両遺伝子が互いのコーディング領域（翻訳領域）内で融合し，融合 mRNA さらに融合タンパクを産生する．N 末端側タンパクと C 末端側タンパクの双方が，相手のタンパク質にとって新たな機能を与え融合タンパク全体としての造腫瘍能を発揮する．*RET*，*ALK* などの受容体型チロシンキナーゼの融合遺伝子は，たいていこの型であり N 末端側タンパクの多くは重合能を有する．すなわち受容体型チロシンキナーゼに重合能を与えキナーゼドメインの恒常的活性化を惹起し，融合タンパク全体として造腫瘍能を発揮している．

融合タンパク非形成型では，最終産物が融合タンパクではなく一方の遺伝子の野生型タンパクであるものを指す．遺伝子 *X* の発現制御部位（プロモーターなど）が遺伝子 *Y* のそれと置き換わり，遺伝子 *Y* が通常の発現制御から逸脱し異常発現する．遺伝子 *X* は当該臓器で高発現しているものが多く，遺伝子 *Y* は通常，当該臓器では発現していないものが多い．細胞の分化増殖に影響するタンパク *Y* が脱制御により異常発現することで腫瘍化を惹起している．形の上では融合遺伝子を形成しているが，野生型タンパクの異常発現をもたらすという点では，融合遺伝子を形成しない脱制御（エンハンサーハイジャックなど）に近い．

とりあえず，構造面から融合タンパク形成型と融合タンパク非形成型に分けてはみたが，機能面からは明確に区別できるわけではない．融合タンパク形成型であっても，遺伝子 *Y* 側からみればプロモーターが遺伝子 *X* のそれに置き換わっているのであるから脱制御を受けている．

また腺様嚢胞がんにみられる *MYB::NFIB* などは，融合タンパクを形成していても *NFIB* 部分は特に機能を有せず，それに伴うエンハンサーが，DNA 結合ドメインとトランス活性化ドメインを保持した *MYB* 部分の高発現を惹起することで腫瘍化に寄与している．すなわち，腫瘍化には *NFIB* のスーパーエンハンサーによる *MYB* の脱制御が本質的であり，実際，融合を形成せず *NFIB* が *MYB* の近傍に存在しているだけの症例もある．

C 診断における融合遺伝子，染色体再構成の今日的意義

近年，融合遺伝子や染色体再構成の同定は，病型確定や予後予測においてますます重要になってきており，その存在が定義となっている病型も増えている．したがって，同定法の感度と特異度を決める要素についてのさまざまな知識が必要である．この項では標的側に関する知識を述べる．

融合タンパク形成型（機能獲得型）融合遺伝子では，融合遺伝子（DNA），融合 mRNA，融合タンパクの存在がよく対応している．なぜなら，融合タンパクの産生ががん化に必須であり，したがってセントラルドグマにより，対応する融合遺伝子，融合 mRNA の存在が必須だからである．すなわち，融合 DNA，融合 mRNA，融合タンパクのいずれを標的とした診断法も技術面で可能であれば，病型診断という観点からみると同等に有効である．

一方，融合タンパク非形成型（脱制御型）融合遺伝子とは，他の部位にあったプロモーター，miRNA 認識配列，エンハンサーなどの制御部位が標的遺伝子に融合ないし近接し，標的遺伝子を脱制御し高発現させる型である．この型は，診断という観点からすると標的が絞りにくい．まず，標的遺伝子の最終産物であるタンパク質は，野生型，一部が欠失したもの，または融合タンパクとさまざまである．

また，融合タンパク非形成型融合遺伝子を原因とする腫瘍では，前述のとおり二つの遺伝子が融合していない場合もある．例えば腺様嚢胞がんの場合，t(6;9)(q22-23;p23-24)がある症例でも，*MYB::NFIB* 融合遺伝子が存在しない例があるので，融合 mRNA を標的とした逆転写ポリメラーゼ連鎖反応 reverse transcription polymerase chain reaction（RT-PCR）や RNA シークエンシングのような方法は，標的そのものに対する感度は十分でも，病型診断という観点からの感度は十分でないということになる．

さらに，エンハンサーによる脱制御は，標的遺伝子との距離が Mb（100 万塩基）単位で離れていても起こりうるので，切断点は遺伝子内外にわたり，症例によって Mb 単位で異なる．FISH によるゲノム構造異常の検出は，切断点とプローブの位置関係が重要であるので，切断点がそれぞれの遺伝子内に収まっている融合タンパク形成型融合遺伝子検出用の FISH プローブの設定は，比較的楽である．一方，融合タンパク形成型融合遺伝子検出の感覚で設計されたプローブを用いて融合タンパク非形成型融合遺伝子が知られている腫瘍を診断しようとすると，融合遺伝子が存在する例は検出できるが，切断点が遺伝子から遠く離れている例はプローブ設定の範囲外となり，FISH 陰性となってしまう．このことは，前述の *MYC*，*BCL2*，*BCL6*，*CCND1* などの融合タンパク非形成型（脱制御型）の転座においても同様に注意すべき点である．例えば，*MYC* 領域の切断点は，遺伝子の前後 3 Mb 程度の範囲に生じうる．染色体分染法で，IGH 領域と *MYC* 領域の相互転座を示唆する t(8;14)(q24;q32) が検出されているのに，*MYC* の FISH が陰性である場合，その例における *MYC* 領域の切断点が FISH プローブの設定外に存在する可能性が考えられる．

 FISH

A 組織 FISH

FISH 法は，標本中に存在する特定の核酸配列を，その位置情報を保ったまま，蛍光色素でラベルした相補核酸配列（プローブ）をハイブリダイズさせることにより視覚化する手法である．標本としては染色体標本，塗抹標本，組織切片などが利用可能であり，対象とする核酸は RNA でも DNA でもよい．

本項では，ホルマリン固定パラフィン包埋 formalin fixed paraffin embedded（FFPE）切片上のゲノム DNA を標的とした FISH（以下，組織 FISH とする）に話を絞るが，その前に，診療現場において比較的よく行われている造血器細胞を対象とした塗抹標本に対する FISH との違いについて述べておきたい．ともに対象細胞の核の多くは間期核であるので，正常細胞の一つの遺伝子を標的とした FISH を行えば，二つのシグナルがみえるはずである．塗抹標本では核の全体が含まれているので，三次元的に重ならない限り二つのシグナルがみえる．一方，組織切片は 4 μm 厚程度にスライスされているので，核の全体が含まれておらず，正常細胞におけるシグナル数は 2, 1, 0 のいずれかになる．したがって，組織 FISH は，塗抹標本に対する FISH とは異なり，小さなコピー数変化の検出にはあまり向いていない．

ゲノム構造異常は，その異常が小さな空間で起こるもの（同一染色体上の狭い領域の逆位や欠失，テロメア付近同士の相互転座など）である場合には，解像度の問題で分染法などの古典的解析では検出できない．組織 FISH では，相互転座の検出は容易であるが，二つの遺伝子（切断点）が同一染色体上のきわめて近傍にある場合のゲノム異常では（およそ 10 Mb 以下），検出が困難となってくる．

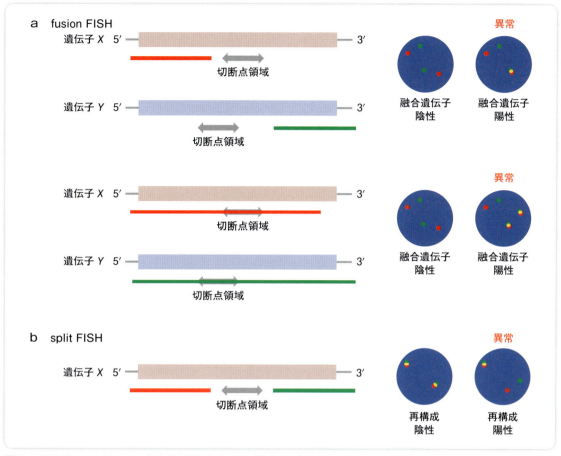

図2 間期核FISH法による染色体再構成(ゲノム構造異常)の検出
a：fusion assay. 遺伝子X(ピンクの帯)と, 遺伝子Y(ライトブルーの帯)をそれぞれ別の色のプローブで染色し, 重なった場合を融合遺伝子陽性と判定する方法. プローブの設定(切断点とプローブの位置関係)に関して, 切断点領域(切断が生じるとされている領域)をまたがない設定では融合シグナルは一つとなり, 切断点領域をまたぐ設定では融合シグナルが二つになる. b：切断点領域に対して上流(5'側)と下流(3'側)を別々の色に染色する. 2色が離れてみえた場合, 遺伝子Xが切断されていると見なす.

B FISHの「サイズ感」, 感度, 特異度

市販されているFISHプローブの長さは約100 kb～約1 Mb, すなわち, おおよそ数十万塩基長のものが多い. 長さといっても, プローブはひとつながりの核酸でなっているわけではなく, 蛍光色素でラベルされた平均数百塩基長の核酸の集合からなっている. この集合がカバーする領域をプローブ長と称している.

プローブ長が短すぎれば, 標的領域に集まる蛍光色素が少なく光量が足りず切片上で点状のシグナルとして観察できない. 検出系に特殊な増感をしない場合, プローブ長が約30 kb以下の設定で観察が難しくなる(自験). プローブを長くすれば, シグナルの有無の判断は容易であるが, シグナルが膨化するので比較的小さな構造異常が観察は困難となる.

2個のシグナルを2個と分別できる標的間距離, すなわち解像度であるが, 自験では10 Mb程度以下になると判別が難しくなってくる. これはシグナルの大きさ(≒プローブ長)にも依存する. どういった位置関係にあるゲノム領域のどのような現象を観察したいかで, 適切なプローブ長が決まってくる.

プローブのハイブリダイゼーション温度は一般に37℃程度である. 温度を上げればハイブリダイズの特異度は上がるが, 効率が下がる.

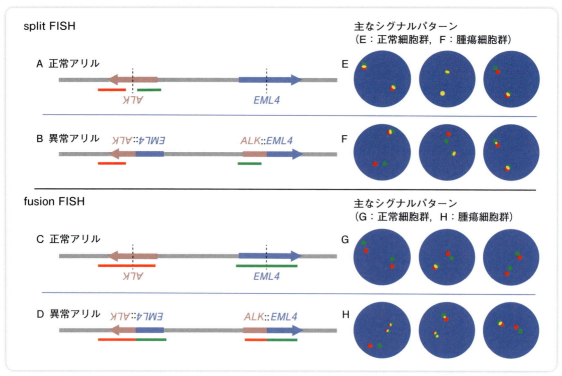

図3　同一染色体上の近い位置にある領域間で生じるゲノム異常の例
概念図，距離や長さの比は不正確．EML4とALKは，2番染色体短腕で近接している（A, C）．この領域の逆位によりEML4::ALKが生じる（B, D）．副産物としてALK::EML4も形成されるが機能していないと考えられている．それぞれの遺伝子の下にある赤と緑のバーは，FISHプローブの設定例を示している．右側に，それぞれのプローブ設定でFISHを行った場合に観察されるシグナルパターンを，例として3細胞ずつ示した（E, F, G, H）．なお，薄切により核のすべてが含まれていないことによるシグナルの欠失はここでは考慮していない．Eはsplit assayにおける正常所見であり，赤と緑がほぼ重なってみえる．仮に切断点領域が広い場合を想定し赤のプローブと緑のプローブを離した設定にすると，シグナルも離れてみえやすくなり偽陽性の率が高まる（ただしALKの場合，切断点はかなり狭い領域に集約している）．Fは逆位により，片側のアリルにEML4::ALKが形成されている場合であり，一方のアリルの赤と緑のシグナルが離れてみえる．ただし，同一染色体上の狭い領域で起こっている変化であるため，シグナルは一定以上には離れず，判定が比較的難しい．対して，相互転座の場合は赤と緑の距離は不定となり判定は容易である．また，本来は離れているシグナルが，切片の厚みにより三次元的に重なってみえることがある（F右）．このような細胞は偽陰性となるが，同一染色体上の狭い領域で起きている変化を観察したい場合に起こりやすくなる．Gはfusion assayであり，シグナルが離れてみえるのが正常である．本来は離れているシグナルが三次元的に重なったり近接してみえたりすることがある（G中央など）．このような細胞は偽陽性となるが，同一染色体上の狭い領域で起きている変化を観察したい場合に起こりやすくなる．HではEML4::ALKとALK::EML4が生成されるので，赤と緑が重なったシグナルが2つ近接してみえる．これらの融合シグナル，および対側のアリルの野生型の赤と緑のシグナルも互いに近傍にあり，重なってみえることがあるので，Gの中央，Hの中央や右のように，正常か異常か区別しづらい細胞もみられる．

似たような工程として，PCRにおけるプライマー（20塩基長程度）を鋳型DNAと結合させるアニーリングがあるが，これは55〜60℃程度で行われる．PCRと比較して組織FISHは，比較的緩い条件で，特異性を犠牲にしてハイブリダイゼーション効率を上げているといえる．プライマー領域にわずかな塩基置換や欠失などがあれば特異性を重視するPCRはかからなくなるが，特異性が低めであることに加え標的の大きさの桁が違う組織FISHの場合，標的配列における数kb以下の変化は結果にまったく影響しない．

ハイブリダイゼーションの特異性が比較的低いので，個々の数百塩基長の「プローブ」は，標的領域以外にもさまざまなゲノム領域にハイブリダイズしているはずである．実際に，核全体にノイズとしてうっすら蛍光が観察される．にも関わらず，シグナル，すなわち蛍光の点として標的領域が観察できるのは，やはり必要最小限の特異性により，標的領域に個々の数百塩

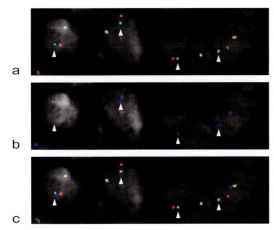

図4 3色FISHによるsplit assayとfusion assayの同時施行
上段：*ALK*のsplit assay．矢頭がついた*ALK* 3'側（緑）は*ALK* 5'側（赤）と数シグナル分離れており，一方の*ALK*遺伝子の再構成が示唆される（市販のプローブと色を逆にラベルしている）．他方の*ALK*は野生型であり，赤と緑が重なったシグナル（黄）として観察される．中段：*EML4*の5'側を青で染めている．下段：3色をマージさせると，中段において矢頭で示した*EML4*は*ALK* 3'側（緑）と融合していることがわかる．他方の野生型*EML4*（青）は野生型*ALK*（黄）の近傍にある．なお，中央二つの細胞では，薄切により，野生型*EML4*のシグナルが欠失している．

基長の「プローブ」が集中してハイブリダイズしているからである．点として観察できるためには最低でも30 kb程度以上のプローブ長が必要なことは前述のとおりである．市販のプローブでプローブ長が100 kb以下のものはほぼ見かけない．このような大きさの感覚は重要であると思うが，あまり成書で見かけることがないので，特に記す次第である．

C FISHによるゲノム構造異常の検出法

病理診断の現場で汎用されている組織FISHは，大きく二つの方法に分けられる．一つはいわゆるfusion assayであり，二つの切断点領域に対するプローブをそれぞれ別の色でラベルし，FISH標本上で色が重なればゲノム構造異常陽性（ないし融合遺伝子形成あり）と見なす方法である（図2a）．もう一つは，標的遺伝子領域の切断点の5'側と3'側を違う色で染めるという，いわゆるsplit（またはbreak-apart）assayである．野生型遺伝子では，5'側の色と3'側の色がほぼ重なって観察されるが，転座により当該領域が切断されている場合，分かれてみえる（図2b）．どちらのFISH法も有効であるが，*ALK*などのようにパートナー遺伝子の種類が多い融合遺伝子検出を目的とする場合，fusion assayではパートナー遺伝子用のプローブをそろえなくてはならず，スクリーニング法としてはsplit assayが現実的かつ感度が高い．

しかしながら，感度が高いはずのsplit assayにも注意すべき点がある．一つは，融合する二つの領域が同一染色体上の近傍にある場合である．例えば，肺がんで最も多い融合遺伝子を形成する*EML4*（2p21）と*ALK*（2p23）は2番染色体短腕上で12 Mbしか離れていない（かなりの距離であるが，間期核FISHの解像度からすると近い）．一方，fusion assayでは，それぞれの領域が近いほど，正常細胞であってもシグナルが三次元的に偶然重なってみえる確率が高まる．また，split assayでも5'側と3'側を示すシグナルが大して離れないので（*EML4*と*ALK*の場合シグナル数個分），本当に離れているかを判断しがたい細胞が比較的多い．これらの事項を図3に示す．もう一つの注意点は前述のとおり，プローブ設定範囲外に切断点がくる場合で，偽陰性となる．FISHの施行においては，プローブの設定（想定される切断点との位置関係）を常に確認することが重要である．split assayとfusion assayの判断が困難である場合，split FISHプローブに加えてパートナー領域に対する3色目の蛍光プローブを混合し，split assayとfusion assayを同時に行うことにより確度を上げることもできる（図4）．

（竹内賢吾）

文献

1) Togashi Y, et al：MYB and MYBL1 in adenoid cystic carcinoma：diversity in the mode of genomic rearrangement and transcripts. Mod Pathol 31：934-946, 2018

第3章 ゲノム医学における解析手法

Ⅵ | リキッドバイオプシー

1 リキッドバイオプシーによる病態診断

　ゲノム解析技術の進歩に伴い，血液や尿などの体液を利用して診断を行うリキッドバイオプシー分野の実装化に向けての研究が進められている．リキッドバイオプシーの標的として，血中遊離核酸（cell-free DNA；cfDNA および cell-free RNA；cfRNA），エクソソームを含む細胞外小胞 extracellular vesicle（EV），循環腫瘍細胞 circulating tumor cell（CTC），その他，代謝産物などが挙げられる（**図1**）．近年，遺伝子断片など多様な分子を正確に捕捉する技術開発が飛躍的に向上しており，その臨床応用により組織生検の抱える患者への侵襲性や検査の繰り返しなどの負担を軽減できる可能性がある．また，組織生検が腫瘍組織の一部から情報を得るのに対し，リキッドバイオプシーは転移巣を含む全身の組織から情報を得られるため，腫瘍の不均一性に基づく潜在的なバイアスを補正できる利点がある．これにより，疾患のリアルタイムな病勢把握や治療効果判定への応用が期待される．

　本項でははじめに，代表的なリキッドバイオプシーの標的分子について概説する（**表1**）．

Ⓐ 血中遊離 DNA（cfDNA）

　cfDNA は血中を循環する DNA の総称であり，がん原発巣や CTC から，アポトーシスやネクローシス，活動性炎症などに伴って漏出した多様な分子の痕跡から，がん細胞の性質を推測することが可能である．cfDNA は血中の DNA 分解酵素により 200 bp 以下に切断されていることが多い．健常人血中の cfDNA 濃度は 1～10 ng/mL 程度とされるが，がん患者では 100 ng/mL 以上の高濃度となる場合がある．がん患者ではがん由来の DNA 断片が血中を循環していることが知られ，これをがん細胞由来 DNA（circulating tumor DNA；ctDNA）と呼ぶ．ctDNA は遺伝子発現や変異，メチル化やマイクロサテライト不安定性 microsatellite instability（MSI）などのがんゲノム情報を有しており，その半減期は約15分～2.5時間と短いため，腫瘍の特性をリアルタイムに評価できる可能性がある．一方，血中にはがん細胞に由来しない cfDNA が多く含まれるため，ctDNA は cfDNA の 1% 以下と微量なことが多い．したがって，低頻度な遺伝子変異を高い感度と特異性をもって検出する技術が求められる．血清を用いた場合には，凝固過程で生じる血球由来の核酸のコンタミネーションが ctDNA 検出のバックグラウンドとなるため，一般に血漿が用いられる．また，血中 ctDNA を利用した検査は，喫煙や妊娠，運動などの影響を受ける．しかし，検体採取が容易で，解析までのターンアラウンドタイム turn around time（TAT）が短くなるなどの利点も多い．後述するように，2019 年の腫瘍組織を用いた包括的がんゲノムプロファイリング comprehensive genome profiling（CGP）検査の保険収載から遅れること 3 年後に，血液検体を用いた CGP 検査もラインナップに加わった．血漿 CGP 検査は組織を用いた検査を補完するポテンシャルがあり，今後のがんゲノム診療においてさらに重要性が

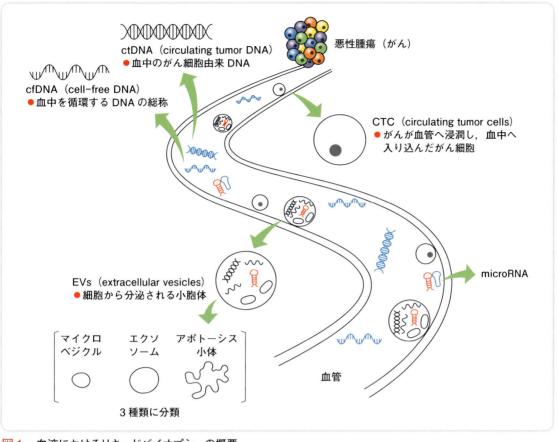

図1 血液におけるリキッドバイオプシーの概要
血液中を循環するがん細胞由来のリキッドバイオプシー標的（cfDNA, ctDNA, EVs, CTC など）を示す．

高まると考えられる．

B 血中循環腫瘍細胞（CTC）

　CTCは，原発巣や転移組織から遊離し，血中を循環する「生きたがん細胞」である．それにより他の液体生検標的と比較して，より多くの情報を得ることが可能である．CTC検出のための表面マーカーとして，一般的に上皮細胞接着分子 epithelial cell adhesion molecule（EpCAM）やサイトケラチン cytokeratin（CK）などが用いられる．しかしCTCの実数は概して少なく，転移を有するがん患者でも血液細胞10億個に数個というレベルのことが多い．小細胞肺がんや前立腺がん，乳がん患者では比較的多数検出されるが，非小細胞肺がん患者での検出数は多くない．細胞集塊で存在するクラスターCTCが全体の2～5%を占め，単独で存在するシングルCTCよりも転移の形成に強く関与することが，乳がんなどで報告されている．CTCを補足する方法や装置は多岐にわたり，検出精度の一貫性が乏しいことも課題とされ，今後は生細胞情報のメリットを生かしたリキッドバイオプシーのツールとしてより一層の技術開発と検査の標準化が期待される．

C 血中循環RNA（cfRNA）と細胞外小胞（EV）

　血中を循環するRNAであるcfRNAには，EVに内包されるもの，アポトーシス小体や血小板に運搬されるもの，タンパク質との複合体

表1　リキッドバイオプシーの代表的な標的

リキッドバイオプシーの標的	報告のあるマーカー・分子	特徴・標的としての利点	改善が求められる点
cell-free DNA (cfDNA)	・肺がん：EGFR ・乳がん：ESR ・大腸がん：EGFR，KRAS，MET ・膵がん：KRAS，TP53，CDKN2A，SMAD4，GNAS ・固形腫瘍：NTRK 融合遺伝子 ・cfDNA を用いたメチル化解析：CCND2，DAPK1，ADAMTS1，BNC1	・健常人の血中 cfDNA 濃度は 1〜10 ng/mL 程度，がん患者血中では上昇 ・がん以外の病態でも，外傷，運動，脳梗塞，感染症，手術などで濃度が上昇 ・半減期は 15 分〜2.5 時間，サイズは 150〜200 bp ・解析には血漿サンプルが有用であり，採血管としては EDTA（抗凝固剤）管が基本 ・複数遺伝子の変異検出が可能であり，組み合わせによってがん診断の感度上昇 ・組織診と比べ検体採取が容易で解析時間が短い	・安定性が乏しく体液中で容易に分解されるという欠点がある ・がん細胞に由来する cfDNA（ctDNA）は微量であり，遺伝子変異の検出が難しく，検出技術の向上が望まれる ・早期がん患者の多くと進行がん患者の一部では検出されない
circulating tumor cell (CTC)	・表面マーカー：上皮細胞接着分子（EpCAM），cytokeratin（CK），MUC1	・血液 1 mL 中数個〜100 個程度存在する ・体液へ入り込んだがん細胞自体（生きた細胞）を検出するため，他の標的と比較し多くの情報を得られる ・生細胞の状態で採取できるため，初代培養株や腫瘍移植モデルなど，腫瘍組織に近い解析が可能 ・CTC クラスターは転移に強く関与	・がん種により数は大きく異なり，乳がん，前立腺がん，小細胞肺がんなどにおいては比較的多数検出も，非小細胞肺がんにおいては多くはない ・検出数が少なく，解析装置や解析方法が多岐にわたるため検出精度に一貫性が乏しいという問題点が存在 ・早期がん患者のほとんどで検出されない
extracellular vesicle(EV)，cell-free RNA (cfRNA)	・エクソソームの表面抗原：テトラスパニン系マーカー（CD63，CD9，CD81） ・標的分子：miR-17，-21，-23a，-34a，-106a，-108a，-423，-1246，-4634 ・lncRNA：HOTAIR，MALAT1，PVT-1，HULC，HEVEPA，UCA1，CRNDE ・glypican-1，PD-L1，Del-1	・脂質二重膜でおおわれた 100 nm 程度の小胞体 ・mRNA，タンパク質，脂質，機能性 RNA（ncRNA）など，多くの分泌元細胞由来の情報伝達物質を内包する ・がんの比較的早期から体液中に分泌されるため，早期診断マーカーとしての可能性あり ・核酸などのデリバリーツールとして，治療応用への可能性も期待される	・抽出法の違いが，解析結果に影響を与える ・標準的な抽出法の確立が望まれる ・腫瘍由来と健常な EV を区別できない

を形成し血中に存在する RNA などがある．EV は細胞から分泌される脂質二重膜でおおわれた 100 nm 程度の小胞体であり，エクソソームやマイクロベジクル，アポトーシス小体などの総称である．中でも最もよく研究されているのがエクソソームである．エクソソームの表面抗原としてテトラスパニン系マーカーの CD63，CD9，CD81 などがあり，mRNA やタンパク質，脂質に加えて microRNA（miRNA）や long non-coding RNA（lncRNA）などの機能性 RNA（non-coding RNA；ncRNA）の他，多岐にわたる分泌元の細胞に由来する情報伝達物質を内包する．これら EV は体内を循環するため，これに内包されるすべての分子がリキッドバイオプシーの標的となる．例えば，プロテオグリカンの一種である glypican-1 は膵がん患

者の血液中EV内に高発現し，バイオマーカーとしての有用性が報告されている．また2007年以降，EVに内包されるmiRNAが数多く報告され，胃がん患者ではmiR-17，miR-21，miR-23a，miR-106aなどの発現が亢進する．また，血液中のEVには200nt以上の塩基長を有するlncRNAも保存され，これまでに肝がんや肺がん，膵がん患者でHOTAIR，MALAT1，H19，HULC，HEVEPAなどのlncRNAの発現上昇が報告されている．しかし，EVは回収方法により解析結果に大きな違いが生ずることも知られており，検体採取から保存，抽出法に至る検査工程の標準化が望まれる．

D メチル化，代謝産物

その他のターゲットとして，DNAのメチル化や代謝産物などが挙げられる．プロモーター領域における特異的なCpG領域を解析するDNAメチル化は，血漿cfDNAにおいても重要な解析対象となる．*CCND2*や*DAPK1*など14遺伝子のcfDNAメチル化解析が膵がんと慢性膵炎との鑑別に，*ADAMTS1*および*BNC1*のメチル化は膵がんの早期診断に有用であるなど，血漿cfDNAのメチル化解析によるがん診断応用に向けた取り組みが報告されている．

また，がん細胞はゲノム異常を発端とする特異な代謝経路を有するため，特有の代謝産物が血中を循環することも知られている．これらの多様な分子異常を多角的に検出することによって，がん患者の病態・病勢モニタリングの精密化を実現し，将来は早期診断にも応用可能となることが期待される．

2 血漿cfDNAをターゲットとした遺伝子検査の現状

ここまで紹介したツールの中で，がんゲノム医療においてリキッドバイオプシーとして実用化されたのが，血漿検体を用いたcfDNA遺伝子検査である．表2に示すように，ポリメラーゼ連鎖反応 polymerase chain reaction（PCR）増幅技術をベースとした検出方法と，広範囲のゲノム情報を網羅的に検出するシークエンス技術を活用した検査が開発・検証されてきた．PCRとシークエンシングは，それぞれの特徴を理解したうえで目的に応じた使い分けが求められる．

以下，血漿cfDNAを試料としたリキッドバイオプシー検査について概説する．

A PCRをベースとした遺伝子検査

遺伝子変異を検出する基本的な技術であるPCRを利用した検査法として，変異特異的な増幅を行うリアルタイムPCR法が挙げられる．本法による変異検出は感度と信頼度の両面において高い方法であることが広く検証されてきた．さらなる検出感度の向上を目指した技術開発が進められ，デジタルPCRをベースに開発されたBEAMing法（Beads, Emulsion, Amplification and Magnetics）などの技術が登場した．これらはDNA分子を液滴封入などにより個々に分離した状態で検出反応を行う技術に基づいており，変異の検出限界は0.01％程度まで向上した．このようなPCRベースの変異解析は特定のホットスポット変異の検出に限られるが，高感度で低コスト，かつ簡便さというメリットがある．

cfDNAを検体とする検査として実臨床で利用されているのが，肺がんのドライバー遺伝子である*EGFR*遺伝子変異を検出するcobas EGFR Mutation Test v2.0およびBEAMing法を用いた大腸がんの*RAS*遺伝子変異を調べるOncoBEAM RAS CRCである．前者は*EGFR*遺伝子のexon 18, 19, 20および21における42種類の変異を同定し，非小細胞肺がん患者への抗がん剤適応判定の補助に用いられる．T790Mに代表される耐性変異も含み，採

表2　血漿 cfDNA の検査キット

検査法	検出技術	アッセイ	遺伝子変異	保険適用	コンパニオン診断適用	備考
PCR	リアルタイム PCR	cobas EGFR Mutation Test v2.0（Roche Diagnostics 社）	*EGFR* exon18, 19, 20, 21 における 42 種類の変異	2018 年 1 月	ゲフィチニブ エルロチニブ塩酸塩 アファチニブマレイン酸塩 オシメルチニブメシル酸塩	同キットにより血漿 cfDNA と組織のどちらも解析が可能
	BEAMing	OncoBEAM RAS CRC（Sysmex 社）	*KRAS, NRAS* exon 2, 3, 4 における 34 種類の変異	2020 年 8 月	セツキシマブ（遺伝子組換え）パニツムマブ（遺伝子組換え）	高感度デジタル PCR 法とフローサイトメトリー法を組み合わせた方法
次世代シークエンサー（NGS）	Multiplex PCR	ArcherDX MET コンパニオン診断システム（Invitae 社）	*MET* exon14 スキッピング	2020 年 6 月	テポチニブ塩酸塩水和物	Anchored multiplex PCR と NGS を組み合わせた方法
	targeted sequencing（遺伝子パネル）	Guardant360® CDx がん遺伝子パネル（Guardant Health 社）	74 のがん関連遺伝子：SNV, Indel, コピー数異常，融合遺伝子	2022 年 3 月	（米国）オシメルチニブメシル酸塩	国立がん研究センター主導 GOZILA 試験で使用
		FoundationOne® Liquid CDx がんゲノムプロファイル（Foundation Medicine 社）	324 のがん関連遺伝子：遺伝子変異，腫瘍変異量（TMB），マイクロサテライト不安定性（MSI）解析を含む	2021 年 8 月	厚生労働省より承認されている複数の分子標的治療（非小細胞肺がん，前立腺がんなどの固形がんに関連する医薬品）	国立がん研究センター主導 MONSTAR 試験で使用

血のみで検査可能なため侵襲的な組織採取を回避できる．後者は同様に血漿 cfDNA を試料として *KRAS* と *NRAS* 遺伝子の exon 2，3，4 領域の 34 種類の遺伝子変異を検出可能であり，大腸がん患者を対象にセツキシマブやパニツムマブ適応判定補助に用いられる．

B シークエンサーを用いた網羅的遺伝子検査

　組織検体を用いた CGP 検査はがんゲノム医療において中核的な役割を担うが，血漿 cfDNA を試料とする場合には，低頻度変異を正確に拾い上げることが求められる．DNA 一分子ごとに異なったバーコード配列を付加することにより，ライブラリ増幅後の増幅エラーと微量に存在する「真の変異」を見分けることが

可能となった．このような分子バーコード法をはじめとする技術開発により，0.1〜1％の低頻度変異を信頼性高く検出することが可能となった．本法を用いたリキッドバイオプシー検査として，ArcherMET コンパニオン診断システムが MET 阻害薬のコンパニオン診断に用いられていた（**表2**）．

　固形がん患者を対象とする血漿 CGP 検査として Foundation Medicine 社が開発した FoundationOne® Liquid CDx がんゲノムプロファイル（F1LCDx）が，2020 年 8 月に FDA で承認された（日本での保険適用は 2021 年 8 月）．本検査は 324 のがん関連遺伝子変異（塩基置換，挿入/欠失，コピー数異常，再編成）の検出に加え，腫瘍遺伝子変異量 tumor mutation burden（TMB）スコアの算出と MSI の判

定が可能であり，コンパニオン診断の対象となるがん種も非小細胞肺がん，悪性黒色腫，乳がん，卵巣がんなどと幅広い．日本国内での実績も多く，特に膵胆道系の生検による組織採取に制限のある臓器において貢献度が高まっている．

一方，Guardant Health 社が開発した Guardant360® CDx がん遺伝子パネルも同様の血漿 CGP であり，2020 年 8 月に初めて米国食品医薬品局（FDA）の承認を受け，日本でも 2022 年 3 月に保険適用となった．本検査は 74 種類のがん関連遺伝子変異を調べる検査であり，国立がん研究センターが中心となって非小細胞肺がん患者や消化器がん患者に対する前向きな大規模観察研究が進められた．その後，微小残存病変や再発の検出に特化した Guardant Reveal 検査が開発され，国内でも複数の施設で自費診療による検査が行われている．さらに，753 もの遺伝子変異に加えメチル化異常の検出も可能な Guardant Infinity がリリースされ，さらなる開発も進んでいる．

C 質の高いリキッドバイオプシー検査の標準化に向けて

これらの方法を用いた遺伝子検査に際して行われる検体採取（採血）には，従来は通常の血漿分離用エチレンジアミン四酢酸 ethylenediaminetetraacetic acid（EDTA）採血管が主流で，遠心分離を行った後に凍結させて核酸を保存しなくてはならなかった．現在は，特殊な添加薬との混合により，数日間，室温保存が可能な採血管が開発され（Streck 社，Becton, Dickinson 社，Roche 社），DNA 用・RNA 用と用途も広がっている．前述のコンパニオン診断においては，このような核酸保存用の採血管が指定されている．

日本臨床腫瘍学会・日本癌治療学会・日本癌学会の 3 学会からなる合同ゲノム医療推進タスクフォースは，2021 年 1 月に血漿 cfDNA を用いた CGP 検査の適正使用に関する政策提言を公表した．本提言では，組織 CGP 検査と血漿 CGP の利点と注意点を踏まえ，病期や病状，治療段階に応じた適切な検査選択の必要性が説明されている．さらに 2023 年 5 月には日本臨床腫瘍学会が「血液循環腫瘍 DNA を用いたがんゲノムプロファイリング検査に関する見解」を厚生労働省に提出した．薬剤到達率が CGP の性能や臨床的有用性を評価する重要な指標であることにふれ，製品別の薬剤到達率がまとめられている．Guardant360® CDx がん遺伝子パネルを用いた国内データでは到達率 21.6% と，FoundationOne® CDx がんゲノムプロファイルと同等な成績が示された．F1LCDx では，高頻度 MSI（MSI-High；MSI-H）や遺伝子増幅の検出が製造販売承認を受けた分析性能として含まれていない一方，Guardant360® CDx がん遺伝子パネルは *NTRK2/3* 融合遺伝子を含んでいない．このため，血漿 CGP 検査を実施する場合には，用いられるがん遺伝子パネルの機能を理解し，適切な選択が求められる．

日本人患者を対象とするリキッドバイオプシーを用いた大規模な臨床研究が行われてきた．PARADIGM 試験で登録された *RAS* 野生型大腸がん症例の ctDNA 解析により，遺伝子異常に基づいた分類により，抗 EGFR 抗体薬が有効な患者集団を効果的に特定できることが示された．また，切除可能大腸がん患者を対象とした個別化医療プロジェクトである CIRCULATE-Japan 研究では，腫瘍組織の変異解析結果を元に作成した患者オリジナルの遺伝子パネルによる血漿 cfDNA における変異の有無を追跡した結果，術後 4 週での変異検出が再発リスクと大きく関係していることが報告されている．

血漿 cfDNA を用いたリキッドバイオプシーの利点として，低侵襲で繰り返しの解析が可能な点，TAT が短く迅速な治療選択が可能な点，腫瘍局所ではなく全身の転移巣を含む包括的ゲノム解析が可能な点が挙げられる．しかし現状では，保険診療における組織も含めた CGP 検

査は基本的に一度しかできない．特に血漿cfDNA を用いたリキッドバイオプシーは，耐性変異や二次的変異の出現を効率よくとらえられるポテンシャルを有するため，複数回の検査実施ができることが望ましい．また，日本臨床腫瘍学会・日本癌治療学会・日本癌学会他5団体により2023年12月に，がん遺伝子パネル検査を初回治療から適切なタイミングで実施できるよう保険適用の拡大を求めた政策提言が取りまとめられた．海外ではすでに，血液中のcfDNA を用いた解析によりがんのスクリーニングを行う Galleri test などが上市されており，今後は ncRNA を含めマルチレイヤーな分子の検出技術の開発によって，より早期がんの発見に迫ることも期待される．

（高橋賢治，小野裕介，田邊裕貴，水上裕輔）

文献

1) 桶川隆嗣：リキッドバイオプシーと泌尿器腫瘍：総論—Liquid Biopsy 研究会—．癌と化学療法 51：25-30，2024

2) 日本臨床腫瘍学会・日本癌治療学会・日本癌学会3学会合同ゲノム医療推進タスクフォース：血中循環腫瘍DNA を用いたがんゲノムプロファイリング検査の適正使用に関する政策提言，2021．https://www.jsco.or.jp/Portals/0/uploads/2021/20210120.pdf

3) Ignatiadis M, et al：Liquid biopsy enters the clinic-implementation issues and future challenges. Nat Rev Clin Oncol 18：297-312, 2021

4) Vidal J, et al：Plasma ctDNA RAS mutation analysis for the diagnosis and treatment monitoring of metastatic colorectal cancer patients. Ann Oncol 28：1325-1332, 2017

5) Bando H, et al：A multicentre, prospective study of plasma circulating tumour DNA test for detecting RAS mutation in patients with metastatic colorectal cancer. Br J Cancer 120：982-986, 2019

6) Shitara K, et al：Baseline ctDNA gene alterations as a biomarker of survival after panitumumab and chemotherapy in metastatic colorectal cancer. Nat Med 30：730-739, 2024

7) Nakamura Y, et al：Clinical utility of circulating tumor DNA sequencing in advanced gastrointestinal cancer：SCRUM-Japan GI-SCREEN and GOZILA studies. Nat Med 26：1859-1864, 2020

8) Matsudera S, et al：A pilot study analyzing the clinical utility of comprehensive genomic profiling using plasma cell-free DNA for solid tumor patients in Japan (PROFILE Study). Ann Surg Oncol 28：8497-8505, 2021

9) Aggarwal C, et al：Clinical implications of plasma-based genotyping with the delivery of personalized therapy in metastatic non-small cell lung cancer. JAMA Oncol 5：173-180, 2019

10) Torga G, et al：Patient-paired sample congruence between 2 commercial liquid biopsy tests. JAMA Oncol 4：868-870, 2018

練 習 問 題

問題 1 サンガーシークエンス法について，誤っているものはどれか．一つ選べ．

a. サンガーシークエンス法はジデオキシヌクレオチドを用いた反応が必要である．
b. サンガーシークエンス法はデオキシヌクレオチドを用いた反応が必要である．
c. サンガーシークエンス法は RNA ポリメラーゼを用いた反応が必要である．
d. サンガーシークエンス法は電気泳動が必要である．
e. サンガーシークエンス法は DNA 塩基配列を解読する方法である．

問題 2 次世代シークエンサーを用いたシークエンスとして，正しいものはどれか．二つ選べ．

a. がんゲノムプロファイリング検査は，ターゲットシークエンスの一つである．
b. ホットスポットパネル検査は，全エクソームシークエンスの一つである．
c. 全ゲノムシークエンスでは，イントロン配列を調べない．
d. がんゲノムプロファイリング検査の多くが，がんゲノム医療で用いられる．
e. ホットスポットパネル検査は，コンパニオン診断薬の機能のないものが多い．

問題 3 現在，がんゲノム医療で用いられている遺伝子パネル検査について，正しいものをすべて選べ．

a. がんゲノムプロファイリング検査で解析される標的遺伝子はすべてのエクソンが解析される．
b. がんゲノムプロファイリング検査で解析される結果にはコンパニオン診断薬機能はない．
c. がんゲノムプロファイリング検査の解析は，FFPE 検体の他に血液が対象となる．
d. 本邦で保険適用されているがんゲノムプロファイリング検査は，DNA を解析するものである．
e. 標的遺伝子として挙げられていても，融合遺伝子によっては検出できないものもある．

問題 4 標的領域のエンリッチメントの方法について，誤っているものはどれか．二つ選べ．

a. アンプリコン法では未知の融合遺伝子も検出可能である．
b. アンプリコン法は multiplex PCR を基にしている．
c. アンプリコン法はより多くの組織量が要求される．
d. ハイブリッドキャプチャー法では比較的正確なコピー数変化を検出することができる．
e. ハイブリッドキャプチャー法では未知の融合遺伝子も検出可能である．

問題 5 DNA を基にした NGS 解析の問題点として誤っているものはどれか？

a. 遺伝子異常を検出できない原因の一つとしてプライマーもしくはプローブ領域の欠失がある.
b. DNA シークエンスでは融合遺伝子が存在しても検出できないことがある.
c. 融合遺伝子の検出にイントロン領域をタイリングする方法を用いる遺伝子パネルもある.
d. 両アリルの遺伝子を欠くホモ欠失遺伝子の同定は困難である.
e. LOH によるがん抑制遺伝子変異の不活化の推測は困難である.

問題 6 FFPE 検体から抽出した RNA を用いた融合遺伝子解析法として, 適しているものを二つ選べ.

a. anchored multiplex PCR 法
b. cDNA capture 法
c. intron capture 法
d. poly A capture 法

問題 7 RNA-seq の測定対象として, 正しいものを二つ選べ.

a. コピー数変化　　b. タンパク発現量　　c. 塩基置換
d. エキソンスキッピング　　e. 融合遺伝子

問題 8 シングルセル解析の主な目的として, 正しいものをすべて選べ.

a. 腫瘍内不均一性の解析
b. 腫瘍浸潤免疫細胞の解析
c. 腫瘍微小環境の評価
d. 細胞間相互作用の解析
e. 細胞系譜解析

問題 9 シングルセル単離装置について, 正しいものをすべて選べ.

a. マイクロウェル型はシングルセル単離後に顕微鏡を使用してダブレットや細胞の生死を確認できる.
b. ピペット・ディスペンサー型はハイスループットな解析を実施することが可能である.
c. ドロップレット型はスループットが高く, サンプル数が確保できない希少細胞に有用である.
d. 集積回路型は再現性の高さと細胞の生死判定の精度が高い.

問題 10 scRNA-seq のライブラリ作製法について，正しいものをすべて選べ．

a. Smart-seq2 では locked nucleic acid（LNA）を用いることで 10 pg の total RNA から，高感度に全長 cDNA の調製を行うことができる．

b. Drop-seq では分子バーコードを用いてライブラリが作製される．

c. Drop-seq はドロップレットへのコンパートメント化の後に細胞は溶解されて，放出された mRNA はプライマービーズ上の random primer に結合する．

d. Smart-seq2 では細胞は dNTPs と共通の 5′ アンカー配列および oligo（dT）を有するオリゴヌクレオチドが含まれたバッファーにより溶解される．

問題 11 がん微小環境について正しいものを二つ選べ．

a. がん組織はがん細胞からのみなる画一な組織であって，どの細胞も同じ遺伝子発現を示す．

b. がんゲノムのドライバー変異を解析することにより，詳細ながん微小環境の解析が可能になっている．

c. がんの微小環境の理解は，がん免疫療法を含めた治療の奏効性に密接に関連している．

d. シングルセル解析により，その細胞の由来するがん組織内での位置を正確に解析することができる．

e. がんの微小環境の解析には空間トランスクリプトーム解析が強力なツールとなる．

問題 12 空間トランスクリプトーム解析について正しいものを一つ選べ．

a. 空間トランスクリプトーム解析は，正常上皮細胞に生じたゲノム DNA へのドライバー変異を検出するための手法である．

b. 空間トランスクリプトーム解析では，組織切片上でのほぼすべての細胞について遺伝子発現情報が取得できる．

c. 空間トランスクリプトーム解析では細胞をばらばらにして分取する必要がある．

d. 現在の空間トランスクリプトーム解析手法でも，ホルマリン固定試料など，RNA の分解が進んだ検体を解析することは不可能である．

e. 空間トランスクリプトーム解析が解析可能ながん種は限られている．

問題 13 空間トランスクリプトーム解析の手法について誤っているものを一つ選べ.

a. 空間トランスクリプトーム解析には Visium に代表されるシークエンスを用いる手法と, Xenium/CosMx に代表される組織内で直接ハイブリッドシグナルを検出するものの二つに大別される.

b. Xenium/CosMx を用いた空間トランスクリプトーム解析では, 直接, 組織の中の mRNA 分子を蛍光検出するために免疫細胞のような小さな細胞についてもその位置を正確に特定して遺伝子発現解析を行うことが可能である.

c. Visium を用いた空間トランスクリプトーム解析では特殊な検体の処理が迅速に必要でなく, 通常の病理検査と同様の動線で作成されたブロックを用いた解析が可能である.

d. 空間トランスクリプトーム解析の結果は微分方程式群として数理的に表示される.

e. 空間トランスクリプトーム解析と並行して多重免疫染色を行うことも研究の現場では一般的になりつつある.

問題 14 空間トランスクリプトーム解析の実用例について誤っているものを一つ選べ.

a. 空間トランスクリプトーム解析の成果として多くのがん種についてがん微小環境の多様性が明らかになっている.

b. 空間トランスクリプトーム解析の成果として免疫チェックポイント阻害薬の著効性に関わる分子機構が明らかになった例がある.

c. 空間トランスクリプトーム解析の成果としてがんの初期浸潤が起こる局所での免疫寛容の獲得が観測された例がある.

d. 空間トランスクリプトーム解析の成果として新しい幹細胞マーカーが同定された例がある.

e. 空間トランスクリプトーム解析の成果として, あるがん細胞の転移を追跡するライブイメージングが解析された例がある.

問題 15 空間トランスクリプトーム解析と今後の病理解析の展望について誤っているものを一つ選べ.

a. 空間解析データは，現在の HE 染色あるいは少数の免疫染色を中心とした病理データに多くの遺伝子の分子情報を付加するものとして，今後の病理診断に強力はツールとなる可能性がある.

b. 基本的にゲノム変異を検出するために行う空間解析は病理データとは独立したものであり，それぞれのデータの解釈はそれぞれの分野の専門医が行うべきである.

c. 病理診断の軸となってきた細胞形態，細胞配置についての異常がその分子機構の観点から説明できる可能性があるために，病理医は今後，空間解析データにも注意を払う必要があると考えられる.

d. 分子データも含めて，より一層のデジタル化，データの共有の枠組みの構築が求められる.

e. 現在の空間トランスクリプトーム解析は，二次元の病理切片の解析であるために，三次元的な広がりをもって同様の情報を取得できる新しい解析技術の開発が求められる.

問題 16 メチル化されやすい核酸塩基はどれか. 正しいものを一つ選べ.

a. アデニン（A）
b. チミン（T）
c. グアニン（G）
d. ウラシル（U）
e. シトシン（C）

問題 17 真核生物においてヒストンコアは何量体を形成するか. 正しいものを一つ選べ.

a. 二量体
b. 四量体
c. 六量体
d. 八量体
e. 十量体

問題 18 DNA メチル化を解析する手法はどれか. 正しいものを一つ選べ.

a. 蛍光 *in situ* ハイブリダイゼーション（FISH）
b. ウエスタンブロット
c. クロマチン免疫沈降
d. バイサルファイト処理
e. 免疫染色

問題 19 オープンクロマチン領域を網羅的に解析する手法はどれか．正しいものを一つ選べ．

a. Assay for transposase-accessible chromatin-sequence（ATAC-seq）
b. Chromatin immunoprecipitation-sequence（ChIP-seq）
c. Single-cell RNA sequencing（scRNA-seq）
d. Whole genome bisulfite sequencing（WGBS）
e. Whole genome sequencing（WGS）

問題 20 膠芽腫において，O^6-methylguanine DNA methyltransferase（*MGMT*）遺伝子のプロモーター領域のメチル化が，テモゾロミドの感受性を増大させる理由として適切なのはどれか．正しいものをすべて選べ．

a. グアニンをメチル化する *MGMT* の発現が上昇するため．
b. グアニンをメチル化する *MGMT* の発現が低下するため．
c. グアニンを脱メチル化する *MGMT* の発現が低下するため．
d. グアニンを脱メチル化する *MGMT* の発現が上昇するため．

問題 21 4 μm 厚のホルマリン固定パラフィン包埋切片を用いた，ゲノム上のある領域に対する FISH について，正しいものを二つ選べ．

a. 標的領域に一塩基の置換があっても結果に影響はない．
b. 標的領域に 20 塩基程度の欠失があれば，FISH シグナルが欠失する．
c. 常染色体上のある遺伝子に対するプローブで染色した場合，すべての正常細胞にシグナルが 2 個観察される．
d. 2 色 FISH では，赤と緑の蛍光が用いられることが多いが，この場合，融合シグナルは青に近い蛍光となる．
e. FISH プローブの長さ（1 単位のプローブがカバーする領域）は，およそ 100 kb〜1 Mb 程度に設定されている．

問題 22 融合遺伝子検出目的の，ホルマリン固定パラフィン包埋切片を用いたゲノムに対する FISH について，正しいものをすべて選べ．なお，融合に関与する二つの遺伝子を別々の色に染色し，2 色のシグナルが重なっている場合を陽性とする手法を fusion assay，融合に関与する遺伝子の一つにおいて，切断点の両側を別々の色に染色し，2 色のシグナルが離れている場合を陽性とする手法を split assay とする．

a. 遺伝子 X の融合相手がわからない症例では，一般に split assay が選択される．

b. 遺伝子 X の融合相手が遺伝子 Y とわかっている症例では，遺伝子 X に対する split assay は陰性となることが想定される．

c. 遺伝子 X の融合相手が遺伝子 Y とわかっている症例では，遺伝子 X と遺伝子 Y に対する fusion assay は陰性となることが想定される．

d. 染色体相互転座による融合遺伝子と，近傍の領域の逆位による融合遺伝子とでは，一般に前者のほうが split assay でも fusion assay でも検出が容易である．

e. 一方の遺伝子 X の融合相手が遺伝子 Y であり，他方の遺伝子 X の融合相手が遺伝子 Z である症例では，遺伝子 Y と遺伝子 Z に対する fusion assay も陽性となることが想定される．

問題 23 組織学的に Burkitt リンパ腫を疑うリンパ節生検で，免疫染色で MYC はほぼすべての腫瘍細胞に陽性，染色体分染法で *MYC* 領域と IGH 領域の相互転座に対応する t（8；14）（q24；q32）が検出されたにも関わらず，*MYC* の split assay では，腫瘍細胞と非腫瘍細胞のシグナル所見に有意差がみられなかった．解釈として最も正しいものを一つ選べ．なお，切断点の両側を別々の色に染色し，2 色のシグナルが離れている場合を陽性とする手法を split assay とする．

a. 反応性リンパ節炎と考えられる．

b. 固定不良などによる FISH の染色エラーと考えられる．

c. *MYC* 領域の切断点がプローブのカバーする領域外にあると考えられる．

d. IGH ではなく免疫グロブリン軽鎖遺伝子領域に *MYC* が転座している Burkitt リンパ腫と考えられる．

e. split assay の感度は高いので，免疫染色，染色体分染法の偽陽性であり，Burkitt リンパ腫以外のリンパ腫と考えられる．

問題 24 図1は，遺伝子 X と遺伝子 Y が破線の部位で切断され，その間に欠失が生じ，融合遺伝子 $X::Y$ が形成される様子を表している．赤と緑の下線のように FISH プローブを設定した場合，融合遺伝子 $X::Y$ が存在する場合に期待される最も基本的なシグナルパターンを選択肢 a～e の中から一つ選べ．

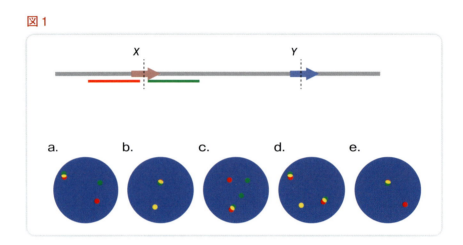

図1

問題 25 図2は，別の染色体上にある遺伝子 *X* と遺伝子 *Y* が破線の部位で切断され，相互転座により，融合遺伝子 *X::Y* が形成される様子を表している．赤と緑の下線のように FISH プローブを設定した場合，融合遺伝子 *X::Y* が存在する場合に期待される最も基本的なシグナルパターンを選択肢 a～e の中から一つ選べ．

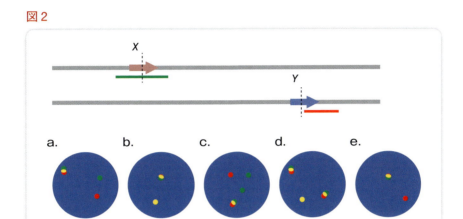

図2

問題 26 血液検体を用いた包括的ゲノムプロファイリング（CGP）検査について，誤っているものを一つ選べ．

a．炎症性疾患，自己免疫疾患，喫煙，妊娠，運動などさまざまな患者側因子により影響を受ける．
b．血中遊離 DNA のうち，腫瘍由来の DNA を腫瘍由来循環 DNA（circulating tumor DNA；ctDNA）と呼ぶ．
c．血中遊離 DNA（cell-free DNA；cfDNA）の解析には，一般に血清を用いる．
d．組織 CGP と比べると，一塩基多型との判別や生殖細胞系列の変異との区別に難渋する場合は比較的少ない．
e．組織検体で腫瘍全体の遺伝子異常を評価することは困難があるが，血漿検体では転移巣を含む腫瘍全体の遺伝子異常を俯瞰できる．

問題 27 血中循環腫瘍 DNA を用いた大腸がん患者の分子標的薬治療後の耐性変化の検出について，正しいものをすべて選べ．

a. 抗 EGFR 抗体薬投与後の耐性機序として，*EGFR*，*MET*，*ERBB2* の遺伝子増幅が報告されている．

b. 抗 EGFR 抗体薬の耐性機序として起こる獲得 *RAS* 遺伝子変異は，*KRAS* G12D の頻度が最も高い．

c. 再生検による組織包括的ゲノムプロファイリング（CGP）検査よりも，血漿 CGP 検査のほうが変異検出率は高い．

d. 抗 EGFR 抗体薬の再投与の可否を判断するために複数回の検査が許容される．

e. 化学療法終了 30 日以内の症例では，変異アレル頻度が高い．

問題 28 非小細胞肺がんにおける，血漿包括的ゲノムプロファイリング（CGP）検査による分子標的薬の治療対象遺伝子（*EGFR*，*ALK*，*MET*，*BRCA1*，*ROS1*，*RET*，*ERBB2*，*BRAF*）検出率は，どの程度か．

a. 50%　　b. 0.3%　　c. 10%　　d. 3.3%　　e. 33%

問題 29 血中遊離 DNA（cell-free DNA；cfDNA）について，正しいものをすべて選べ．

a. リキッドバイオプシーの中でも「Huardant360 v2.12」ではマイクロサテライト不安定性（MSI）に加えて腫瘍遺伝子変異量（TMB）も解析できるようになった．

b. 分子バーコード法やエラー除去などにより，検出感度限界 limit of detection（LOD）が向上した．

c. LOD は検査法が異なっても概ね一定となる．

d. 腫瘍由来循環 DNA（circulating tumor DNA；ctDNA）にかかわらず，コピー数変化の評価は可能である．

e. 検査所用時間は組織 CGP 検査に比べ短い．

問題 30 本邦で実施された固形がんを対象とした血漿包括的ゲノムプロファイリング（CGP）検査（Guardant360® CDx がん遺伝子パネル）により遺伝子異常に対応した薬剤到達率として正しいのはどれか．

a. 1%　　b. 5.5%　　c. 9.5%　　d. 15%　　e. 21.6%

解 答

問題1　正解　c

【解説】サンガーシークエンス法はDNAポリメラーゼを用いた反応であり、デオキシヌクレチオドにて伸長反応が生じ（a）、ジデオキシヌクレオチドは反応停止となる（b）。電気泳動を行い（d）、塩基配列を読み取る（e）。

問題2　正解　a, d

【解説】b：ホットスポットパネル検査は、ターゲットシークエンスの一つである。c：全ゲノムシークエンスでは、エクソン、イントロン、すべての遺伝子配列を調べる。e：ホットスポットパネル検査は、少数の遺伝子を手早く簡便にスクリーニングする方法が用いられており、コンパニオン診断薬として用いられている。

問題3　正解　c, e

【解説】a：一部の標的遺伝子では特定のエクソンのみを対象としているがんゲノムプロファイリング検査もある。b：がんゲノムプロファイリング検査で解析される結果にはコンパニオン診断薬機能をもつものもある（例：FoundationOne® CDx, FoundationOne® Liquid）。d：DNAシークエンスでは限界があり、RNAを基にしたシークエンスとの併用が進んできている。2023年には、DNA・RNAハイブリッドのGenMineTOP® が承認されている。

問題4　正解　a, c

【解説】a：アンプリコン法は、multiplex PCRをベースにしているため、プライマーが含まれている融合遺伝子しか検出できない。c：アンプリコン法は、一般的にハイブリッドキャプチャー法より要求される組織量が少ない。

問題5　正解　e

【解説】e：変異遺伝子のVAFによる他の変異との比較によってLOHの推定が可能である。また、SNPsを用いたアリル比を用いて、uniparental disomyを示すことも可能である。

問題6　正解　a, b

【解説】c：DNAを用いる手法である。d：FFPE検体などRNAの断片化が進んだ検体ではpoly A選択は不向きである。断片化していないRNAの場合、新鮮凍結材料や細胞などに用いられる。

問題7　正解　d, e

【解説】塩基置換やコピー数変化はDNAを用いて測定することが一般的である。

問題8 **正解** a, b, c, d, e

【解説】a～c の解析に加え，d，e の解析用のツール開発が進み注目を集めている．

問題9 **正解** a, d

【解説】b：ピペット・ディスペンサー型は比較的スループットが低い．c：ドロップレット型は一定のサンプルロスが生じるため，サンプル数が確保できない希少細胞の解析には向かない．

問題10 **正解** a, b, d

【解説】c は random primer ではなく oligo（dT）に結合する．

問題11 **正解** c, e

【解説】微小環境中の免疫細胞の活性化の度合いはその後のがん免疫療法などの奏効性に大きく関与する．また線維芽細胞などとの相互作用も分子標的薬の奏効性に関与することが知られている．またこの微小環境を解析するにはいわゆる空間解析を行うのが常法となっている．

問題12 **正解** b

【解説】例外的な場合を除いて，視野中のほぼすべての細胞が発現解析できる（第3章，Ⅲの図2を参照）．

問題13 **正解** d

【解説】結果は病理画像の上に，各遺伝子の発現情報が直接表示される形で提示される（第3章，Ⅲの図2を参照）．

問題14 **正解** e

【解説】現在の空間解析は病理切片に対する解析であって，ある細胞の挙動をライブイメージで追跡することはできない．

問題15 **正解** b

【解説】今後の病理診断の際，その形態観察の背景となる分子情報も含めた理解を深めることは，病理医自身にとって大きな財産となると考えられる．

問題16 **正解** e

【解説】DNA メチル化は主に CpG 配列のシトシン残基の5位炭素に生じる．遺伝子プロモーター領域には CpG 配列が繰り返されており，メチル化を受けることで遺伝子発現が抑制される．

問題 17 　**正解**　d

【解説】 ヒストンコアは，4 種類のヒストンタンパク質（H2A，H2B，H3，H4），各 2 個からなる八量体を形成する．

問題 18 　**正解**　d

【解説】 バイサルファイト処理によって DNA 上の非メチル化シトシンがウラシルへと変換され，リファレンス配列との差異によりメチル化されたシトシンを検出することができる．

問題 19 　**正解**　a

【解説】 ATAC-seq は Tn5 トランスポゼースによる DNA の断片化を行い，ゲノム DNA のオープンクロマチン領域を網羅的に検出する．

問題 20 　**正解**　c

【解説】 テモゾロミドは，DNA のグアニンの 6 位の酸素原子をメチル化することにより DNA 損傷をひき起こす．*MGMT* はこれを脱メチル化/阻害する．よってプロモーター領域のメチル化により *MGMT* 遺伝子の発現が低下すると，テモゾロミドの感受性は増大する．

問題 21 　**正解**　a，e

【解説】 組織 FISH では薄切によりシグナルが欠失することがあるので c は誤り．

問題 22 　**正解**　a，d

問題 23 　**正解**　c

【解説】 エンハンサーによる脱制御型の異常であるので，*MYC* 領域の切断点は遺伝子の上下流 3 Mb 以上にわたっており，プローブのカバーする領域外に生じる例がある．b はシグナルが検出できているので FISH の染色エラーとはいえない．

問題 24 　**正解**　e

【解説】 一つの染色体はインタクトであれば，緑と赤のプローブが融合して黄色が一つとなり，他の染色体では緑のプローブが欠失するため赤が一つとなる．

問題 25 　**正解**　c

問題 26 　**正解** c

【解説】cfDNA の解析には，血清ではなく血漿の使用が推奨される．血清を用いた場合に，凝固過程で生じる血球由来の核酸のコンタミネーションが遊離核酸を検出するうえでのバックグラウンドとなるためである．高品質な cfDNA 精製のため，採血直後に血漿分離と高速遠心による細胞デブリの除去を行うのが標準的手法であったが，最近は血液中の核酸安定剤入りの採血管が開発され使用されている．

問題 27 　**正解** a，c，d

【解説】*KRAS* のコドン 12 変異は大腸がんにおいて最も高頻度にみられるが，耐性変異として *KRAS* Q61H や *NRAS* 変異（増幅を含む）が高頻度である．現在は進行部位での生検組織から解析されているが，再発巣の解析は困難なことが多く，血漿 CGP による低侵襲での二次的変異の検出は有用である．CDx として使用される OncoBEAM RAS CRC キット（*RAS* 遺伝子変異検出キット）は，組織検体を用いた検査が困難な場合だけではなく，抗 EGFR 抗体薬の再投与の可否を判断するために複数回の検査がすでに許容されている．大腸がんでは，粘液がん，肺転移例のみ，腹膜播種例のみ，化学療法終了 30 日以内の症例などにおいて，*RAS* 遺伝子変異の VAF が低いことが報告されている（第 3 章，Ⅵの文献 4，5 参照）．

問題 28 　**正解** e

【解説】検出率が 33％であったのに対し，組織 CGP 検査のみのコホートでは 20.5％にとどまった．また，組織 CGP 検査と血漿 CGP 検査を併用したコホートでは，検出率は 35.8％であった（第 3 章，Ⅵの文献 9 参照）．

問題 29 　**正解** a，b，e

【解説】ctDNA の検査キットによって遺伝子数や解析可能な遺伝子が異なるため，検査の特徴を理解して個々のがん種に対する最適な検査を選択することが重要である．分子バーコード法やエラー除去などにより，検出感度限界（LOD）は向上しているが，この値は検査ごとに異なり，検査法ごとに検査結果が異なることが報告されている（第 3 章，Ⅵの文献 10 参照）．コピー数変化の検出限界は cfDNA に対する ctDNA の割合（tumor fraction；TF）は 20％とされている．

問題 30 　**正解** e

【解説】ゲノム異常に適合した薬剤到達率は，血漿 CGP 検査は 21.6％であり，リキッドバイオプシーの有用性が示された（第 3 章-Ⅵの本文参照）．

第 4 章

病理検体に基づく
ゲノム解析

第4章　病理検体に基づくゲノム解析

I　病理検体の処理と核酸抽出

1　がんゲノム医療における病理検体の重要性

　現在，本邦で保険承認されている，組織を対象とした次世代シークエンサー next generation sequencer（NGS）を用いたがんゲノム医療では，日常病理診断で作製するホルマリン固定パラフィン包埋 formalin fixed paraffin embedded（FFPE）検体が，がん遺伝子パネル検査に使用されている．

　本項では，組織検体を対象に NGS を用いてがん遺伝子の解析を行う検査のうち，①包括的がんゲノムプロファイリング comprehensive genomic profiling（CGP）検査，②マルチプレックスコンパニオン検査（マルチプレックス CDx 検査），の両者をまとめて「がん遺伝子パネル検査」とする．

　がん遺伝子パネル検査において核酸品質のよい新鮮凍結組織検体ではなく，FFPE 検体を用いるメリットとしては，①日常診療の中で作製・保管されている FFPE 検体を用いるため，汎用性が高いこと，②NGS 解析に用いる検体内の腫瘍細胞の存在やその割合を確実に把握できること，③新鮮凍結組織検体は核酸分解酵素活性の残存により取り扱いが煩雑な場合があること，また新鮮凍結検体の保管をしていない症例では検査が行えないが，FFPE 検体なら可能であること，などが挙げられる．一方，デメリットとして，①新鮮凍結組織検体と比して核酸品質が劣ること，②長時間のホルマリン固定や古い FFPE 検体は塩基の化学修飾や人工的な塩基置換をひき起こすこと，などが挙げられる．

　FFPE 検体を用いたがんゲノム検査の結果を適切に得るためには，解析に用いる FFPE 検体について以下の3点に注意を払うことが必要である．
①品質：核酸の断片化や人工的な修飾が少なく，よい品質であること．
②細胞数：十分な腫瘍細胞数を含む有核細胞が含まれている，すなわち検査に必要な核酸量が確保できること．
③腫瘍細胞含有割合：十分な割合の腫瘍細胞が含まれていること．

　日常診療にて作製される FFPE 検体を用いたがん遺伝子パネル検査はメリットが多いものの，がんゲノム医療の開始により，「日常診療」における FFPE 検体の取り扱いの重要性がより増すことになった．CGP 検査は，がんゲノム医療中核拠点病院，拠点病院，連携病院といったがんゲノム医療指定病院でのみ行われるものの，その検査のもととなる FFPE 検体の作製，すなわち生検や手術などの検体採取や FFPE 検体作製はがんゲノム医療指定病院以外の病院でも行われる．さらに取り扱い病院の指定のないマルチプレックス CDx 検査はどの病院でも行うことが可能である．したがってそれらの病院の FFPE 検体から作製された未染標本ががんゲノム医療に用いられる可能性があること，日本全国どこの病院でも病理検体の取り扱いには十分な注意を払う必要がある．FFPE 検体作製にはすでに注意を払っていると思われるが，本項では今一度，その重要性を確認し，さらにがんゲノム医療特有の注意点に関しても述べる．

　具体的には，日本病理学会が策定した「ゲノ

表1 がんゲノム医療における検体のプレアナリシス段階における注意・工夫点 （文献1より作成）

プロセス（担当）	検体種別	品質の観点からの注意/工夫点	必要細胞数確保の観点からの注意・工夫点	必要腫瘍細胞割合確保の観点からの注意・工夫点
固定前プロセス（臨床医）（病理部門）	共通	摘出後，できるだけ早くにホルマリン固定液に浸漬	（臨床医）術前化学療法が考慮される場合には，治療前の検体の採取	
	手術検体	摘出後ホルマリン固定液浸漬前は，4℃冷蔵保管		
		摘出後，1時間以内，遅くとも3時間以内にホルマリン固定		
		必要に応じ割を入れ，ホルマリン固定		
		摘出後30分以上の室温保持を極力回避		
		摘出時間・固定開始時間の病理報告書への記載		
	内視鏡的切除検体	摘出後，できるだけ速やかに固定液に浸漬		
	生検検体	採取後，速やかに固定液に浸漬	（臨床医）壊死の少ない部分からの採取	
固定プロセス（臨床医）（病理部門）	共通	10％中性緩衝ホルマリン固定液が推奨		
		6〜48時間の固定時間が推奨		
		組織量の10倍量の固定液量が推奨		
		固定後保管温度は室温		
		固定不良は極力回避		
固定後プロセス（病理部門）	共通 手術検体	ピンセット・刃などからのコンタミネーション防止	肉眼的に腫瘍細胞数の多いFFPE検体を作製	可能であれば腫瘍細胞密度の高いFFPE検体を作製
		可能であれば中性脱灰液を使用		
		酸脱灰などの処理の必要な検体は腫瘍の一部検体を脱灰前にサンプリング		

ム診療用病理組織検体取扱い規程（ゲノム診療用規程）」[1,2]をもとに，前述の「品質」「腫瘍細胞数」「腫瘍細胞含有割合」を軸に，①将来のがんゲノム医療への検体提出を見据えた日常診療での病理検体の取り扱いで注意すべきこと（プレアナリシス段階），②がんゲノム検査へ提出する検体の取り扱いで注意すべきこと（アナリシス段階），に大別して述べる.

2 日常診療での病理検体の取り扱い（プレアナリシス段階）

　日常診療における採取検体のFFPE検体作製までの取り扱いは，がんゲノム医療においてプレアナリシス段階に相当する．プレアナリシス段階はさらに，①固定前プロセス，②固定プロセス，③固定後プロセスに分かれ，各注意点や工夫について述べる（**表1**）.

A 固定前プロセス

　検体採取時から固定液に入れるまでのプロセスである．主として臨床医が担当するが，その後の検体の品質を保つうえで非常に重要なプロセスであり，**表1**に示すように「品質」を保つための注意点は，この固定前プロセスと後の固定後プロセスに集中する．病理医や病理技師からその重要性を臨床医に周知し，体制の整備も含めて病理と臨床が一体となって取り組むことが望ましい．病理に提出される検体は生検検体，内視鏡的切除検体，手術検体などさまざまであるが，できるだけ早く固定液に浸漬することが望まれる．しかし，手術検体は手術が終了してから検体整理，処理，固定を行うことも多く，その固定までの間も室温での放置はできるだけ避け，冷蔵庫などでの保管が望ましいことを臨床医に周知する必要がある．

　また，ホルマリンの検体への浸漬速度は

Ⅰ 病理検体の処理と核酸抽出 **111**

1 mm/時程度といわれており，手術検体では割を入れて固定することも必要である[3]．

さらに，近年術前化学療法の施行なども増えてきており．化学療法後の採取検体は壊死なども多く検査に必要な腫瘍細胞の量や腫瘍細胞含有割合が確保できない可能性もあることから，臨床的には治療前の検体を十分に確保することが望ましい．

B 固定プロセス

検体が固定液に浸漬されてから病理部門における検体処理までのプロセスである．主として病理部門の病理技師もしくは病理医が担当するが，臨床医が検体をホルマリン固定液に浸漬した後のプロセスであり，臨床医がホルマリン固定後の検体を速やかに病理部門に提出することができるように病理部門と臨床側で体制整備を行うことが必要である．検体は，室温にて組織の体積の10倍量相当の10%中性緩衝ホルマリン固定液に，6~48時間固定することが推奨されている．

C 固定後プロセス

検体固定後，必要に応じて写真撮影，切り出しを行い，検体をカセットに入れ，組織プロセッサーを経て，FFPE検体が作製されるまでのプロセスである．このプロセスでは品質管理の観点から，検体のコンタミネーションを避けるため，症例ごとにピンセットの先の焼灼やナイフの刃の交換，切り出し時の切り出し台の清拭などに注意を払う必要がある．ただし，検体をカセットに入れた後は，多数の症例のカセットを一度に組織プロセッサーにかけることとなり，微小片の遊離・混入は完全には避けられない．

また，骨などの硬組織が含まれる検体の場合には，脱灰方法に注意を払う必要がある．ギ酸などの酸脱灰を行うと核酸が断片化し，ゲノム医療に資する検体の提出が難しくなることから，脱灰前に腫瘍組織の一部をサンプリングし，脱灰を行わないFFPEブロックを作製する，もしくはEDTA脱灰など中性脱灰液を使用するなどの工夫をする必要がある．

さらに，がんゲノム検査への提出も考慮し，この段階で可能であれば腫瘍細胞数や腫瘍細胞含有割合の高そうなFFPE検体を作製しておくことも工夫の一つと考えられる．

3 がんゲノム検査へ提出する検体の取り扱い（アナリシス段階）

組織検体でNGS解析を行う場合，FFPE検体から新たなHE標本作製と核酸を抽出するための未染標本の作製が必要となる．これが，アナリシス段階の前半のプロセスとなるが，①病理医による適切なFFPE検体の選定と，②病理技師による未染標本作製，に大別される．

A 病理医による適切なFFPE検体の選定

FFPE検体の選定の際には「品質」「腫瘍細胞数」「腫瘍細胞含有割合」のすべてに注意を払う必要がある（図1）．

品質に関しては，標本の細胞形態からは，変性や壊死の少ない検体が望ましく，また患者から複数回の採取がなされている場合には，なるべく新しい検体を選定することが望ましい．細胞の形態からは品質の劣化がわからないことも多く，「ゲノム診療用規程」では，「品質」の目安として3年以内のFFPE検体の選定が推奨されている[1,3]．ただし，1年未満でもプレアナリシス段階で品質の低いFFPE検体が作製されてしまった場合にはNGS解析が不成功の場合もあり，一方で，最初に品質のよいFFPE検体を作製しておくと，3年以上経過した検体であってもNGS解析が可能な場合もあることから，FFPE検体作製に至る日常の検体取り扱いが重

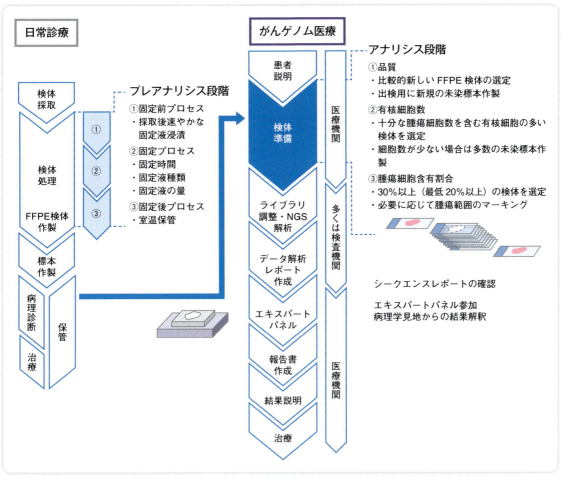

図1 日常診療（プレアナリシス段階）とがんゲノム医療（アナリシス段階）における検体の取り扱い

要である．

　FFPE検体の選定には，十分な腫瘍細胞を含む有核細胞数も重要な要素である．NGSを用いた検査では，対象遺伝子数などにより，各々の遺伝子パネル検査システムで必要な核酸量が異なる（表2）．現在，本邦では多くの病院において未染標本を検査センターに提出し，検査センターなどで核酸を抽出していることから，核酸量の調整は未染標本の枚数にて行っている．この表2の標本枚数はあくまで原則であり，生検などの小さな検体など細胞数が少ない場合には，必要な核酸量を確保し検査を成功させるために，多数の未染標本を作製するよう，病理技師に指示をする必要がある（図2, 3）．また未染標本作製前の1枚目と，必要であれば中間，そして未染標本作製後の最後のHE標本を確認し，検査に十分な細胞数（核酸量）が保持されているか否かの確認も重要である．

　「腫瘍細胞含有割合」は適切な検査結果を得るために病理医が判定すべき重要な点となる．このうち，特に検査に最低限必要な腫瘍細胞含有割合を満たしているかの確認は重要である．腫瘍細胞含有割合は，対象領域の「有核腫瘍細胞数/全有核細胞数」であり，面積ではなく，有核細胞の核の数で確認する必要がある．選択したFFPE検体の標本全体では必要な腫瘍細胞含有割合が確保できない場合，可能であれば腫瘍細胞領域にマーキングを行い，腫瘍部位のマニュアルマクロダイセクションの指示をすることも必要となる（図2）．各検査システムや「ゲノム

表2 保険診療下のNGS解析を用いたがん遺伝子パネル検査とゲノム診療用規程記載事項のまとめ

がん遺伝子パネル検査システム	オンコマイン™ Dx Target test マルチ CDx システム	myChoice™診断システム	肺がんコンパクトパネル Dx マルチコンパニオン診断システム	OncoGuide™ NCC オンコパネルシステム	FoundationOne® CDx がんゲノムプロファイル	GenMineTOP® がんゲノムプロファイリングシステム	日本病理学会 ゲノム診療用規程
パネル種別	CDx (非小細胞肺がん、甲状腺がん)	CDx (卵巣がん)	CDx (非小細胞肺がん)	CGP (固形がん)+CDx	CGP (固形がん)+CDx	CGP (固形がん)	—
遺伝子数	非小細胞肺がん:7遺伝子*1 甲状腺がん:2遺伝子*2 (46遺伝子)	HRD (GIスコア*3 + BRCA1/)	非小細胞肺がん:7遺伝子*4	124遺伝子 CDx:1遺伝子	324遺伝子 CDx:15遺伝子+MSI、TMB*6	737遺伝子 (DNA) 455遺伝子 (RNA)	—
取り扱い可能医療機関		制限なし		ゲノム中核拠点・拠点・連携病院			—
エキスパートパネル		不要			必須		—
推奨固定液	10% NBF	10% NBF	10% NBF	10% NBF	10% NBF	10% NBF	10% NBF
推奨固定時間	6~48時間	6~72時間	6~48時間	6~48時間	6~72時間	6~48時間	6~48時間
推奨FFPE作製年限	3年	3年	—	3年	(ゲノム診療用規程参照)	3年	3年
必要な核酸量	DNA:10 ng RNA:10 ng	非公表	DNA:10 ng RNA:10 ng	DNA:200 ng (推奨)	DNA:50 ng	DNA:200 ng RNA:400 ng	—
腫瘍細胞含有割合	≥30% (最低≥20%)	≥30% (最低≥20%)	≥10%	≥20%	≥30% (最低≥20%)	≥20%	≥30% (≥20%)
検査実施	外部もしくは院内 (国内)	外部 (海外)	外部 (国内)	外部もしくは院内 (ゲノム中核拠点・拠点)(国内)	外部 (海外)	外部 (国内)	—
外部機関での腫瘍含有割合確認	△	×	×	×	○	×	—
検体の受け入れ形態	FFPE未染標本:5μm×5~10枚 僅少な生検体 (4 mm²以下):15枚以上。可能であれば20枚程度 極端に小さな検体 (1 mm²以下) は必要な核酸が得られない場合もある	FFPE未染標本 5μm×8枚 HE標本:1枚	・FFPE未染4~5μm ・手術検体:2~5枚、8 mm²程度 ・生検体:5~10枚、4 mm²程度 ・僅少生検体:15~20枚、4 mm²程度以下 ・細胞診:1 mg (1 mm角) ・未固定:1 mg (1 mm角) 以上	①非腫瘍:血液 ②腫瘍: FFPE未染標本: 1 μm×5枚、5 μm×10枚 (16 mm²程度以上の組織) または抽出DNA:≥20 μg/μL	HE染色標本:1枚 FFPE未染標本: 4~5μm×10枚 (表面積25 mm²未満の場合には、合計体積が1 mm³以上になるように枚数を追加)	①非腫瘍:血液 ②腫瘍:HE染色標本 1 枚 FFPE未染標本: 10μm×8枚/5μm×16枚 (6 mm²未満の場合は、切片の合計体積が1.3 mm³以上になるように、切片の枚数を追加)	—

(2024 年 10 月時点)

*1: EGFR, ALK融合, ROS1融合, MET ex14 skip, BRAF V600E, RET変異・融合, RET変異・融合, BRAF V600E (甲状腺がん).
*2: 46 遺伝子の解析結果は得られるが、薬事承認を受けた遺伝子・バリアント以外は診療では使用できない.
*3: GIスコア=LOH, TAI, LSTのアルゴリズムにより測定.
*4: EGFR, ALK融合, ROS1融合, MET ex14 skip, BRAF V600E, KRAS G12C, RET変異・融合 (非小細胞肺がん).
*5: FGFR2 (胆管がん).
*6: EGFR, ALK融合, ROS1融合, MET ex14 skip (非小細胞肺がん), BRAF V600E/K (悪性黒色腫), ERBB2 CNV, AKT1, PIK3CA, PTEN (乳がん), BRAF V600E/K (非小細胞肺がん), KRAS/NRAS (大腸がん), NTRK1/2/3融合, RET融合, TMB (固形がん), BRCA1/2 (卵巣がん, 前立腺がん), FGFR2融合 (胆道がん), MSI-H (結腸・直腸がん, 固形がん). CDx:コンパニオン診断, MSI:マイクロサテライト不安定性, TMB:腫瘍遺伝子変異量.
10 NBF:10%中性緩衝ホルマリン.

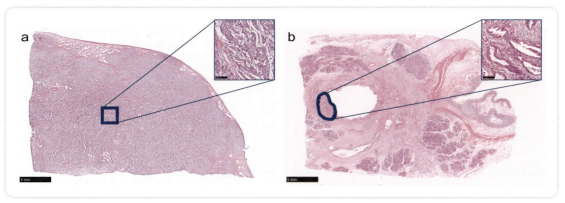

図2 腫瘍領域のマーキングや枚数［HE染色，scale bar：5 mm（挿入図：100 μm）］
a：選択したFFPE検体のHE所見にて全体が腫瘍細胞領域であり，かつ腫瘍細胞含有割合が確保できる場合には，マーキング（マクロダイセクション）の指示は必要ない．本例は，2年前の手術検体である子宮内膜がんの子宮体部FFPE検体を選択し，未染標本10枚を出検し，PTEN T319*fs2 などの遺伝子変異の検出が認められた．b：腫瘍細胞領域が検体の一部である場合には，必要な腫瘍細胞含有割合を確保するため，指定が可能であれば腫瘍領域のマーキング（マクロダイセクション）が必要となる．本例は，2年前の膵がん切除検体において腫瘍細胞含有割合が20％程度と推定されたが，これ以上の腫瘍細胞含有割合を確保できる代替のFFPE検体がなく，また腫瘍細胞領域が少なかったことから，本FFPE検体の未染標本50枚を出検した．KRAS G12V などの遺伝子変異が検出されたが，腫瘍遺伝子変異量（TMB）やマイクロサテライト不安定性（MSI）の結果は得られなかった．

診療用規程」では30％以上，ないし最低20％以上の腫瘍細胞含有割合が求められるが，近年ではこれよりも低い割合で検出可能な検査も出現してきており，各検査の内容を理解することも必要である．この腫瘍細胞含有割合はその後のNGS検査結果の解析の際に，偽陰性のリスクや，一部の検査項目の結果が得られない可能性を減らすために重要である．また検査システムによっては，適切なコピー数の増幅の解析には，より多くの腫瘍細胞含有割合が求められる場合がある．50％を超えるような腫瘍細胞含有割合を有する標本であれば問題はないが，20％ぎりぎりの検体を選択せざるをえない場合には，最終的に一部の検査結果が得られない可能性などを理解し，事前に臨床医と情報を共有すること，またNGS解析結果が返却された際の結果の解釈の際にも留意をする必要がある．

B　がんゲノム検査出検のための未染標本作製

病理技師は，病理医が選定したFFPE検体からがんゲノム医療への未染標本の作製を行う．この際，前述のように，検査システムに応じて必要な未染標本の枚数はある程度決まっているものの，対象領域の腫瘍細胞数の少ない検体では，作製する未染標本の枚数を増やすことで，検査に必要な核酸量を確保する必要がある（図3）．実際には細胞数をカウントするのは難しく，検査に必要な体積が提示されている場合もあり，1枚あたりの検体面積と切片の厚さから，必要枚数を検討する．

また，標本作製の際には，検体ごとにミクロトームの刃を交換する，薄切切片の水槽の水を交換する，などコンタミネーションの防止に努め，核酸分解の防止のため，マスクやグローブを着用するなどにも注意を払う．ただし，そもそも保管されていたFFPE検体作製時にコンタミネーションがあってはこの段階の努力も意味がなく，ここでも日常診療における検体の取り扱いの重要性を再認識する．

前述の点を踏まえ，FFPE検体の選定や未染標本作製を行うが，適切なFFPE検体が得られない場合，もしくは必要な枚数の未染標本が作製できない場合などは，再生検やリキッド検査などに関して臨床医に相談をすることも重要となる．

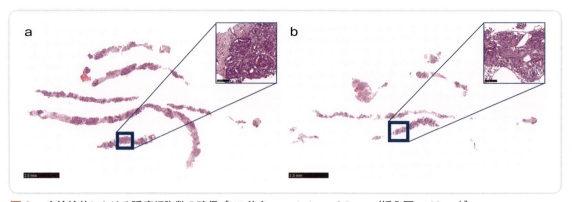

図3 生検検体における腫瘍細胞数の確保［HE染色,scale bar：2.5 mm（挿入図：100 μm）］
前立腺がんのリンパ節生検検体．既存のFFPE検体はギ酸脱灰された骨転移の検体のみであり，品質の観点からがんゲノム医療のために腫大した頸部リンパ節から生検が施行された．採取された生検検体中には腫瘍細胞が多数採取されており，腫瘍細胞含有割合は50％以上確保されていた．本例は ATM S719* などの遺伝子異常が検出された．
a：1枚目のHE標本．b：未染40枚作製後のHE標本．検体の一部は欠損したものの腫瘍細胞は確保されていた．

この後，多くの場合，ISO 15189などの認証を受けた検査センターなどで核酸抽出が行われ，NGS解析が進むこととなる．

おわりに

以上，組織のFFPE検体を用いたがん遺伝子パネル検査を成功させるため，検体準備の際に注意を払う必要がある「品質」「有核細胞数」「腫瘍細胞含有割合」を中心に述べた．特にCGP検査では検査結果が治療に結びつく症例が少ない中，患者が適切な検査結果を得られるよう，そして治療の機会を逃さぬよう，日々の検体の取り扱いから気を配る必要がある．

（畑中佳奈子）

文献

1) 日本病理学会：ゲノム診療用病理組織取扱い規程，2018. https://pathology.or.jp/genome_med/pdf/textbook.pdf
2) Hatanaka Y, et al：The Japanese Society of Pathology Practical Guidelines on the handling of pathological tissue samples for cancer genomic medicine. Pathol Int 71：725-740, 2021
3) Srinivasan M, et al：Effect of fixatives and tissue processing on the content and integrity of nucleic acids. Am J Pathol 161：1961-1971, 2002

第4章 病理検体に基づくゲノム解析

II 核酸品質とシークエンス

1 がん遺伝子検査の工程

がんゲノム医療で行われるがん遺伝子検査は，患者の細胞のがん関連遺伝子を調べ，どの遺伝子に，どのような異常が起こっているのかを解明することができる．検査工程は，検体準備（検体処理〜病理標本作製），DNA抽出，ライブラリー作製，次世代シークエンサー next generation sequencer（NGS）によるシークエンス，バイオインフォマティクス解析となる[1,2]（図1）．

本項では，遺伝子関連検査におけるDNA抽出〜シークエンスまでの工程と，核酸品質がシークエンスに及ぼす影響について具体的に述べる．

2 ライブラリー作製

現在のがん遺伝子検査の主流は，がんに関連する遺伝子の中から数十〜数百種類を選び，パネル化して，それらの遺伝子に絞って調べる「がん遺伝子パネル検査（ターゲットシークエンス）」である．この検査ではタンパク質の機能が明らかになっているエクソン領域や，がん関連遺伝子，治療薬剤が存在している遺伝子に標的が絞られ解析される．

がんゲノム医療で実施するがん遺伝子パネル検査ではNGSを用いる．塩基配列を読み取るにはライブラリーを作製する必要がある．ライブラリーとは，NGSで解読できる長さにDNAを断片化し，シークエンスに必要な配列（アダプターやインデックス）などを付加させたものである[3]．

 アダプター配列とプライマー配列の付加

アダプターとは各DNA断片の5′末端および3′末端に結合したオリゴヌクレオチドを指す．シークエンスを行うために，DNA断片をガラス基板やビーズなどに結合させるためのものであり，ガラス基板上やビーズ表面にはアダプターに対する相補的な配列が存在している．プライマーは，DNAの相補配列を伸長させる際に開始点となる．

 インデックス配列の付加

NGSでは，複数の検体を同時にシークエンス（マルチプレックス化）することが可能である．マルチプレックス化をするためには，各検体を識別させる必要がある．つまり，患者AのDNA，患者BのDNA……，といったように，誰のDNAであるかを区別しなくてはならない．そのために，インデックス（バーコード）配列の付加を行う．インデックスは，6〜8塩基前後の固有の配列を有したオリゴDNAである．シークエンス後に出力されたデータから，インデックスを目印にして，解析時に個人を識別する（図2）．

 原理

がん遺伝子パネル検査で行われるターゲットシークエンスには大きく分けて2つの方法があ

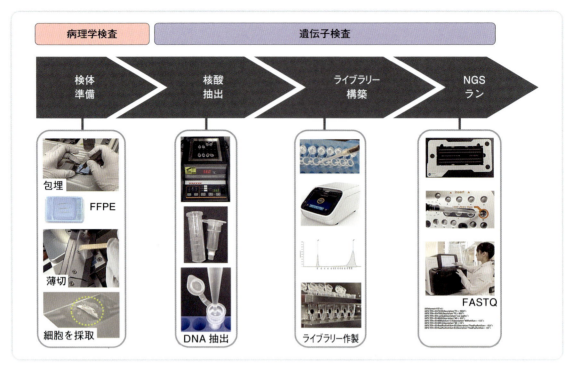

図1 がん遺伝子検査の流れ
検査工程は，検体準備（検体処理～病理標本作製），DNA抽出，ライブラリー作製，NGSによるシークエンス，バイオインフォマティクス解析となる．

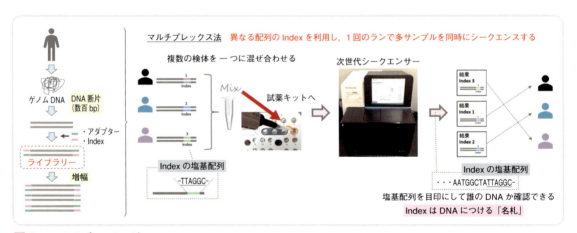

図2 マルチプレックス法
作製した複数のライブラリーを混合し，同時にシークエンスする．シークエンス後に結合させたインデックスIndex（バーコード）配列を読み取り，検体を識別する．

る．DNA断片に対してポリメラーゼ連鎖反応polymerase chain reaction（PCR）プローブを用いてPCRを行い，配列を解析するアンプリコンシークエンス法と，断片化した核酸断片に対して相補的な配列をもつキャプチャープローブを用いて捕捉し，PCRで増幅させて解析するキャプチャーシークエンス法で，それぞれ利点と欠点がある（2つの手法の原理については，第3章「Ⅰ．DNAシークエンス」を参照）．

例えば，アンプリコンシークエンス法では，最初にマルチプレックスPCR増幅を行うため，

用いる検体のDNA量が比較的少なくても実施できる．作業工程が少なく，作業時間も短い．さらに，安価なコストで実施できる．しかし，標的領域のGC（グアニン/シトシン）比など核酸配列によるPCR増幅効率の差異が大きくなるために，増幅不良領域での核酸精度の低下やDNAコピー数の計算が困難となる．

一方，キャプチャーシークエンス法は，融合遺伝子や比較的長い領域の欠失などのDNAの大きな構造変化をとらえ，かつDNAコピー数を算出する能力が高い．しかし，用いる検体のDNAは高品質である必要があり，DNA量もアンプリコンシークエンス法の10倍以上必要となる．

DNAの必要量は，アンプリコンシークエンス法では10〜100 ng，キャプチャーシークエンス法で100〜200 ng程度である．標的遺伝子はライブラリー作製時に反応させるtarget gene sequence primerのデザインによって選定することになるが，その方法論や種類はさまざまで，多くのメーカーから販売されている．

3　シークエンス（原理）

NGSとは遺伝子配列の塩基一つひとつを読み取ることができる装置の総称であり，国内シェアが高いのはIllumina社（図3）やThermo社（図4）である．両者のシステムについては，それぞれの図を参照されたい．また，複数の検体を同時にシークエンス（マルチプレックス化）することができ，多くの塩基数を一度に読むことができる．しかし，DNAを合成しながら読み取る原理は異なっている[4〜7]．

4　核酸品質によるゲノム検査への影響

ホルマリン固定パラフィン包埋 formalin fixed paraffin embedded（FFPE）検体を用いたがん遺伝子検査の結果がfailedとなる原因はホルマリンによるDNAの断片化が影響しており，DNAの断片化が過度であるほど，目的の遺伝子をPCRで増幅することが困難となり，遺伝子の解析が不可能となる．「ゲノム研究用・診療用病理組織検体取扱い規程」に従い作製したゲノム検査用FFPEと，通常の病理診断用アーカイブFFPE検体の核酸品質を比較すると核酸品質に差がみられた（図5）．

Ⓐ 核酸の品質

a）DIN—DNAの分解度（断片化の度合い）

Bioanalyzer（Agilent TapeStationシリーズ，Agilent社）を用いてDNAの分解度（DNA integrity number；DIN）を確認することができる．具体的にはDNAを電気泳動してDNAサイズの分布を調べる．

ゲノムDNAの分解度に応じて1〜10のスコアが算出される．断片化が大きいほど，DINの数値は小さくなる［RNAの場合はRNA integrity number（RIN）］．ホルマリンによる過固定ではDNAの分解度が大きく，DNAが短く断片化されるためDIN値が小さくなる．血液などはホルマリンの影響がないため7〜9と高値，FFPE検体では低値となる場合が多い．DIN＝3.1以上の検体ではシークエンス成功率は非常に高く，定量PCRによる増幅効率チェックを省くことができる．DINが3.0以下となるとDNAの断片化が過度であり，ゲノム解析成功率は低下する．

b）Ct値/⊿Ct値（増幅効率）

Ct（threshold cycle）とは，有意な増加がみられるときのサイクル数である．リアルタイムPCRを使用し，DNAが増幅可能な品質かを確認する．目的のDNAが増幅されるときのサイクル数を確認し，少ないサイクル数で増幅すれば鋳型となる品質のよい核酸が多く含まれることを意味する．

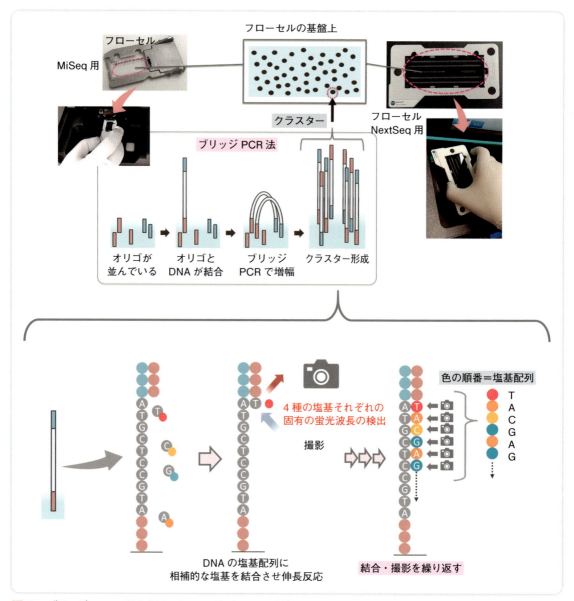

図3 ブリッジPCR＋蛍光を用いたSBS法（Illumina社）

フローセル flow cell（ガラス基板）上にて，「ブリッジPCR法」で目的の遺伝子を増幅する．DNAの両端に結合させたアダプター（5′末端側）をフローセル上のオリゴと結合させてフローセル上に固定する．さらにフローセル上にはあらかじめ5′末端側のアダプター配列が固定されており，DNA断片の3′末端側のアダプター配列は，フローセル上の5′末端側のアダプター配列と結合することができる設計になっている．このとき橋渡しをしたような状態（ブリッジ）を形成する．この状態でDNAポリメラーゼによってDNA伸長反応を行った後に変性させると，2本の一本鎖DNA断片が得られる．その後，ブリッジ結合→伸長→変性を繰り返して，多数の一本鎖DNA断片を増幅できる．ブリッジPCR法で増やした部分に3′位（DNAが伸長する方向）をブロックした蛍光デオキシヌクレオチド三リン酸（dNTP）を取り込ませる．一塩基だけ伸長させて，取り込んだdNTPの蛍光を励起する．その光の波調から，どの塩基かを確認することができる．つまり，その塩基に相補的な塩基が検体DNAの塩基であることがわかる仕組みである．その後，蛍光物質と3′位をブロックした物質を取り除く．このサイクルを繰り返すことでDNAの目的のDNA塩基配列を読み取ることが可能となる．

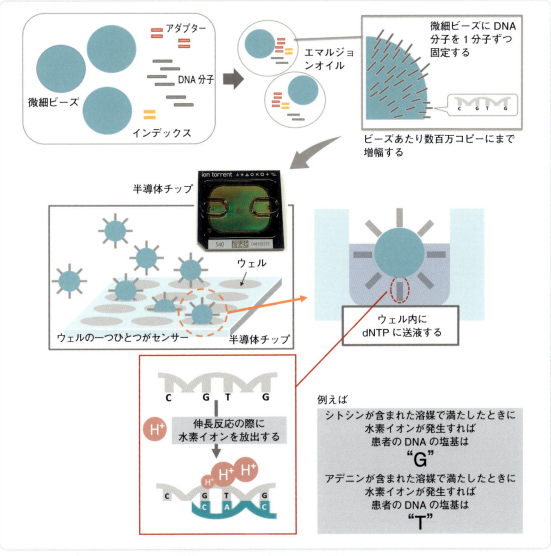

図4　エマルジョン PCR＋イオン半導体シークエンス法（Thermo社）

油中水滴内での「エマルジョン PCR」で目的の遺伝子を増幅する．ゲノム DNA を断片化し，3′末端と5′末端に特異的に結合する短い2種類のアダプターを結合させて一本鎖 DNA にする．DNA 断片とアダプター相補配列が固定化されたビーズを混合し，何十万の一本鎖 DNA フラグメントはアダプターを介してビーズに結合する．これらのビーズを油中水滴エマルジョンの中に包み込むことで，ビーズと DNA フラグメントをもつマイクロリアクターを形成する．その後，油中水滴エマルジョン内でのエマルジョン PCR によりビーズあたり数百万コピーにまで増幅される．増幅反応後，ビーズを取り出すため油中水滴エマルジョンを破壊し，ビーズを集め濃縮する．集められたビーズをガスケットがセットされたプレートへアプライする．半導体シークエンシングチップ上のマイクロウェルには，DNA 分子が1ウェルあたりおよそ100万コピー入る．ウェル内に各デオキシヌクレオチド三リン酸（dNTP）が順番に充填される．添加された dNTP がマイクロウェル中の DNA テンプレート配列と相補的配列になっている場合，ヌクレオチドが DNA に取り込まれ，水素イオンが放出される．その結果，ウェル内の pH が変化する．イオンセンサーがこれを検出し，デジタル情報に変換され，取り込まれたヌクレオチドが何かを確認することができる．NGS で配列解読された生データは FASTQ ファイルと呼ばれる形式であり，このファイルからマッピング（ゲノム配列上のポジションを決定する），アノテーション（変異コールされた配列の意味づけを知るためのデータ処理），キュレーション（変異のパターンや量的な妥当性評価）を行う．このようなデータ処理は主に「バイオインフォマティシャン」と呼ばれるバイオインフォマティクス領域の研究者や技術者が行っている．

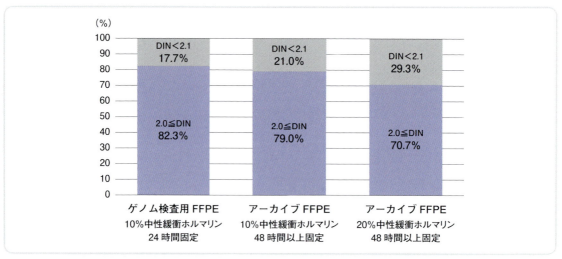

図5 DINの割合比較
アーカイブFFPE検体を10%中性緩衝ホルマリンで固定した検体と20%中性緩衝ホルマリンで固定した検体とで区別し，ゲノム検査用FFPE検体でDINの割合を比較した．その結果，ゲノム検査用FFPE検体とアーカイブFFPE検体で最も差がみられたのはDIN＜2.1の検体が占める割合であり，固定時間が長時間となるアーカイブFFPE検体ではDIN＜2.1の検体が占める割合が大きく，ホルマリン固定によりDNAの断片化が進行したことが示唆された．また，ホルマリン濃度の違いでもDIN＜2.1の検体が占める割合に差がみられ，より高濃度ホルムアルデヒドが含まれる固定液を使用したものでDIN＜2.1の検体が占める割合が大きく，高濃度ホルムアルデヒドによるDNAの断片化が進行したことが示唆された．10%中性緩衝ホルマリンで24時間固定された検体が最も良質なDNAであるとわかった．

表1 固定条件の違いによるDIN，PCR産物濃度，ライブラリー濃度の比較

	酸性ホルマリン固定	10%中性緩衝ホルマリン固定（アーカイブFFPE検体：48時間以上固定）	10%中性緩衝ホルマリン固定（ゲノム検査用FFPE検体：24時間固定）
平均的な検体のDIN	1.0（短いDNA片が多く含まれる）	2.5（さまざまな長さのDNA片を含む）	5.2（長いDNA片が多く含まれる）
PCR産物濃度	8.63 ng/μL	10.3 ng/μL	50.3 ng/μL
ライブラリー濃度	0.3 ng/μL	47.3 ng/μL	73.3 ng/μL

DNAの断片化が過度なほどPCR増幅が困難となり，目的遺伝子の増幅，解析が困難または不可能となる．

B 固定条件がライブラリー作製に与える影響

酸性ホルマリン固定し作製したFFPE（酸性ホルマリンFFPE）検体，通常の病理検査同様に摘出された臓器を10〜20%中性緩衝ホルマリンに浸漬し，十分に固定（48時間以上）されたタイミングで切り出して作製したFFPE（病理アーカイブFFPE）検体，「ゲノム研究用・診療用病理組織検体取扱い規程」に従い，手術時に摘出された検体から腫瘍部の一部を5×5×3 mmに切り出し，すみやかに10%中性緩衝ホルマリンに浸漬し，24時間固定し作製したFFPE（ゲノム検査用FFPE）検体のうち各平均的な検体のDIN，PCR増幅後に得られたPCR産物濃度，物質の結合や精製後に得られた最終のライブラリーの濃度を表1に示す．

PCR産物濃度で比較すると，酸性ホルマリンFFPE検体，病理アーカイブFFPE検体はゲノム検査用FFPE検体の約1/5の濃度である．

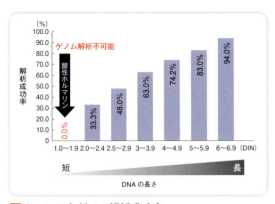

図6　DINとゲノム解析成功率
酸性ホルマリンFFPE検体は，すべての症例でDINが2.0以下となり，ゲノム解析成功率は0％である．酸性ホルマリンの使用検体ではゲノム解析は絶望的である．

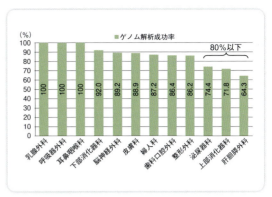

図7　診療科別におけるゲノム解析成功率
ゲノム検査用FFPE検体での比較．特に泌尿器科，上部消化器科，肝胆膵外科の検体ではゲノム解析成功率が低く，80％以下である（2023年）．

酸性ホルマリンFFPE検体ではPCR産物濃度に目立ったピークがみられない．つまりDNAの断片化が進んだ検体ではPCR産物が得られにくいことがわかる．

最終ライブラリー濃度では，酸性ホルマリンFFPE検体はライブラリー作製が不可であったことがわかる．PCR産物からライブラリーを作製するため，PCR産物濃度が低ければ作製できるライブラリー濃度も低くなる．つまり，DNAの断片化が過度なほどPCR増幅が困難となり，目的遺伝子の増幅，解析が困難または不可能となる[8,9]．

C　DINとゲノム解析成功率

DINとゲノム解析成功率の関係を図6に示す．酸性ホルマリンFFPE検体は，すべての症例でDINが2.0以下となり，ゲノム解析成功率は0％となった．DINが低い検体ほど，ゲノム解析成功率が低く，ゲノム解析を行うには「DNAの断片化をいかに最小限に抑え，核酸の品質を保持するのか」が重要となる．また，固定条件だけでなくFFPE検体の保管についても保管年数が増すほどにDNAの劣化が進み，DNAの品質低下に影響を及ぼすことが知られている[1,2,10]．今後は，病理診断に影響を及ぼさず，ゲノム解析に用いることも考慮に入れて，FFPE検体を作製する必要がある．

D　臨床科（提出検体）による差

a）臨床科別の核酸品質

乳腺外科，呼吸器外科，肝胆膵外科，耳鼻咽喉科，下部消化器科，脳神経外科，婦人科，歯科口腔外科，皮膚科，泌尿器科，上部消化器科の検体を同じ固定条件でゲノム解析率を比較した（図7）．泌尿器科，整形外科，上部消化器科，肝胆膵外科のゲノム解析成功率は80％以下となった．ゲノム解析が不可だった原因について各検体から考察した．

b）ゲノム解析不良の原因例

肝胆膵外科（図8）からの切除検体ではDNAの断片化が激しく，DINが3.0未満の割合は全体の約4割を占めていた．

肝胆膵外科の検体で低DIN，解析不可だった検体の多くに自己融解像がみられた．これらの検体では消化酵素を含む臓器が多く，自己融解を起こしやすい臓器特異性が影響していると考えられる．

おわりに

がん遺伝子パネル検査の工程は病理検査工程

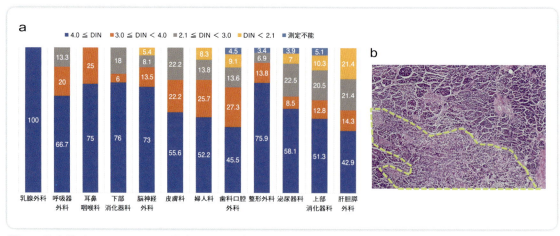

図8 診療科別におけるDNA品質（DINの割合）と細胞融解像
a：10％中性緩衝ホルマリンで24時間固定した検体での核酸品質．同じ条件で作製されたFFPE検体であっても，臓器や手術方法などによって結果に差が生じた．特に肝胆膵外科の検体ではDINが低い．品質の低い検体では細胞融解像が確認される（2023年）．b：膵臓のHE標本．細胞融解像（破線内）が確認できる．

と遺伝子関連検査工程を含む．外注委託する場合は標本作製までを自施設で行い，未染色標本を検査センターに提出する．しかし，「ただ標本を作製すればよい」わけではない．病理検体の品質が，その後の工程すべてに影響し，品質不良の場合，正確な検査結果を得られなくなる．病理検査で実施する免疫染色やFISHなども，ホルマリン固定の影響を受けるため，特にコンパニオン診断に用いる免疫染色では，適切な固定条件が推奨されている．例えばHER2では，がん遺伝子検査と同じく10％中性緩衝ホルマリンを使用して過固定を避けることが推奨されている[11]．固定条件の改善は，病理診断やがん遺伝子検査において，正確な診断・結果につながる．

今後のがん遺伝子検査において，病理部門が担う工程はますます重要となり，病理医や病理検査技師の役割・責任も大きくなる．

（柳田絵美衣，西原広史）

文献

1) 柳田絵美衣，ほか：クリニカルシーケンスとしての院内完結型網羅的がん遺伝子解析（CLHURC検査）の実際．医学検査 67：131-141, 2018
2) 柳田絵美衣，ほか：がんゲノム医療における臨床検査技師の役割．臨床病理 66：479-489, 2018
3) がんゲノム医療用語事典．臨床検査 64（増刊号），2020
4) Shendure JA, et al：Overview of DNA sequencing strategies. Curr Protoc Mol Biol Chapter 7：Unit 7.1, 2011. doi:10.1002/0471142727.mb0701s96.
5) Ju J, et al：Energy transfer primers：a new fluorescence labeling paradigm for DNA sequencing and analysis. Nat Med 2：246-249, 1996
6) Illumina. http://www.illumina.com/.
7) Thermo Fisher Scientific：Ion Torrent：Applied Biosystems. https://www.thermofisher.com/jp/ja/home/brands/ion-torrent.html
8) 西原広史，ほか：FFPE検体を用いた遺伝子パネル検査の限界と今後の方向性．実験医学 36：2611-2615, 2018
9) 柳田絵美衣，ほか：がんゲノム医療の結果報告における現状と課題．日染色体遺伝子検会誌 37：38-50, 2019
10) 日本病理学会：ゲノム診療用病理組織検体取扱い規程，2018. https://pathology.or.jp/genome_med/pdf/textbook.pdf
11) 日本病理学会乳がんHER2検査病理部会：HER2検査ガイド 乳癌編，第4版，2014
12) Yanagita E, et al：The DNA integrity number and concentration are useful parameters for successful comprehensive genomic profiling test for cancer using formalin-fixed paraffin embedded tissue. Pathol Int 73：198-206, 2023

第**4**章 病理検体に基づくゲノム解析

Ⅲ バイオインフォマティクス解析

はじめに

　目覚ましい技術の進歩により，がんゲノム解析が病理学の一手法としてルーチン化されつつある．病理医（特に分子病理専門医）は，エキスパートパネルの構成員として，病理検体処理からゲノム解析，最適治療の決定までのすべての段階に関わる．おそらく病理医が生のシークエンスデータを扱うことはないが，解析過程の理解は必要である．本項では，生データが解析，加工されてエキスパートパネル用にレポートが作成される過程を概説し，病理医が知っておくべき内容と求められる役割について記述する．詳細は「病理と臨床」の特集[1]，がんゲノム医療用語事典[2]やがんゲノム情報管理センター（C-CAT）調査結果説明書[3]を参照されたい．また，公共データベースや無償のソフトウエアについては，URLを記載しており，実際にアクセスして活用されたい．

1 ゲノムシークエンスデータの構成

　次世代シークエンサーが行う，膨大な塩基配列を並列に解析する超並列シークエンス（massive parallel sequencing）で得られたデータを塩基配列に変換する過程をベースコールという．例えば，Illumina社製のMiSeqを用いたsequencing by synthesis法によるシークエンスでは，各塩基に対応した4種類の蛍光強度のデータが塩基配列に変換される（同社の

NextSeq1000/2000では，2種類の蛍光色素を用いてシークエンスを行う）．半導体チップを用いたシークエンスでは，区画化されたチップ内でエマルジョンポリメラーゼ連鎖反応を行い，反応液のpH変化のデータが塩基配列に変換される．これらの塩基配列情報はゲノムシークエンスの後，最初に得られるデータであり，ベースコールに必要なソフトウエアはシークエンサーのメーカーから無償供給されている．ベースコールされた塩基配列情報は，FASTQと呼ばれるテキスト形式のファイルに出力，保存される．FASTQに含まれる情報は，ランダムに断片化された80〜300 bpの塩基配列であり，遺伝子の位置情報は含まれていない．

　FASTQデータをリファレンスゲノムの塩基配列と照合し，シークエンスされた遺伝子断片の位置を決定する処理をマッピング（あるいはアライメント）と呼び，マッピング後の情報はSequence Alignment/Map（SAM）形式のファイルに保存される．SAMファイルを圧縮してバイナリ形式にしたものをBinary Alignment/Map（BAM）ファイルという．この時点でシークエンスの読み取り深度 read depthやマッピングされた遺伝子の位置情報が確定される．SAMファイルとBAMファイルに含まれる情報は同じであり，保存形式が異なるだけであるが，BAMファイルはデータ容量が小さく，情報を高速処理できる．FASTQからBAMファイルへの変換は，無償公開されているBWA[4]やBowtie[5]などのツールが用いられ，通常は病理医が用いることは少ない．

Ⅲ　バイオインフォマティクス解析 **125**

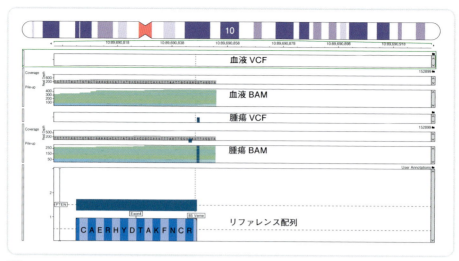

図1 BAMファイル，VCFの可視化
血液および腫瘍組織から抽出したゲノムDNAのシークエンスを10番染色体に対してマッピングしている．血液では認められない *PTEN* 遺伝子の変異が，腫瘍のVCFおよびBAMファイルで認められる．縦軸にはシークエンス深度が表示されており，信頼性の指標の一つとなる．

2 ゲノムシークエンスデータの加工，解析，可視化

次に，マッピングされた塩基配列でリファレンスゲノムと不一致であった配列情報がVirtual Contact File（VCF）と呼ばれるテキストデータに保存される．VCFへの変換にはGATK[6]，BWA[7]あるいはMuTect[8]などのツールが用いられ，これらも病理医が用いることは少ない．簡便な方法として，Illumina社，QIAGEN社，Agilent社，ThermoFisher社といった機器メーカーあるいは検査試薬メーカーから遺伝子解析試薬を購入することで提供されるクラウド解析サービスまたは解析ソフトを利用することができる．ソフトウエア上にFASTQを転送するだけで，BAMファイルやVCFに自動変換されるサービスであり，Linaxのような複雑な操作は必要ない（例えばQIAGEN web portal GeneGlobe[9]）．BAMファイルおよびVCFは，遺伝子変異やコピー数変化を検索するため必要であり，BAMファイルとVCFに含まれる塩基配列情報は，IGV[10]，Golden Helix社[11]など，無償のソフトウエアを用いて可視化が可能である．図1にGolden Helix社のソフトウエアを用いたゲノム情報の可視化の1例を示す．BAMファイルおよびVCFをソフトウエアのDropboxに入れるだけで簡単に作成でき，遺伝子名や染色体位置から変異箇所を検索し，変異情報を視覚的に理解できる．これらのソフトウエアにはリファレンスゲノムの塩基配列がすでに登録されており，ソフトウエア上からさまざまなレファレンス配列を参照することも可能である．リファレンス配列はGRCh37（Hg19），GRCh38（Hg38）が用いられることが多く，Genome Reference Consortium[12]から入手可能である．

3 アノテーションとキュレーション

研究目的にBAMファイルあるいはVCFの情報を自ら解析することもあるが，がんゲノム医療においては，可能な限りシークエンス結果の信頼性の担保，臨床判断のためのエビデンス，特に治療選択のためのエビデンスを得る必要がある．そのために，データ品質の評価およ

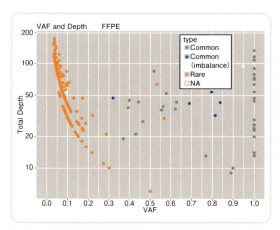

図2　品質不良な検体のシークエンスでみられる変異割合のプロット図
縦軸は読み取り深度 depth，横軸は変異割合（変異アレル頻度；VAF）を示す．depth 10〜200 にかけて，VAF 10〜50%のノイズ SNP（オレンジ）が多量に認められる．ホルマリン固定パラフィン包埋（FFPE）検体では，少なからずノイズ SNPが検出されるが，多量に検出される場合には，腫瘍遺伝子変異量（TMB）の検出に不具合が出る可能性がある．

び信頼できる遺伝子変異を抽出する作業（キュレーション）と遺伝子変異の意味づけ作業（アノテーション）が行われる．通常，これらの過程はゲノム解析の専門家であるバイオインフォマティシャンが担当するが，分子病理専門医が行うこともある．

　塩基配列情報の品質管理は，適切なゲノム検査に必須である．マッピングされているシークエンスは十分な読み取り深度があり信頼性の高いものであるか，ノイズ SNP（single nucleotide polymorphism）（図2）やC＞T変異が多量にコールされていないかなどが確認される．信頼度の低いデータの出力は，低品質や低濃度の核酸でシークエンスを行った場合や，高品質のDNAライブラリーからのシークエンスであっても出力上限以上でシークエンスした場合などでみられる．また，低品質の核酸を用いたシークエンスでは copy number variation（CNV）を正確に検出することができない（図3）．ゲノム解析にホルマリン固定パラフィン包埋組織を用いる限り，解析結果にノイズが混入することは避けられない．ノイズ SNP などの

不良なシークエンス結果は，バイオインフォマティクスによる処理でも完全には除去できない．

　塩基配列情報は解析プログラムによりリファレンス配列と比較され，ナンセンス変異，ミスセンス変異，フレームシフト，スプライシング変異などに分類された後，アノテーション用のデータベース（次項に詳述）と照合される．アノテーションやキュレーションのための情報処理は，ゲノム解析を受注している検査センターやゲノム解析会社の独自の解析手法により行われる．例えば，自費のゲノム検査の一つであるPleSSision 検査では，三菱電機ソフトウエア社が開発した独自の解析パイプラインにより，解析が行われる．保険適用の OncoGuide™ NCC オンコパネルシステム（NOP）などでは，ClViC，BRCA Exchange，ClinVar，COSMIC といった公共データベースやQIAGEN Clinical Insight-Interpret（QCI-I）を用いてアノテーションおよびキュレーションを行っている．FoundationOne® CDx がんゲノムプロファイル(F1CDx)検査で使用されるデータベースは非公開である．各解析パイプラインにはそれぞれ傾向や特徴があり，必ずしも解析結果が一致しないことに留意する必要がある．

4　アノテーションに用いられるデータベース

　アノテーションやキュレーションは国際的な公共ゲノムデータベース情報との比較で行われ，どのリファレンスデータを用いているか，海外なのか国内のデータベースなのかを知っておく必要がある．以下に代表的なデータベースの概要を記す．

A　Catalogue Of Somatic Mutations In Cancer（COSMIC），英国[13]

COSMIC は Wellcome Sanger Institute が

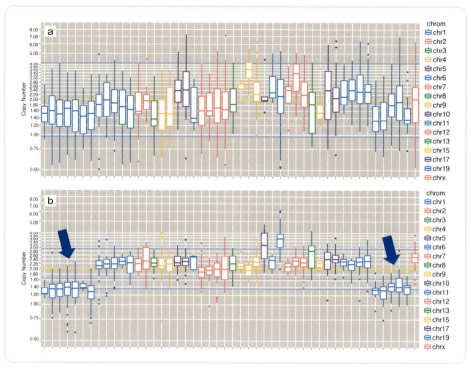

図3　低品質および高品質の核酸から検出されるコピー数変化の比較
横軸に染色体上の遺伝子を示し，縦軸に各遺伝子のコピー数をプロットしている．黄線が2倍体，上下の青線がそれぞれ+2 SDと-2 SDを現している．a，bどちらも乏突起神経膠腫とされた症例である．**a**：低品質の核酸を使用した場合では，各遺伝子のコピー数変化のばらつきが大きく有意差が得られない．**b**：高品質の核酸を使用した場合では，1番および19番染色体の共欠失（1p19q co-deletion）（矢印）が認められる．

運用する腫瘍の体細胞遺伝子変異のデータベースである．腫瘍別あるいは遺伝子変異別に閲覧ができ，組織型とゲノムプロファイルの比較が可能である．腫瘍関連の遺伝子変異として一定の信頼性をもっているが，COSMICにおいて病原性を評価しているわけではない．COSMIC登録の遺伝子変異は腫瘍由来の可能性が高く，SNPとの鑑別に有用である．培養細胞の変異情報も登録されており，研究目的に合致した変異をもつ細胞や精度管理に必要な陽性対照の探索にも利用できる．

B　cBioPortal for Cancer Genomics，米国[14]

Memorial Sloan Kettering Cancer Center（MSKCC）で開発されたデータベースである．MSKCCやがんゲノムアトラス The Cancer Genome Atlas（TCGA）などのプロジェクトで収集された腫瘍別の遺伝子異常の情報を閲覧することが可能である．臓器別あるいは任意の設定で遺伝子変異情報の閲覧も行える．遺伝子の変異情報だけでなく，病理診断報告書や病理組織画像などにもアクセスできるが，病理組織画像の質は十分ではないこともある．

C　Clinically relevant variation（ClinVar），米国[15]

米国国立生物工学情報センター National Center for Biotechnology Information（NCBI）が運用するデータベースであり，遺伝性疾患の病的変異情報を網羅しており，主に遺伝性腫瘍の原因遺伝子の評価に用いられる．SNP情報も豊富であり，病原性変異あるいは腫瘍由来変異の判断に有用である．COSMICとClinVarの両方に登録がある変異やClinVarにのみ登録がある変異は，非病原性である場合が

多い．COSMIC 登録のみの場合は腫瘍由来また は病原性変異であることが多く，両データベースを比較することで変異の意味づけの判断に利用できる．

D AMED 開発の Medical Genomics Japan Variant Database（MGeND），日本[16]

日本版 ClinVar とも呼ばれることがあるがんを含めたさまざまな疾患のゲノム変異のデータベースである．本邦において実施されてきたゲノム検査のがんゲノム情報の他，NOP や F1CDx の結果も収録されている．

5 エキスパートパネルで用いる解析レポートと知識データベース

エキスパートパネルの最も重要な役割は，アノテーションとキュレーションにより信頼性が得られた遺伝子変異に対し，医学的なエビデンスに基づいて分子標的薬の選択を行うことである．病理医には第一に，検出された遺伝子異常が病理診断と矛盾しないか判断することが求められる．

保険適用の NOP，GenMineTOP® および F1CDx 検査では，検出された変異に対して，各検査独自の解析レポートが報告される．加えて，C-CAT からは，C-CAT 調査結果として薬剤情報や治験情報を付与した解析レポートが返却される．その際，F1CDx 解析と C-CAT レポートで異なる遺伝子変異や関連薬剤の情報が記載されていることがある．参照するデータベースが解析結果に影響するため，C-CAT レポートは元となる検査により報告内容が若干異なり，注意が必要である．

エキスパートパネルでは，ゲノム検査報告書と C-CAT レポートに加え，すべての結果を一覧にまとめたキュレーションシートを用いると便利である．鹿児島大学病院では三菱電機ソフトウエア社による独自の再解析により，検出された変異の意味づけがまとめられた 1 枚のエクセルシートを用いている（図 4）．この解析パイプラインでは，変異とコピー数変化を反映した，各遺伝子変異の意味づけをスコア化している．しかしながら，意義不明の変異 variants of unknown significance（VUS）や未登録の変異では低いスコアとなり，検出された遺伝子変異に意味づけがなされないことがある．がんゲノムの情報は日々更新されており，分子病理専門医には検出されたゲノム異常が病理組織像に合致するものなのか，上記の種々のデータベースなどを参照して知識の更新が求められる．以下に解析報告書の作成に用いられる知識データベースのいくつかを紹介する．

A The Clinical Knowledgebase（JAX CKB），米国[17]

JAX CKB は The Jackson Laboratory が運用するデータベースである．変異遺伝子の機能評価，治療法，薬剤選択や治験情報など，がんゲノム医療のためのデータベースとして非常に多くの情報が収録されているが，無償の場合はアクセスできる情報が制限される．

B Precision Oncology Knowledge Base（OncoKB），米国[18]

cBioPortal とリンクした知識データベースであり，cBioPortal に登録されている遺伝子変異の一部は，OncoKB としてがんゲノム医療のために運用されている．MSKCC における治療エビデンスレベルや薬剤，変異により変化した機能などの情報も同時に閲覧することが可能である．

C Clinical Interpretation of Variants in Cancer（CIViC），米国[19]

CIViC は Washington University School

第4章 病理検体に基づくゲノム解析

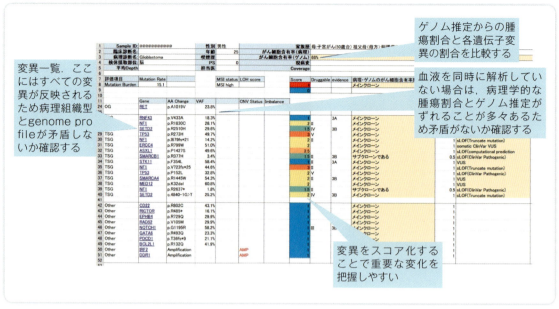

図4　三菱電機ソフトウエア社によるキュレーションシート

of Medicineが運用するデータベースである．がん遺伝子変異と対応した薬剤情報，独自基準の治療エビデンスレベルとそのリファレンスが収録されている．臨床試験，遺伝子名，薬剤名などから検索が可能であり，融合遺伝子情報も充実している．

D Cancer Knowledge DataBase（CKDB），日本

C-CAT[20]により集約化，管理されている本邦のがんゲノム医療情報の知識データベースである．本邦のがんゲノム医療を推進するために構築されており，すでに6万症例以上が登録されている．CKDBに基づいてC-CAT調査結果報告書が作成される．

（谷本昭英，赤羽俊章）

文献

1) 谷本昭英，ほか：遺伝子変異の解釈に有用なウェブサイト―がんゲノム医療に関わる病理医に向けて―．病理と臨床 42：19-28，2024
2) がんゲノム医療用語事典．臨床検査 64（増刊）：1055-1254，2020
3) 国立がん研究センターがんゲノム情報管理センター：C-CAT調査結果説明書，第2.7版．https://www.ncc.go.jp/jp/c_cat/jitsumushya/020/pdf/27/investigation_v2.7.pdf
4) Burrows-Wheeler Aligner (BWA). http://bio-bwa.sourceforge.net/
5) Bowtie 2. http://bowtie-bio.sourceforge.net/bowtie2/index.shtml
6) GATK Team：Getting started with GATK4. https://gatk.broadinstitute.org/hc/en-us/articles/360036194592-Getting-started-with-GATK4
7) Burrows-Wheeler Aligner (BWA)：Manual Reference Pages--bwa (1). https://bio-bwa.sourceforge.net/bwa.shtml
8) GATK Team：Mutect2. https://gatk.broadinstitute.org/hc/en-us/articles/360037593851-Mutect2
9) QIAGEN web portal GeneGlobe. https://geneglobe.qiagen.com/us/analyze
10) Integrative Genomics Viewer (IGV). https://software.broadinstitute.org/software/igv/
11) Golden Helix. https://www.goldenhelix.com/products/GenomeBrowse/
12) Genome Reference Consortium. https://www.ncbi.nlm.nih.gov/grc
13) Catalogue Of Somatic Mutations In Cancer (COSMIC). https://cancer.sanger.ac.uk/cosmic
14) cBioPortal for Cancer Genomics. https://www.cbioportal.org/
15) ClinVar. https://www.ncbi.nlm.nih.gov/clinvar/
16) Medical Genomics Japan Variant Database (MGeND)：https://mgend.ncgm.go.jp/
17) The Jackson Laboratory Clinical Knowledgebase (CKB). https://ckb.jax.org/
18) OncoKB. https://www.oncokb.org/
19) Clinical Interpretation of Variants in Cancer (CIViC). https://civicdb.org/welcome
20) 国立がん研究センターがんゲノム情報管理センター（C-CAT）．https://for-patients.c-cat.ncc.go.jp/

第**4**章　病理検体に基づくゲノム解析

Ⅳ 病理診断とゲノム解析

はじめに

　病理学および病理診断学とは，各臓器の病的変化を原因論的，発生論的に分析し，臨床症状に基づいて分類する学問である．歴史的に，病理診断は形態学的アプローチを中心に行われてきた．より正確な診断やバイオマーカーの探索のためには，免疫染色による細胞内タンパク質の可視化や蛍光 in situ ハイブリダイゼーション fluorescence in situ hybridization（FISH）法による染色体の変化の検出などが利用されてきた．長い間，診断には顕微鏡的観察を超える補助ツールが存在していなかったが，近年，腫瘍の発生や分類に関連するゲノム変化が病理診断に大きな変革をもたらした．次世代シークエンサーなどのテクノロジーの急速な発展により，ゲノム異常が腫瘍や個体に与える影響が明らかになったからである．WHO 分類は脳腫瘍を筆頭に，多数の臓器でゲノム変化を合わせた病理分類・病理診断に入れ替わっていっている．一部の腫瘍では，遺伝子プロファイルによる層別化と形態学的分類の間に違和感を覚える場合もある．

　しかし，例えば ALK 肺がんの組織像が cribriform や signet ring cell などの特徴を示すことや，FH 関連腎細胞がんが多くの場合 papillary renal cell carcinoma であることなど，形態的病理分類と遺伝子プロファイルが一致する例も少なくない．さらに，免疫チェックポイント阻害薬の効果予測に PD-1/PD-L1 の免疫組織化学が貢献しているように，臨床症状と形態分類の組み合わせは腫瘍診断の基本である．疾病の病態生理をより正確に理解するためには，病理診断と遺伝子プロファイルを統合した「統合病理遺伝子診断（分子病理診断）」を目指すべきときがきている．

　本項では，筆者らが慶應義塾大学病院で行っているがん遺伝子検査の体制を中心に，具体的なレポートの読み方と分子病理診断のあり方について考察する．

1 がんゲノム検査の実際

　筆者らは，腫瘍組織のホルマリン固定パラフィン包埋 formalin fixed paraffin embedded（FFPE）検体を用いたがん遺伝子パネル検査（PleSSision 検査）を 2017 年から慶應義塾大学で行っている．また 2018 年 4 月より臨床研究として PleSSision-Rapid 検査を開始した．PleSSision-Rapid は慶應義塾大学病院で切除された検体で，同意が得られた全症例に，160（現 216）のがん遺伝子パネル検査を行い診断補助として臨床現場に結果を報告している．PleSSision 検査との大きな相違点としては，生殖細胞系の遺伝子異常は検索しない，読み取り深度 read depth を調整してコストを下げる，の 2 点が挙げられる．月 100 件を超えるエントリーがあり，現時点（2024 年 3 月）で 4,000 件を超えている．ドライバー遺伝子の検出率は 60% を超えており，免疫チェックポイント阻害薬に関わる腫瘍遺伝子変異量 tumor mutation burden（TMB）の検出率は約 10%

Ⅳ　病理診断とゲノム解析　131

と既知のデータとの整合性が保たれた結果が得られている.

A 検査結果解析のピットフォール

2019年6月, FoundationOne® CDx がんゲノムプロファイル(F1CDx), OncoGuide™ NCC オンコパネルシステム (NOP) の2種類のがんゲノム検査が保険適用され, 2021年には, FoundationOne® Liquid CDx がんゲノムプロファイル (F1LCDx) が本邦発の血液によるがんプロファイリング検査として承認された. 当院 (連携病院は含まない) ではそれぞれ約823例, 130例, 149例の解析が終了している(2024年12月時点). それぞれの検査レポートの結果を解析する際には, さまざまな難点に遭遇する. まず各々の検査系を正確に把握する必要がある. キャプチャー法を使用しているのかアンプリコン法を使用しているのか, matched pair test か否か, バイオインフォマティクスパイプラインの違いや遺伝子の検索範囲の差異によって, 同じ検体でも検出される変異も解釈も異なる場合がある. また, 未知の検査系のエラーが新たに判明する場合があり, 必ずしも報告された変異が正解とは限らない. 保険適用されている NOP においても, 高頻度に検出されるノイズと考えられる変異が存在し, また病的ではない融合遺伝子が治療対象となる遺伝子異常として記載されるなど, 誤った変異情報が報告書に記載されてしまうケースがある.

B 分子腫瘍検討会 (MTB)

筆者らはゲノムデータの信頼性を判断するため, 週2回開催する分子腫瘍検討会 molecular tumor board (MTB) で全症例を先に検討し, コールされた変異に対する重みづけを行っている. MTB は病理医, ゲノム解析担当医とバイオインフォマティシャンの少人数のチームで構成されている.

(1) MTB においてまず, 腫瘍組織における変異アレル頻度 variant allele frequency (VAF)を, 腫瘍細胞含有割合と比較検討する. すなわち, シークエンスを行った組織における組織学的腫瘍細胞含有割合との整合性を確認する. それにより, がん細胞由来の遺伝子変異なのか, それがメインクローン由来なのか, サブクローン由来なのか, 体細胞系列あるいは, 生殖細胞系列バリアントなのかを確認する. そして, コールされたバリアントの意義を検討する. oncogene (がん遺伝子)/tumor suppresser gene (TSG; がん抑制遺伝子) の判定と gain of function (機能亢進)/loss of function (機能欠損) の機能的意義を検索して, 腫瘍に対する pathogenicity を判断する. TSG に関しては, 変異アレルの存在に加え正常アレルの loss あるいはメチル化などの不活性化を伴う, いわゆる two hit theory を考慮する必要がある. 具体的には, 正常組織の single nucleotide polymorphism (SNP) のパターンとがん細胞の SNP の VAF を比較して SNP のインバランスから対象遺伝子の loss を検討することが望ましい. ただし, この方法は, 生殖細胞系列変異の解析を併せて行う matched pair (PleSSision, NOP, GenMineTOP®) では成り立つが, 腫瘍組織由来 DNA だけを用いる検査系 (F1CDx や PleSSision-Rapid) では検討できない. また一般的な遺伝子パネル検査ではメチル化は検出できないため, すべての症例で two hit を確定させることは今の段階では困難である.

(2) 次に PARP 阻害薬の適応基準となる homologous recombination deficiency (HRD) の検出や, 免疫チェックポイント阻害薬の有効性の指標となる TMB, マイクロサテライト不安定性 microsatellite instability (MSI) についての評価を行う. 検体不良による TMB-high 症例が混在しているため, 検体の質 (固定状態や保存期間) の確認, 可能であれば DNA integrity number (DIN) 値と DNA 濃

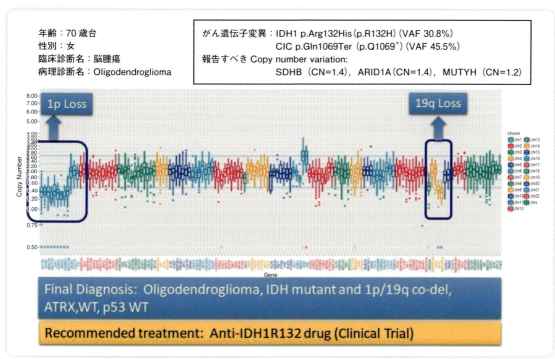

図1 ゲノム解析結果（PleSSsision-Rapid 検査）

度を事前に測定しておくことがよい．また，データベースにない生物学的意義不明の変異 variants of unknown significance（VUS）は原則的に治療推奨対象ではないが，治験対象になる可能性があるので，注意を要する．当院では，遺伝子変異に対する評価が MTB で確定すると，薬物療法専門医を中心とした臨床医のグループにより clinical tumor board（CTB）が開催され，遺伝子プロファイルに基づく治療選択を行うための臨床的意義づけが行われる．シグナル伝達経路を加味して分子標的薬候補の有無，HRD 状態，TMB，MSI の数値の3本柱を中心に腫瘍に対する寄与度を判断し，順序を整え提示する．

　筆者は病理医として MTB に関わり，病理診断においてゲノムプロファイルの確認が有用であった例をいくつか経験した．以下に PleSSsision-Rapid 検査2例と PleSSision 検査1例を提示する．

2　がんゲノム検査に対する病理組織学的アプローチ

【症例1】70歳台，女性．

　脳腫瘍（神経膠腫）手術時に PleSSsision-Rapid 検査が施行された（図1）．*IDH1* p.R132H の検出と，copy number plot にて染色体1番と19番の共欠失 1p/19q co-deletion を検出．oligodendroglioma, *IDH* mutant and 1p/19q co-deletion, *ATRX*-WT, *p53*-WT と最終報告が可能となる（現在の保険診療では脳腫瘍の 1p/19q co-deletion は測定できない．病型で FISH は可能だが偽陽性の場合がある）．

【症例2】70歳台，男性．

　アンドロゲン受容体阻害薬（エンザルタミド）抵抗性前立腺がんで，PleSSsision-Rapid 検査を施行した（図2）．*SPOP* p.Y87N 変異が片親性ダイソミー uniparental disomy（UPD）で認められた．*SPOP* 変異は，エンザルタミド治

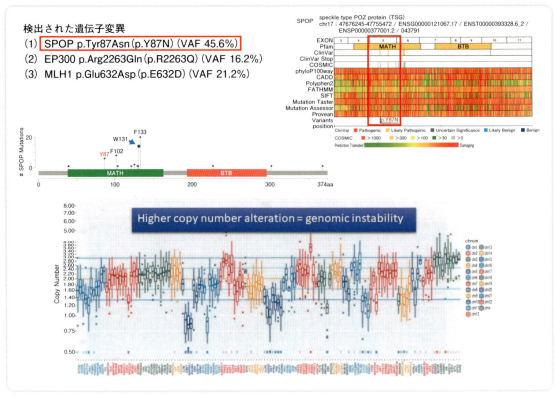

図2 ゲノム解析結果（PleSSision-Rapid 検査）

療抵抗性変異の報告があり臨床情報と合致している．また，SPOPとDNA修復酵素の機能との関連も報告されており，SPOPの発現低下が，ゲノム不安定性を起こす報告があった．当症例もcopy number plotからゲノム不安定性が確認され，プラチナ療法が著効した．

【症例3】60歳台，男性．

横行結腸adenocarcinoma, tub2の診断で，肝腫瘍が別で提出されており，病理ではneuroendocrine carcinomaの診断であった．PleSSision検査を2ヵ所で行ったところ，同一のプロファイルがみられ転移と確認された（図3）．付加されたゲノム変化が形態学的変化をもたらしたかどうかは不明である．

おわりに

以上のように，病理診断時にゲノムプロファイルを補助ツールとして使用することの有用性は明らかである．現在，保険で認められているがん遺伝子検査は，対象が全がん患者の1～2％に絞られ，検査を受けるタイミングも遅い．また，本邦においては現行の保険医療制度の下で遺伝子検査を実施しても，ゲノムバイオマーカーに基づく適応外の薬剤使用が認められていないなど，さまざまな課題が目下に山積している．完全寛解が期待できる免疫チェックポイント阻害薬の確定的なゲノムバイオマーカーはいまだ不明であるが，一方で，異所性リンパ組織 tertiary lymphoid structures が免疫チェックポイント阻害薬の奏効に関連しているという報告が近年増加しており，病理形態学とゲノム解

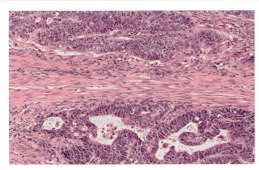

横行結腸がん原発切除検体
(adenocarcinoma, tub2 の病理診断)

Actionable 遺伝子異常
TP53 p.R175H（PLS=2），RB1 c.1498+1G>A（PLS=3）
MYC amp（CN=8.6）（PLS=2），ERBB2 amp（CN=19.9）（PLS=3）

臨床経過：
X 年 4 月：横行結腸がんに化学療法施行（FOLFOLI12 コース→ FOLFOLI+Bx3～10 コース）施行
X 年 6 月：横行結腸がん左半結腸切除術．（T3（SS），tub2, ly2, v2. N2(4/17), fStageIIIB）
X 年 7～9 月：化学療法施行（Xelox，3,600mg 4 クール）．X 年 9 月：MRI で肝転移がみつかる
X 年 11 月：肝臓部分切除
⇒ NEC の病理診断
(X＋1)年 10 月：肝転移巣増悪

肝腫瘍部分切除検体
(neuroendocrine carcinoma の病理診断)

Actionable 遺伝子異常
TP53 p.R175H（PLS=3），RB1 c.1498+1G>A（PLS=3），
MYC amp（CN=14）（PLS=3），ERBB2 amp（CN=10）（PLS=3），
FLCN loss（CN=1）（PLS=2），SMARCB1 loss（CN=1）（PLS=2）

⇒ 形態学的には異なる腫瘍
⇒ ベースとなるドライバー遺伝子異常は同一
⇒ AMP の程度（CN 値）が変化している
⇒ 新たな遺伝子異常（loss）が転移巣で出現している（治療修飾あるいは転移による変化）

図 3 ゲノム解析結果（PleSSision 検査）

析を併せたアプローチが必要である．また筆者が非常勤で勤務している手稲渓仁会病院と慶應義塾大学との共同研究で，何かしらの治療介入を行った症例におけるゲノム変化の推移を観察する臨床研究が始まっている．治療効果推測のバイオマーカーのみならず，組織像とゲノム変化との関係性が示されれば，組織像から治療効果を推測できる可能性も期待される．

病理医に期待されるのは，診断に有用なゲノム異常をとらえ，腫瘍の形態学的分類との整合性を踏まえて，総合的に診断を行う，いわゆるゲノム病理診断の樹立である．その結果，ゲノムデータが病理形態学へフィードバックされ，形態学的特徴からゲノム異常を推定することも可能になり，そこから新たな疾患の分類やバイオマーカーの同定が可能になると期待される．

（四十物絵理子）

COLUMN

第4章 病理検体に基づくゲノム解析

腫瘍細胞含有割合の判定

がんゲノム検査に使用するブロックの選定は，検査の成否に直接関わる重要なステップである．これは，単に腫瘍細胞が多く含まれていればよい，というものではない．選定において重要な3要素は，「固定条件」「腫瘍細胞含有割合」「腫瘍細胞の密度」である．一連の経過の中でどの時点の検体を使用するのがよいか（原発の手術検体か，転移巣の生検か），検査を依頼する臨床医とともに患者の現状に合わせた最適なサンプルを用意することは，プレアナリシス段階における病理医の最も重要な仕事の一つである．

腫瘍細胞含有割合は占有面積ではなく，有核細胞数で判断しなければならない．一般的な商用シークエンスとして実施している遺伝子パネル検査では，ほとんどが検体選定基準として「腫瘍細胞含有割合20%以上」を掲げているが，正確なコピー数変化を判定するためには，40%以上を確保することが望ましい．もし，標本全体で腫瘍細胞含有割合が明らかに40%を超えていれば，基本的にはその切片全面を用いて核酸抽出を行う．その場合，多少の壊死部分が含まれていても，解析結果にはほとんど影響はない．もし，標本全体での腫瘍細胞含有割合が40%以下の場合には，トリミングの実施を検討する．その際，病理診断医は連続切片として作製したHE染色標本上に明確にトリミング部位を描画する．臨床検査技師は，その切片をみながら，連続切片として作成した未染標本5〜10枚を手作業にて行うマニピュレーションという方法でトリミングを実施する．したがって，トリミングラインは現実的に手作業で実施可能な

ものでなければならない（図1）．腫瘍細胞胞巣が微小な場合，Laser Microdissection などの機器を用いることも考えられるが，DNAへのダメージも大きく，また臨床検査として実施するのは時間と費用がかかりすぎるため，ルーチンの検査業務としては現実的ではない．

また，がんゲノム検査に必要なDNA量は，検査によって異なるが，おおむね20〜200 ng程度とされる．その核酸収量を確保するためには腫瘍細胞の密度も重要な要素となる．例えば，高度な線維化病変内に腫瘍細胞が散在性に認められるような場合には，仮に腫瘍細胞含有割合が担保できたとしても，細胞密度が低い検体では，規定の5〜10枚の未染色標本では不足となる．その場合には，提出する標本枚数を20枚あるいはそれ以上に増やして対応する必要がある．

図2の十二指腸がんの症例では，腫瘍細胞がそれなりに含まれた検体であるが，高度の炎症細胞浸潤と線維化により，腫瘍細胞胞巣が点在するために，細かなトリミングが不可能であった．しかし組織全体での腫瘍細胞含有割合は10%以下になってしまうため，黒枠で示した部分のトリミングを行った．ただ，その拡大図をみてわかるように，トリミングを行ってもなお炎症細胞浸潤と線維化が高度であるため，腫瘍細胞含有割合は20〜30%程度と判断した．実際に得られたシークエンス結果をみると，single nucleotide polymorphism（SNP）の分布比率から腫瘍細胞含有割合は20%と計算され，病理医の判断とほぼ一致した．病理医は，自分が先に判断した顕微鏡的腫瘍細胞含有割合とゲ

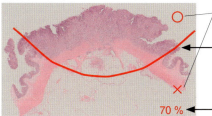
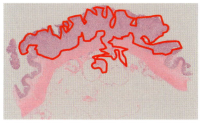
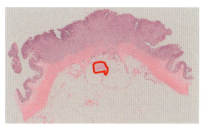

図1 トリミングラインの例

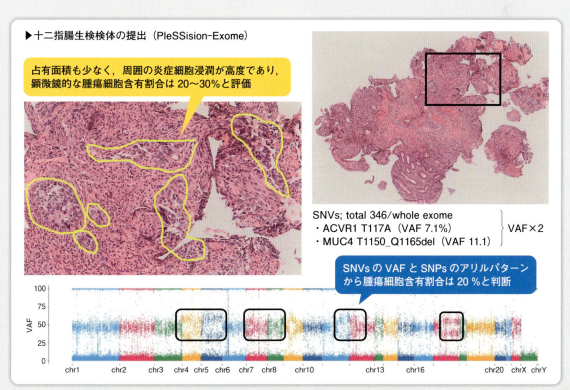

図2 十二指腸がん（腺がん）における腫瘍細胞含有割合の判定（50歳台，男性）

ノムデータから計算された腫瘍細胞含有割合が一致しているかどうか，折に触れて確認し，自身の判断基準の標準化と他の病理医との目合わせを行うことも重要なフィードバック業務である．

（西原広史）

練習問題

問題1 がんゲノムプロファイリング検査に提出される検体について，正しいものを一つ選べ．

a. がんゲノム検査に用いる FFPE 検体は，がんゲノム医療中核拠点病院・がんゲノム医療拠点病院・がんゲノム医療連携病院のみで作製される．

b. 新鮮凍結検体の使用が推奨される．

c. 1 年以内の FFPE 検体を使用すれば，必ず NGS 解析結果が得られる．

d. 3 年以内の FFPE 検体の使用が推奨される．

e. 採取された新鮮検体が固定され FFPE 検体となると，その後の経時的な核酸品質低下は起こらない．

問題2 病理検体の取り扱いに関して，正しいものを三つ選べ．

a. 検体の取り扱いは病理部門のみが担当する．

b. 採取後固定液浸漬までの時間は 1 時間以内，遅くとも 3 時間以内が望ましい．

c. 採取後固定液浸漬までは冷蔵保存（4℃）が推奨される．

d. 採取された検体はできるだけ速やかに固定液に浸漬する．

e. ホルマリン固定液浸漬後は冷蔵保存が推奨される．

問題3 病理検体の取り扱いに関して，正しいものを三つ選べ．

a. 固定時間はより短いほうがよく，3 時間程度が望ましい．

b. 固定液の量は，組織量の 10 倍量が推奨される．

c. 固定液は 10％中性緩衝ホルマリン液が推奨される．

d. 固定液に検体を長時間浸漬すると核酸の断片化が起こる．

e. 核酸の断片化を防ぐため，中性脱灰液より酸脱灰液の使用が推奨される．

問題4 がんゲノムプロファイリング検査に提出される検体について，正しいものを二つ選べ．

a. 生検検体は解析には適さない．

b. 手術検体であれば必ず NGS 解析は成功する．

c. 検査のため新規の未染標本を作製する必要がある．

d. 腫瘍細胞含有割合は検体全体における腫瘍細胞領域の面積である．

e. NGS 解析に必要な最低限の腫瘍細胞含有割合は検査により異なることから事前の確認が必要である．

問題 5　検体のコンタミネーション防止のために取り扱いに注意を要するべき器具をすべて選べ.

a. 切り出し時の台
b. 検体を取り扱う際のピンセット
c. 切り出し時のナイフの刃
d. 検体薄切の際のミクロトームの刃
e. 薄切切片を浮かべる水槽の水

問題 6　アンプリコンシークエンス法について, 正しいものをすべて選べ.

a. 使用する検体 DNA 量は, キャプチャーシークエンス法よりも少ない.
b. 融合遺伝子や長い領域の欠失はとらえることができる.
c. キャプチャーシークエンス法よりも作業工程が少なく, 作業時間も短い.
d. ストレプトアビジンコートされた磁気ビーズを使用する.
e. キャプチャーシークエンス法よりも特異度が高い.

問題 7　ライブラリー作製で用いる "インデックス" について, 正しいものをすべて選べ.

a. DNA に相補的配列を伸長させる役割をもつ.
b. マルチプレックス化するために必要である.
c. DNA 断片の末端に結合させるオリゴヌクレオチド.
d. シークエンスで使用するガラス基板やビーズに結合させる役割をもつ.

問題 8　イオン半導体シークエンス法について, 正しいものをすべて選べ.

a. DNA に相補的な蛍光 dNTP を一塩基ずつ取り込ませ, 取り込んだ dNTP の蛍光波調から, どの塩基かを確認する.
b. DNA 分子が入ったマイクロウェルに各ヌクレオチドを順番に充填させる.
c. 放出された水素イオンを利用する.
d. イオンセンサーが pH 変化を検出する.
e. ガラス基盤（フローセル）上のオリゴと DNA 片を結合させる.

問題 9 核酸品質とシークエンスについて，正しいものをすべて選べ．

a. 酸性ホルマリンによる固定は DNA の品質が低下するため，酸性ホルマリンによる固定は避けるほうがよい．

b. ホルムアルデヒド濃度が高い固定液は固定力も強く，DNA の断片化も少ないため，病理検査とがんゲノム検査のどちらにも有用である．

c. ゲノム解析には 20％中性緩衝ホルマリンが最も適している．

d. DIN が低い DNA ではシークエンス成功率が低い．

e. シークエンス成功率が高くなるのは，10％中性緩衝ホルマリン，酸性ホルマリン，20％中性緩衝ホルマリン固定，の順である．

問題 10 固定や検体処理条件とがんゲノム検査について，正しいものをすべて選べ．

a. ゲノム検査を外部委託する場合は，DNA の品質を考慮する必要はない．

b. 膵臓や胆管など酵素を多く含む臓器では，自己融解を起こしやすく，DNA が傷害を受けやすい．品質を低下させないためには生体から摘出した後は可能な限り迅速に固定する．

c. 骨などの硬組織は，酸による脱灰操作を十分に行ったほうが DNA 品質が良好な傾向にある．

d. がんゲノム検査における病理医，臨床検査技師の役割は大きい．

e. 過固定は，抗原の失活や DNA の断片化を促進するため，免疫組織化学染色やゲノム解析で正確な結果が得られにくくなる．

問題 11 シークエンスデータの形式について，正しい記述を一つ選べ．

a. VCF の情報は可視化が可能である．

b. SAM ファイルと BAM ファイルに含まれる情報は異なる．

c. FASTQ ファイルからゲノムデータの可視化が可能である．

d. ベースコールされたデータは SAM ファイルに保存される．

e. FASTQ ファイルには塩基配列の遺伝子上の位置情報が含まれている．

問題 12 以下の記述で正しいものを一つ選べ．

a. アノテーションは病理医の役割である．

b. キュレーションは病理医の役割である．

c. コピー数の解析では DNA 品質は影響しない．

d. 低品質の解析ではノイズ SNP（single nucleotide polymorphism）が多くみられる．

e. 低品質のシークエンス結果もバイオインフォマティクスによる処理で利用可能である．

問題13 遺伝性腫瘍の病的変異の評価に用いられるデータベースを一つ選べ.

a. COSMIC　　**b.** OncoKB　　**c.** JAX CKB　　**d.** ClinVar　　**e.** cBioPortal

問題14 知識データベースについて正しいものを一つ選べ.

a. COSMIC は代表的な知識データベースである.
b. CKDB（C-CAT）は英国の知識データベースである.
c. 検査パネルにより使用されている知識データベースが異なる.
d. がんゲノム医療で用いられる知識データベースは世界共通である.
e. 人種差による知識データベースの違いはがんゲノム医療に影響しない.

問題15 OncoGuide™ NCC オンコパネルシステムと FoundationOne® CDx がんゲノムプロファイル（F1CDx）について，正しい記述を一つ選べ.

a. 共通の解析パイプラインで解析される.
b. F1CDx では薬剤情報は提供されない.
c. NCC オンコパネルでは治験情報は提供されない.
d. F1CDx の解析結果は C-CAT レポートに反映されない.
e. いずれの解析結果も C-CAT により CKDB に登録されることが望ましい.

問題16 現在，すべての種類のがんに対して実施されたがん遺伝子パネル検査において，腫瘍遺伝子変異量 tumor mutation burden（TMB）-high が検出される確率は，統計的にどの程度と報告されているか.正しいものを一つ選べ.

a. 90% を超える　　**b.** 70〜90%　　**c.** 40〜60%　　**d.** 5〜15%　　**e.** 5% 未満

問題17 相同組換え修復欠損 homologous recombination deficiency（HRD）ががん発生に大きく関わるが，現在，相同組換え修復関連遺伝子群とされていないものはどれか.正しいものをすべて選べ.

a. *RAD51D*　　**b.** *PALB2*　　**c.** *TP53*　　**d.** *BRCA1*　　**e.** *PMS2*

問題18 HRD による発がんの可能性を検討するための必要な情報はどれか.正しいものをすべて選べ.

a. TMB　　**b.** 変異 signature 解析　　**c.** LOH-score　　**d.** CNA　　**e.** MS-status

問題19 組織学的に腫瘍細胞含有割合が90%の検体において，ドライバー遺伝子の変異アレル頻度が10%であったとき，どのように評価することが適切か．正しいものを一つ選べ．

  a. そのドライバー遺伝子異常が生殖細胞系列バリアントの可能性が高いので，遺伝カウンセリングを推奨する．

  b. その程度の差異は誤差範囲なので，メインクローンとして機能しており，薬剤のターゲットとして強く推奨できる．

  c. エラーの可能性が高く，報告書に記載しない．

  d. 治療抵抗性変異として出現したマイナークローンの可能性があり，報告書に記載はするが薬剤対象としては注意が必要である．

  e. がん遺伝子の場合，健常アレルがlossになっていないかを確認する．変異アレルがLOH状態になっていた場合に，ドライバー遺伝子と認定する．

問題20 30歳台，上行結腸がん（tub2）に対してFoundationOne® CDxがんゲノムプロファイル（F1CDx）を実施したところ，*TP53*のpathogenic変異を変異アレル頻度49%で認めた．どのような解釈，および判断が望まれるか．誤っているものを一つ選べ．

  a. Li-Fraumeni症候群の可能性を考慮し，追加検査の検討や遺伝カウンセリングを検討する．

  b. 家族歴を詳しく聴取する．

  c. F1CDxはGermlineの確定検査ではないため，遺伝性腫瘍の議論は行わない．

  d. 腫瘍細胞含有割合を確認し，p53変異アレルがLOHとなっているかどうかを確認する．

  e. 治療方針に大きな影響はないことを説明する．

解 答

問題1　**正解**　d

【解説】「ゲノム診療用病理組織検体取扱い規程」では，FFPE 検体の年限の目安として 3 年を推奨している．

問題2　**正解**　b，c，d

【解説】検体の取り扱いは臨床医と病理部門が連携して行う．ホルマリン固定後は室温保管でよい．

問題3　**正解**　b，c，d

【解説】固定時間は 6～48 時間が推奨される．また脱灰液は中性脱灰液が望ましい．

問題4　**正解**　c，e

【解説】生検検体であっても未染標本枚数を増やすと検査は成功する場合がある．一方，手術検体であっても，品質などの観点から検査は不成功の場合もある．なお，腫瘍細胞含有割合は細胞の核の数で算定する．

問題5　**正解**　a，b，c，d，e

問題6　**正解**　a，c

【解説】a：用いる検体の DNA 量はキャプチャーシークエンス法の 1/10 程度であり，キャプチャーシークエンス法のほうが用いる DNA 量が多い．b：融合遺伝子や比較的長い領域の欠失のような DNA の大きな構造変化をとらえることができるのはキャプチャーシークエンス法である．d：ストレプトアビジンコートされた磁気ビーズを使用するのはキャプチャーシークエンス法である．e：キャプチャーシークエンス法は，検体中の DNA や RNA の目的の領域をハイブリダイゼーションで抽出するため，アンプリコンシークエンス法よりも特異度が高い．

問題7　**正解**　b

【解説】インデックス（バーコード配列）とは複数の検体を同時にシークエンス（マルチプレックス化）するために用いる．アダプターは DNA 断片の 5′ 末端および 3′ 末端に結合したオリゴヌクレオチドを指し，DNA 断片をガラス基板やビーズなどに結合させる．DNA に相補的配列を伸長させる役割をもつのはプライマー．

問題8　**正解**　b，c，d

【解説】半導体シークエンシングチップ上のマイクロウェルには，DNA 分子が 1 ウェルあたりおよそ 100 万コピー入る．ウェル内に各ヌクレオチドが順番に充填され，添加されたヌクレオチドが DNA テンプレート配列と相補的配列になっている場合，水素イオンが放出される．ウェル内の pH が変化する．イオンセンサーがこれを検出し，デジタル情報に変換される．a と e は SBS 法．

問題 9 **正解** **a, d**

【解説】a, b, e：ゲノム解析には10%中性緩衝ホルマリンによる固定（6~48時間）が望ましい．酸性ホルマリン，高濃度ホルムアルデヒドを含む固定液ではDNAの断片化が大きく，シークエンスが困難となる．d：DINとはDNA integrity numberのことでありDNAの断片化の程度を数値化したものである．DINが低いDNAの断片化が進んでおり短いDNAを多く含むことを意味する．短すぎるDNAではPCR効率が低くなり，構築されるライブラリー濃度が低くなる．そのため，解析成功率も低下する．

問題 10 **正解** **b, d, e**

【解説】a：DNAの品質は固定条件や検体の処理条件による影響が大きいため，ゲノム検査を自施設で実施しなくともDNAの品質を考慮して検体を取り扱う必要がある．c：酸を含む脱灰液を使用することでDNAが断片化され，DNAの品質が低下する．ゲノム解析を実施する検体では酸を含まない脱灰液を使用するか，非脱灰で硬組織用ミクロトーム刃などを用いての薄切をする．

問題 11 **正解** **a**

【解説】ベースコールされたデータはFASTQファイルに保存され，FASTQファイルには塩基配列の位置情報は含まれていない．SAMファイルとBAMファイルに含まれる情報は同じであり，保存形式が異なるだけである．BAMファイルおよびVCFの情報は可視化が可能である．

問題 12 **正解** **d**

【解説】a, b：通常，アノテーションとキュレーションはバイオインフォマティシャンによって行われる．c, d：低品質のDNAからの解析では，コピー数の判断は困難であり，ノイズSNPが多くみられる．e：低品質のシークエンス情報では，バイオインフォマティクスによる処理によっても正確な解析はできない．

問題 13 **正解** **d**

【解説】ClinVarが代表的な遺伝性腫瘍の病的変異の評価に用いられるデータベースである．COSMICとcBioPortalは腫瘍の体細胞変異，JAX CKBとOncoKBは知識データベースである．

問題 14 **正解** **c**

【解説】a：COSMICはアノテーションに用いるデータベースである．b：CKDB（C-CAT）は本邦の知識データベースである．d：がんゲノム医療で用いられる知識データベースには複数あり，検査パネル，解析パイプラインにより異なり，共通ではない．e：人種差による知識データベースの違いが，がんゲノム医療の成果に影響を及ぼす可能性がある．

144 第4章 病理検体に基づくゲノム解析

問題 15 **正解** **e**

【解説】OncoGuide™ NCC オンコパネルシステムと F1CDx は異なる解析パイプラインで運用されているが，いずれの解析結果も C-CAT レポートに反映され，CKDB に登録されることが望ましい．いずれのパネル検査も保険適用されており，エキスパートパネル開催に必要な薬剤情報や治験情報が提供される．

問題 16 **正解** **d**

【解説】solid tumor を対象に免疫チェックポイント阻害薬の奏効率をみた研究では WES において，cut off 102SNVs で免疫チェックポイント阻害薬に有意な結果が検出されている[1]．研究により検査系がそれぞれ異なるため，正確な一致は難しいが，target panel sequence においてそれと対応する値としては TMB-high は 10SNVs/Mbp 程度として使用されており，MSI-impact や日本におけるがん遺伝子検査のリアルデータでは，TMB-high と評価される腫瘍の検出割合は 10％前後と報告されている．

1) Cristescu R, et al：Mutational load and T-cell inflamed microenvironment as predictors of response to pembroli-zumab. J Clin Oncol 35(7_suppl)：1-1, 2017. DOI：10.1200/JCO.2017.35.7_suppl.1

問題 17 **正解** **c, e**

【解説】相同組換えとは，DNA が損傷を受けた際，片方の相同な DNA 分子を参照して損傷箇所を復元することができるメカニズムのことである．相同組換えは遺伝情報の安定的な維持に貢献している．相同組換え修復異常の原因としては *BRCA1*，*BRCA2* 遺伝子が強い影響を有する遺伝子変異として認識されており，*BRIP1*，*PALB2*，*RAD51*，*RAD50* も相関関係が比較的強い関連遺伝子としての報告がなされている．また，SPOP は HRD に関連しているという論文報告はあるが，相同組換え修復関連遺伝子群にはまだ含まれていない．e の *PMS2* はミスマッチ修復に関わる．

問題 18 **正解** **b, c, d**

【解説】問題 17 の相同組換え修復異常は homologous recombination repair（HRR）pathway deficiency（HRD）と定義されており，卵巣がんや前立腺がんにおいてコンパニオン診断薬および PARP 阻害薬が適用されている．HRD 状態に関しては，原因遺伝子が同定できないことがあり，その場合に LOH の数や copy number alteration の数やパターンから HRD 状態を推測することができる．変異 signature 解析は，100～数十万個同定される SNV 変異つまりゲノム全体のパターン解析を行う．これまで 90 個ほどの signature パターンが同定されており，この signature パターンが組み合わさって，それぞれのがんの変異 signature が形成されている．その中に HRD が含まれるようなパターンが推測される．

問題 19 **正解** d

【解説】腫瘍細胞含有割合が推定 90％の場合，がん遺伝子変異は 40％の割合で出現する可能性が高い．10％の割合で出現している場合は，一部の腫瘍集団（サブクローン）がその変異を有している可能性が考えられる．健常アレルが loss になっている場合，変異アレル頻度は 45％より高くなる場合が多い．また，生殖細胞系バリアントを考える場合は基本的に 50％前後の出現率であるか，がん側のその遺伝子に loss, amp が存在してないかを詳細に検証する必要がある．エラーの閾値は一般的には 4~5％未満に設定することが多く，10％のアレル頻度の変異についてはバリアントの存在意義を検証する必要がある．

問題 20 **正解** c

【解説】腫瘍組織のみを用いる遺伝子検査における生殖細胞系列バリアントの可能性について，どのようなプロセスで解釈を行うのか，どの遺伝子を開示対象とするか，を事前に医療機関でよく論議する必要がある．腫瘍組織のみを用いる遺伝子検査であっても，遺伝子の種類や変異アレル頻度の腫瘍細胞含有割合の相関から生殖細胞系列バリアントの可能性について議論することができる．その際，家族歴や既往歴は重要な情報となる．また必要に応じて，免疫染色やその他の検査手法を用いて追加検討し，もし生殖細胞系列バリアントの確定が患者や家族に利益になると判断されれば，患者の意向を確認したうえで，遺伝カウンセリングや確認検査に進むことを検討する．

第 5 章

がんゲノム医療の臨床

第5章　がんゲノム医療の臨床

I コンパニオン診断薬・診断システム

1 コンパニオン診断に使用される診断薬・医療機器

　個別化医療，精密医療の主軸である分子標的治療の先駆けとなったHER2分子を標的とした治療・検査が臨床現場に導入され約20年が経過した．病理診断において，HER2検査のような医薬品の適応判定を目的とした検査はコンパニオン診断と呼ばれている．薬事上は，特定の治療薬（医薬品）の有効性または安全性の向上などの目的で使用し，治療薬の使用に不可欠な診断薬などをコンパニオン診断薬・医療機器 companion diagnostics（CDx）と位置づけており，単に疾病の診断などを目的とする体外診断用医薬品や医療機器とは位置づけが異なる．本邦では2013年に厚生労働省より通知の「コンパニオン診断薬等及び関連する医薬品の承認申請に係る留意事項について」においてその位置づけや範囲が以下のように整理された[1].

①特定の医薬品の効果がより期待される患者を特定するための体外診断用医薬品または医療機器.

②特定の医薬品による特定の副作用について，それが発現するおそれの高い患者を特定するための体外診断用医薬品または医療機器.

③特定の医薬品の用法・用量の最適化または投与中止の判断を適切に実施するために必要な体外診断用医薬品または医療機器.

　上述の体外診断用医薬品 in vitro diagnostics（IVD）とは，血液検査や尿検査などの検体検査に用いられる検査薬の中で，「医薬品，医療機器等の品質，有効性及び安全性の確保等に関する法律（医薬品医療機器等法）」および関連規制下で許認可を得たものを指し，IVDと組み合わせて使用する分析機器は医療機器と呼ばれる．IVDは，その診断情報リスクの大きさによりクラス分類され，HER2やHPVなどのがんや感染症領域の検査薬，遺伝子関連検査などに用いる検査薬は，「診断情報リスクが比較的大きく，情報の正確さが生命維持に与える影響が大きいと考えられるもの」としてクラスⅢに分類される．CDxは通常，クラスⅢとなる．2024年11月時点でCDx承認の対象となっている治療薬は40品目以上を超えており，その多くはがん領域，特に固形がんに対する治療薬である[1].

2 がんコンパニオン診断とがんゲノムプロファイリング検査の違い

　現在，がんコンパニオン診断では，病理診断の一部として行われている免疫組織化学 immunohistochemistry（IHC）法による組織切片上でのタンパク質の発現の検出に加え，ポリメラーゼ連鎖反応 polymerase chain reaction（PCR）法や in situ ハイブリダイゼーション in situ hybridization（ISH）法，次世代シークエンシング next generation sequencing（NGS）法による遺伝子変化（遺伝子変異や増幅，融合遺伝子）の検出が行われているが，後者については，包括的がんゲノムプロファイリング comprehensive genomic profiling（CGP）検査との違いを整理しておく必要があ

148　第5章　がんゲノム医療の臨床

表1　がんコンパニオン診断とがんゲノムプロファイリング検査の違い（文献3より）

	コンパニオン診断（CDx）	（包括的）がんゲノムプロファイリング検査（CGP）
測定対象	個別のマーカー	包括的なプロファイル
想定される治療	エビデンスが確立した治療方法	原則として標準的治療は存在せず，エビデンスレベルが高くない治療を想定
出力された検査結果の位置づけ	医薬品適応の可否を直接提示する	出力された結果に基づき医師による結果解釈が行われ，治療方針が策定される
実施医療機関	一般医療機関（限定なし）*	がんゲノム医療指定医療機関に限定
検査薬・医療機器として評価される性能	一つのマーカーに対する高い診断的中率	包括的なプロファイル検査を前提とした測定機器としての分析性能（真度，再現性など）

＊：CDx機能を有するCGP（例：FoundationOne® CDxがんゲノムプロファイル）を使用し，コンパニオン診断を行う場合はがんゲノム医療指定医療機関に限定.

表2　治療選択関連の遺伝子関連検査に関する主な学会ガイドライン・ガイダンス

遺伝子パネル検査		対象疾患	対象遺伝子	診療ガイダンス/ガイドライン名	発出学会
コンパニオン診断	臓器特異的 organ-specific	肺がん	EGFR, ALK, ROS1, BRAF, MET, RET, KRAS, HER2	肺癌患者におけるバイオマーカー検査の手引き（2024年4月発出）	日本肺癌学会
		大腸がん	KRAS, NRAS BRAF, HER2	大腸がん診療における遺伝子関連検査等のガイダンス（第5版；2023年3月発出），固形癌HER2病理診断ガイダンス（第2版 補遺；2023年12月発出）	日本臨床腫瘍学会
		乳がん，胃がん，唾液腺がん	HER2	乳癌・胃癌HER2病理診断ガイドライン（第2版；2021年4月），固形癌HER2病理診断ガイダンス（第2版 補遺；2023年12月発出）	日本病理学会
	臓器横断的 tumor-agnostic	固形がん	NTRK, dMMR, TMB	成人・小児進行固形がんにおける臓器横断的ゲノム診療のガイドライン（第3版；2022年2月発出）	日本癌治療学会・日本臨床腫瘍学会合同
（包括的）ゲノムプロファイリング検査		固形がん	がん関連遺伝子全般	次世代シークエンサー等を用いた遺伝子パネル検査に基づくがん診療ガイダンス（第2.1版；2020年5月発出）	日本臨床腫瘍学会・日本癌治療学会・日本癌学会合同

る．CGP検査では，2019年5月の厚生労働省通知「遺伝子パネル検査の保険適用に係る留意点について」において，CDxが存在する遺伝子変化が，CGP検査時に確認された場合の対処法として，「エキスパートパネルが，添付文書・ガイドライン・文献等を踏まえ，当該遺伝子異常に係る医薬品投与が適切であると推奨した場合であって，主治医が当該医薬品投与について適切であると判断した場合は，改めてコンパニオン検査を行うことなく当該医薬品を投与しても差し支えない」といった見解が示され[2]，分子病理専門医の役割として両検査間の関係性の把握が重要となっている．がんコンパニオン診断とCGP検査の薬事上の違いを表1に示す[3~5]．いずれも遺伝子変化を検出し，最適な薬物療法の治療方針を決定することを目的としている点は共通しているが，コンパニオン診断はすでにエビデンスが確立した標準治療へのアクセスを目的としている一方，CGP検査は研究開発段階にあるエビデンスがまだ十分確立されていない治療へのアクセスを目的としている．コンパニオン診断については，臓器別organ-specificに用いる検査と，臓器横断的tumor-agnosticに用いる検査に分類され，対応するガイドライン・ガイダンスも関係学会から発出されている（表2）[5]．

Ⅰ　コンパニオン診断薬・診断システム　149

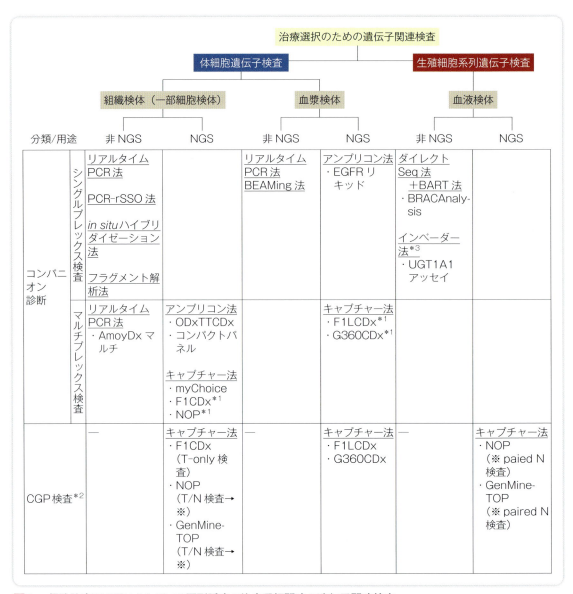

図1　保険診療下で用いられている固形腫瘍の治療選択関連の遺伝子関連検査
＊1：薬事上のCDx承認項目を含むCGP検査法，＊2：非CDx承認のプログラム医療機器/IVD承認検査法，＊3：副作用予測のためのファーマコゲノミクス（PGx）検査．
ODxTTCDx：オンコマインDx Target TestマルチCDxシステム，G360CDx：Guardant360® CDxがん遺伝子パネル．

3　固形腫瘍におけるコンパニオン診断の実際

A　遺伝子変化に基づく分子標的治療におけるCDx

　前述のように，現在保険診療下で数多くのがん治療選択関連の遺伝子関連検査が行われており，使用する検体や遺伝子変化の由来（先天性か後天性か）によって，組織検体（一部細胞検体）もしくは血漿検体を用いた体細胞遺伝子検査，血液検体を用いる生殖細胞系列遺伝子検査の2つに大別され，これらの多くはCDx承認されている（図1）．

a) チロシンキナーゼ阻害薬などの治療効果予測に関係するドライバー遺伝子変異を対象としたCDx

現在，組織検体を用いた固形腫瘍の体細胞遺伝子検査として，非小細胞肺がん［*EGFR*遺伝子変異，*ALK*融合遺伝子，*ROS1*融合遺伝子，*BRAF*遺伝子変異，*MET*遺伝子exon 14 skipping変異，*RET*融合遺伝子，*KRAS*遺伝子変異，*HER2*（*ERBB2*）遺伝子変異］，大腸がん（*KRAS/NRAS*遺伝子変異，*BRAF*遺伝子変異），悪性黒色腫（*BRAF*遺伝子変異），乳がん（*ERBB2*遺伝子増幅，*PIK3CA*遺伝子変異，*AKT1*遺伝子変異，*PTEN*遺伝子変異），胃がん（*ERBB2*遺伝子増幅），唾液腺がん（*ERBB2*遺伝子増幅），胆道がん（*FGFR2*融合遺伝子），甲状腺がん（*RET*融合遺伝子・遺伝子変異，*BRAF*遺伝子変異），固形がん（*NTRK1/2/3*融合遺伝子，*BRAF*遺伝子変異）においてCDx承認されている（表3）．非小細胞肺がんにおいては，PCR法などによるシングルプレックス遺伝子検査とNGS法を用いたマルチプレックス遺伝子検査の使い分けが重要となる．詳細は表2の関連ガイドライン・ガイダンスを参考にされたい．血漿検体を用いた体細胞遺伝子検査については，シングルプレックス検査がこれまでにCDx承認されているが，NGS法を用いたマルチプレックスCDxとして，2021年3月にFoundationOne® Liquid CDxがんゲノムプロファイル（F1LCDx）システムが承認され，ドライバー遺伝子変異のCDxとしては，非小細胞肺がん*EGFR*，*ALK*，*ROS1*，固形がん*NTRK1/2/3*が対象となっている．

血漿検体を用いた検査の注意点として，①腫瘍量が十分でない場合，検出されない可能性がある，②組織検体に比べると偽陰性が高いとされる，③加齢に伴いクローン性造血（clonal hematopoiesis of indeterminate potential；CHIP）による偽陽性の頻度が高まる，④コピー数変化および遺伝子融合の評価が困難な場合がある，などが指摘されている．特にコンパニオン診断に関係する*ROS1*や*NTRK1/2/3*融合遺伝子の検出について，F1LCDxシステム例では，従来検査との陽性一致率は高くないことから，注意が必要である．

ドライバー遺伝子変異のうち，遺伝子増幅や融合遺伝子の検出では，IHC法による代替検出が有用な場合が多く，HER2タンパク過剰発現やALK融合タンパクについては，すでにコンパニオン診断に用いられいる．またpan-TRK（TRKA/B/C）や*ROS1*のIHC法は，CDx/IVD承認がされていないものの，pan-TRKでは広く固形がんを対象に行う一次スクリーニング検査として，*ROS1*ではCDx承認されているリアルタイムreal time（RT）-PCR法に必要なホルマリン固定パラフィン包埋formalin fixed paraffin embedded（FFPE）検体量が確保できない場合に補助検査法としてガイダンスなどで推奨されている．一方，今後セルペルカチニブのコンパニオン診断となる見込みの*RET*融合遺伝子については，IHC法では適切に融合タンパクの検出ができないことが指摘されており，注意が必要である．

b) PARP阻害薬などの治療効果予測に関係する相同組換え修復関連遺伝子変化を対象としたCDx

ポリADP-リボースポリメラーゼpoly ADP-ribose polymerase（PARP）阻害薬の治療効果予測検査については，これまで乳がんおよび卵巣がん患者の血液検体を用いたBRACAnalysis診断システムによる生殖細胞系列*BRCA1/2*（*germline BRCA1/2*；*gBRCA1/2*）遺伝子変異検査が，オラパリブ治療対象患者の選択において行われてきており，2020年12月にはBRACAnalysisは前立腺がんおよび膵がんに適用拡大された（表4）．また卵巣がんおよび前立腺がんにおいては，腫瘍組織BRCA1/2（tumor BRCA1/2；tBRCA1/2）の体細胞遺伝子変異検査がオラパリブのCDx

Ⅰ　コンパニオン診断薬・診断システム　**151**

表3　遺伝子変化に基づく分子標的治療：ドライバー遺伝子変異を対象とした CDx

がん種	検査対象（正字体はタンパク）	変化タイプ	シングルプレックス	マルチプレックス						
				AmoyDx マルチ	コンパクトパネル	ODxTT CDx	NOP	F1CDx	F1LCDx	G360CDx
非小細胞肺がん	*EGFR*	遺伝子変異	コバス EGFR therascreen EGFR EGFR リキッド	✓	✓	✓		✓	✓	
	ALK	融合遺伝子	Vysis ALK FISH	✓	✓	✓		✓	✓	
	・ ALK	融合タンパク	OptiView ALK（D5F3） ヒストファイン ALK iAEP							
	ROS1	融合遺伝子	AmoyDx ROS1	✓	✓	✓		✓	✓	
	BRAF	遺伝子変異		✓	✓	✓				
	MET	遺伝子変異		✓	✓	✓		✓		
	RET	融合遺伝子		✓	✓	✓				
	KRAS	遺伝子変異	therascreen KRAS	✓	✓					✓
	ERBB2	遺伝子変異				✓				✓
甲状腺がん	*RET* （甲状腺髄様癌）	遺伝子変異				✓				
	RET	融合遺伝子				✓				
	BRAF	遺伝子変異	MEBGEN BRAF 2							
大腸がん	*KRAS/NRAS*	遺伝子変異	RASKET-B Idylla RAS-BRAF Oncobeam					✓		✓
	BRAF	遺伝子変異	RASKET-B Idylla RAS-BRAF therascreen BRAF							✓
	ERBB2 ・	遺伝子増幅	パスビジョン HER2 FISH ヒストラ HER2 FISH							✓
	HER2	過剰発現	パスウェー HER2（4B5）							
乳がん	*ERBB2* ・	遺伝子増幅	各 ISH キット*					✓		
	HER2	過剰発現	各 IHC キット*							
	PIK3CA	遺伝子変異						✓		
	AKT1	遺伝子変異						✓		
	PTEN	遺伝子変異						✓		
胃がん	*ERBB2* ・	遺伝子増幅	各 ISH キット*							
	HER2	過剰発現	各 IHC キット*							
胆道がん	*FGFR2*	融合遺伝子					✓	✓		
悪性黒色腫	*BRAF*	遺伝子変異	コバス BRAF THxID BRAF MEBGEN BRAF					✓		
固形がん	*NTRK1/2/3*	融合遺伝子						✓	✓	
	BRAF	遺伝子変異	MEBGEN BRAF 3							

＊：薬事上は非 CDx 承認の IVD 承認検査法.
ODxTTCDx：オンコマイン Dx Target Test マルチ CDx システム, G360CDx：Guardant360® CDx がん遺伝子パネル.

表4 遺伝子変化に基づく分子標的治療：相同組換え修復関連遺伝子変化を対象としたCDx

がん種	検査対象	PARP阻害薬	変化タイプ	BRAC Analysis	マルチプレックス		
					MyChoice	F1CDx	F1LCDx
乳がん	gBRCA1/2	オラパリブ タラゾパリブ	遺伝子変異	✓			
卵巣がん	gBRCA1/2	オラパリブ	遺伝子変異	✓			
	tBRCA1/2	オラパリブ	遺伝子変異		✓	✓	
	HRD*	オラパリブ ニラパリブ	複合*		✓		
前立腺がん	gBRCA1/2	オラパリブ	遺伝子変異	✓			
	tBRCA1/2	オラパリブ タラゾパリブ	遺伝子変異			✓	✓
膵がん	gBRCA1/2	オラパリブ	遺伝子変異	✓			

＊：HRDは，LOH，TAI，LSTにより算定されるGIスコアおよびBRCA1/2の病的変異の有無に基づき陽性判定.

として承認され，さらに前述の血中循環腫瘍DNAを対象としたF1LCDxシステムもCDxとして承認されている．さらに卵巣がんにおいては，新規バイオマーカーとして，腫瘍組織における相同組換え修復欠損homologous recombination deficiency（HRD）を検出するミリアド・ジェネティクス社のMyChoice診断システムがオラパリブおよびニラパリブのCDxとして承認された．HRDはPARP阻害薬の他，化学療法薬，特に二本鎖DNA間に架橋crosslinkを形成させ，その修復過程でDNA二本鎖切断double strand break（DSB）を生じさせるプラチナ製剤の感受性に関連することが報告されている．このDSBの修復メカニズムの一つである相同組換え修復homologous recombination repair（HRR）に関与する代表的な遺伝子としてBRCA1/2の他，PALB2，ATM，ATR，RAD51などが知られている．広義にはHRDにこうしたHRR関連遺伝子の異常が含まれるが，MyChoiceでは，HRDにより生じるゲノム不安定性genomic instability（GI）に関連した三つの遺伝子変化 [①ヘテロ接合性の消失loss of heterozygosity（LOH），②テロメアアレルの不均衡telomeric allelic imbalance（TAI），③大規模な状態遷移large-scale state transition（LST）] によるスコア（GIスコア）とBRCA1/2変異（病的変異もしくは病的変異疑い）の有無を組み合わせHRD状態の判定を行うように設計されている．HRD陽性の進行卵巣がんに対する初回治療後の維持療法におけるオラパリブ/ベバシズマブ併用療法の有効性と安全性をプラセボ/ベバシズマブ併用療法と比較した試験（PAOLA-1試験）では，HRD陽性と判定された割合は48％であり，このうちtBRCA1/2変異陰性と判定された割合は19％と報告されている．

c) がんで発現する標的分子を対象としたその他のCDx

上述のようにHER2 IHC検査は，遺伝子増幅を伴う乳がん，胃がん，唾液腺がん，大腸がんのHER2標的治療を対象とした治療効果予測検査として現在実施されている．こうした中，化学療法による前治療を受けたHER2低発現（HER2-Low）乳がん患者を対象とした国際第Ⅲ相臨床試験（DESTINY-Breast04試験）の結果に基づき，抗HER2抗体薬物複合体であるトラスツズマブ・デルクステカン（T-DXd）が2023年3月に本邦で適応拡大承認された．これに伴いHER2遺伝子増幅を伴わないHER2低発現を陽性（判定基準：IHC 1＋もしくはIHC 2＋/ISH陰性）とする検査が実施されるようになり，ベンタナ ultraView パスウェー

HER2（4B5）（ロシュ社）がCDx承認されている．

また胃がんにおいては，新規効果予測マーカーが登場した．タイトジャンクションを構成する成分の一つである膜貫通タンパクのClaudin（CLDN）はこれまでに27種類のサブタイプが報告されている．このうちCLDN18には二つのアイソフォーム，CLDN18.1とCLDN18.2が存在し，後者は正常胃上皮組織に加え，胃がんにおいても発現が維持され，がん化の過程で露出することが報告されている．これを標的とするゾルベキシマブが国際共同第Ⅲ相試験（SPOTLIGHT試験およびGLOW試験）の結果に基づき承認され，この治療効果予測検査として，ベンタナOptiView CLDN18（43-14A）（ロシュ社）が2024年3月に承認された．両試験におけるCLDN18の陽性率（判定基準：中程度～強度の染色強度75％以上の腫瘍細胞に認められる場合を陽性）は約38％と報告されている．日本胃癌学会発出の「切除不能進行・再発胃癌バイオマーカー検査の手引き（第1版）」では，CLDN18 IHC検査とその他3効果予測関連マーカー（HER2，PD-L1，dMMR）の検査を同時に行うことが推奨されている．

B がん免疫療法におけるCDx

免疫チェックポイント阻害薬immune checkpoint inhibitorの一つである抗PD-1/PD-L1阻害薬における治療効果予測検査として，現在PD-L1 IHC検査およびPCR-フラグメント解析法，リアルタイムPCR法やNGS法によるマイクロサテライト不安定性microsatellite instability（MSI）検査，NGS法による腫瘍遺伝子変異量tumor mutation burden（TMB）がCDx承認されている（表5）．

a）PD-L1 IHC検査

現在，ペムブロリズマブのCDxとして22C3 pharmDx「ダコ」（アジレント社）とアテゾリ

ズマブのCDxとしてベンタナOptiView（SP142）（ロシュ社）の2品目が複数がん種で承認されているが，この他28-8 pharmDx「ダコ」（アジレント社）とベンタナOptiView（SP263）（ロシュ社）の2品目が米国のコンプリメンタリー診断薬の区分に相当する形で，ニボルマブおよびデュルバルマブのIVDとしてそれぞれ承認されている（CDxを除く通常のIVDには医薬品名が記載されないが，これらのIVDの添付文書には医薬品名が記載）．

PD-L1 IHC検査については，判定方法が複雑になっており，CDx承認されている22C3 pharmDx「ダコ」について，非小細胞肺がんではtumor proportion score（TPS）が，食道扁平上皮がんではcombined positive score（CPS）が，またベンタナOptiView（SP142）について，非小細胞肺がんでは腫瘍細胞tumor cells（TC）と腫瘍浸潤免疫細胞tumor-infiltrating immune cells（IC）が，トリプルネガティブ乳がんではICのみが使用されている．さらに非小細胞肺がんにおいては，コンプリメンタリー診断薬である前述の28-8 pharmDx「ダコ」を事実上CDxとして使用する場面が発生しており，複雑化に拍車をかけている．ニボルマブと化学療法の併用療法では，CheckMate 227 Part 1bにおいてPD-L1陰性（TPS 1％未満）患者で，化学療法群に比して有意に無増悪生存期間の延長を認めたためPD-L1陰性検査での確認が必須となっている．こうした状況を受け，日本肺癌学会から，「肺癌患者におけるPD-L1検査の手引き（第2版補遺）」が2021年2月に発出され，PD-L1 IHC検査の診療上の整理と解説がなされている．またPD-L1 IHC検査については，かねてよりCDx/IVD承認されている検査法の互換使用については，Blueprintプロジェクトを含め複数の臨床研究において検査性能に関する検討が行われ，日本肺癌学会から発出された最新の手引き[6]では，28-8，SP142，SP263検査の代替と

表5　がん免疫療法に関係する CDx と体外診断用医薬品（IVD）（コンプリメンタリー診断薬）

がん種	検査対象	免疫チェックポイント阻害薬	判定基準	IHC システム 検査キット	IHC システム CDx承認	PCRシステム	NGSシステム NOP	NGSシステム TOP	NGSシステム F1CDx	NGSシステム F1LCDx	NGSシステム G360CDx
悪性黒色腫	PD-L1	ニボルマブ	TPS	28-8							
非小細胞肺がん	PD-L1	ペムブロリズマブ	TPS	22C3	✓						
		アテゾリズマブ	TC & IC	SP142	✓						
		アテゾリズマブ（術後補助療法）	TC	SP263	✓						
		ニボルマブ	TPS	28-8							
		デュルバルマブ	TC	SP263							
トリプルネガティブ乳がん	PD-L1	アテゾリズマブ	IC	SP142	✓						
		ペムブロリズマブ	CPS	22C3	✓						
子宮頸がん	PD-L1	ペムブロリズマブ	CPS	22C3							
頭頸部がん	PD-L1	ニボルマブ	TPS	28-8							
		ペムブロリズマブ	CPS	22C3							
食道扁平上皮がん	PD-L1	ペムブロリズマブ	CPS	22C3	✓						
		ニボルマブ	TPS	28-8							
胃がん	PD-L1	ニボルマブ	CPS	28-8							
		ペムブロリズマブ	CPS	22C3							
子宮体がん	PD-L1	デュルバルマブ	TAP	SP263							
	MLH1 PMS2 MSH2 MSH6	オラパリブ	発現消滅	M1, A16-4, G219-1129, SP93	✓						
大腸がん	MSI	ニボルマブ	MSI-H			・FALCO ・Idylla			✓	(*)	✓
	MSI	ペムブロリズマブ	MSI-H			・FALCO ・Idylla			✓	(*)	✓
	MLH1 PMS2 MSH2 MSH6	ペムブロリズマブ	発現消失	M1, A16-4, G219-1129, SP93	✓						
固形がん	MSI	ペムブロリズマブ	MSI-H			・FALCO	*		✓	(*)	✓
	MLH1 PMS2 MSH2 MSH6	ペムブロリズマブ	発現消失	M1, A16-4, G219-1129, SP93	✓						
	TMB	ペムブロリズマブ	TMB-H				*	*	✓	(**)	

✓：CDx 承認項目
＊：薬事上は CGP 検査として IVD/プログラム医療機器承認されているが，CDx 承認はされていない．
(＊)：薬事上は CGP 検査としても IVD/プログラム医療機器承認されていない．
(＊＊)：薬事上は CGP 検査としても IVD/プログラム医療機器承認されていない．血漿検体を用いる F1LCDx で得られる TMB は，blood TMB［bTMB］と呼ばれ，組織検体で得られる TMB と同一ではないが一定の相関を示す．
G360CDx：Guardant360® CDx がん遺伝子パネル．

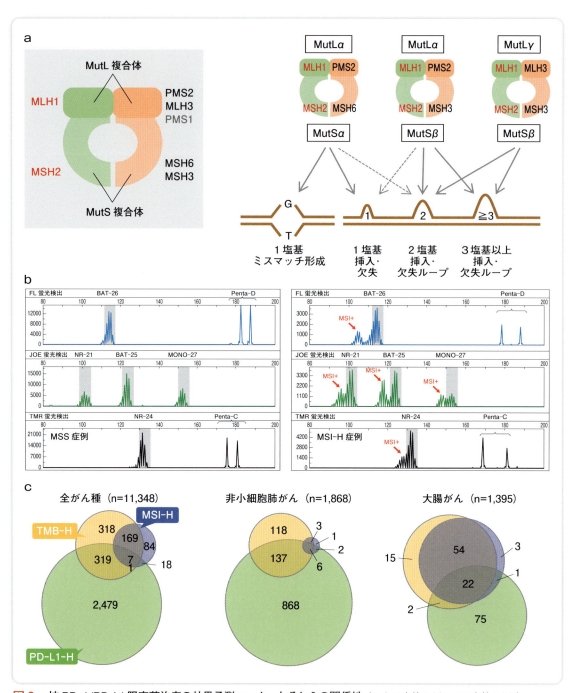

図2 抗PD-1/PD-L1阻害薬治療の効果予測マーカーとそれらの関係性 (a, bは文献7より, cは文献9より)
a：MSIに関係するMMRタンパクとミスマッチ修復時の役割. b：CDx承認されているMSI検査のフラグメント解析の結果（左：MSS, 右：MSI-H）. c：全がん種および代表的ながん種（非小細胞肺がんおよび大腸がん）におけるMSI-H（592遺伝子のNGSパネルを用いたMSIアルゴリズムを使用）, TMB-H（同NGSパネルを用いて17SNVs/Mb）, PD-L1-H（SP142と22C3を用いてPD-L1≧1％を陽性）の分布.

して 22C3 の互換使用が可能としている.

b) MSI 検査

DNA の複製時に一定の頻度で生じる複製エラー(塩基の誤取り込みにより生じる塩基–塩基間ミスマッチや同一塩基が連続する箇所で生じる小ループ構造)を修復するシステムとしてミスマッチ修復 mismatch repair(MMR)機構がある.MMR には,主として MLH1,MSH2,MSH6,PMS2,MLH3,MSH3 の六つのタンパク質が関与し,①MSH2,MSH6,MLH1,PMS2 の四量体は主に塩基–塩基間ミスマッチおよび 1 塩基ループをもつ挿入・欠失ミスペアを修復し,②MSH2,MSH3,MLH1,PMS2(あるいは MLH3)からなる四量体は主に 2〜4 塩基ループをもつ挿入・欠失ミスペアを修復する(図 2a)[7].この MMR に関わる遺伝子に病的な変異やエピジェネティックな変化が起こると,正常な機能を有するタンパク質の合成が行われず,ミスマッチ修復能が欠損した状態 deficient mismatch repair(dMMR)となる.この dMMR 判定の古典的な検査法として,5 種のマイクロサテライトマーカーの反復配列の長さを検出する MSI 検査と,4 種の MMR タンパクのタンパク質発現消失の有無を確認する IHC 検査が知られている.

CDx 承認されている MSI 検査キット「FALCO」(ファルコ社)では,マイクロサテライトマーカーとして 1 塩基繰り返し配列マーカー(BAT25,BAT26,MONO27,NR21,NR24)が採用されている.また通常の PCR 法では正常組織と腫瘍組織の両方が用いられるが,当該キットでは腫瘍組織のみでも MSI の判定が可能となっている(図 2b)[7].また組織 CGP 検査である FoundationOne® CDx がんゲノムプロファイル(F1CDx)における MSI が CDx 承認された.OncoGuide™ NCC オンコパネルシステム(NOP)における MSI は,CDx 対象項目となっていないものの,がんゲノムプロファイリング項目として結果報告され

るため,CGP 検査後のエキスパートパネルにおいて医薬品投与について適切であると判断された場合には,この結果をもってペムブロリズマブ治療が可能となる.F1CDx で採用されている MSI スコアでは,当該パネルのシークエンス領域に含まれるホモポリマー反復配列型マイクロサテライトマーカーを解析され,繰り返しの長さの平均値と分散値を用いて主成分分析を行い,MSI スコアが算出される.そしてこれに基づき高頻度 MSI(MSI-High;MSI-H)もしくは MSI なし(microsatellite stable;MSS)の定性的判定が行われる.F1CDx による判定は,従来の MSI 検査や IHC 検査との一致率は高いことが示されている.F1CDx などの NGS 検査では,検体品質が低い場合,MSI 検査などが判定不能となる場合があることから注意が必要である.

dMMR 判定検査のもう一つの方法として,腫瘍組織における MMR タンパク(MLH1,MSH2,MSH6,PMS2)の発現状態の IHC 法により判定する方法があり[7,8],ベンタナの 4 抗体が 2021 年 12 月に CDx 承認された.4 種類のタンパク質のすべてが正常に発現している場合は,MMR 機能欠損なし proficient MMR(pMMR),一つ以上のタンパク質発現が消失 loss している場合は MMR 機能欠損あり(dMMR)と判定する.MSI 検査との比較において,IHC 検査を用いる利点として,発現消失を認めるタンパク質のパターンから dMMR の責任遺伝子の推定が可能である点が挙げられる.IHC 検査は,大腸がんなどでは MSI 検査と高い一致率を示すことが報告されており,両法は Lynch 症候群のスクリーニング検査法として用いられている他,海外では複数の臨床試験(KEYNOTE-012, 016, 028, 158, 164 試験および CheckMate 142 試験)の結果に基づき抗 PD-1 治療薬の CDx として用いられている.本邦では長らく CDx 承認された IHC 検査システムがなかったために,MSI 検査の使用

が中心となっていたが，現在IHC検査の導入が進んでいる．

c) TMB検査

TMBは，PD-L1に続く，抗PD-1/PD-L1阻害薬の効果予測マーカーとして，本邦では当初MSI同様，CGP検査の中の1項目として臨床導入された．その後，KEYNOTE-158試験の結果に基づき，化学療法後に増悪した進行・再発の高TMB（TMB-High；TMB-H）の固形がんへのペムブロリズマブのCDxとして，F1CDxの適応拡大が承認された．TMB-H患者における免疫チェックポイント阻害薬による高い効果は，ネオアンチゲンがより多く生成され，それにより多くのネオエピトープが抗原提示される可能性が高くなり，より高い免疫応答が惹起されるためと考えられている．TMBは，がん細胞が有する体細胞遺伝子変異数であり，100万個の塩基［1メガベース（Mb）］あたりの一塩基バリアント（single nucleotide variant；SNV）の数として示される[7]．TMBの測定は当初，全エクソーム解析whole exome sequencing（WES）により行われていたが，最近は一定以上ターゲットシークエンス領域を有する遺伝子パネル検査においてもWESの結果を反映することが報告されている[3]．

F1CDxやNOP，GenMineTOP®がんゲノムプロファイリングシステム（TOP）では，CGP検査の結果の一部としてレポートに記載されているが，上述のようにF1CDxについては2021年11月にCDx承認され，TMB値のカットオフは10 mut/Mbである．また血漿CGP検査であるF1LCDxではblood TMB（bTMB）値がレポートに記載されるが，これは上述のTMBとは区別して取り扱われる．bTMBについてはCGP検査実施時に結果が得られていたものの，あくまでも参考値として取り扱われてきたが，2024年5月に薬事承認の対象範囲になったためNOPやTOPにおけるTMBと同じ取り扱いが可能となった．TMB値

は，がん種間で差があることが知られており，MSI-H大腸がんをはじめ，喫煙者の小細胞肺がんや非小細胞肺がん，悪性黒色腫において高値を示す一方，小児がんや非喫煙者の非小細胞肺がん，乳がんや肝がんでは低値を示すことが知られている．このことは喫煙や紫外線などの外部刺激により発生するがんと，ドライバー変異やホルモン依存性，ウイルス感染により誘導されるがんとではTMBが大きく異なり，がん発生機序と密接に関わっていることを示している．またMSI-H大腸がんでは，TMB-Hを示すことが知られているが，消化器がんの約2%に，MSI-Hを示さないにも関わらず際立ったTMB-H（ultrahigh-TMB）を示すフラクションが存在することが示され，それらの多くがPOLEやPOLD1遺伝子変異に起因することが明らかになっている．抗PD-1/PD-L1阻害薬の効果予測マーカーであるPD-L1陽性，MSI-H，TMB-Hの割合・分布はがん種ごとに大きく異なり（図2c），加えてCDxとしてPD-L1検査が必須になっているがん種は限られていることから，これらバイオマーカーの俯瞰的な把握が重要となる．

4 がんコンパニオン診断の現状と課題

がんコンパニオン診断の薬事上の課題としては，医薬品とCDxの1対1対応での使用が原則となっているため，例えば適応対象となるバイオマーカー（遺伝子変異など）と同一の医薬品が複数存在し，さらにそれらに対応する異なるCDxがそれぞれ存在する場合，仮に同一患者にこれら複数の医薬品を使用する際は，最初のCDxを用いてバイオマーカー陽性が確認されていても，再度別のCDxを用いて陽性を確認しなければならず，診療上大きな制約を受けることになる．CDxは，対応する医薬品の臨床試験データに基づき開発されることから，対象

となるバイオマーカーが同一であっても，医薬品ごと，適応ごとに特定の CDx 製品でのエビデンスと紐づけて承認を受けているため，このようなことが生じる．この課題を解決するため，「横断的コンパニオン診断薬等に関するガイダンス」が 2022 年 6 月に医薬品医療機器総合機構 Pharmaceuticals and Medical Devices Agency（PMDA）から発出された．このガイダンスでは，CDx 製品間で結果が一致する蓋然性は高いと考えられ，実臨床における医薬品の適応判定に際し，検査結果の互換使用（横断的使用）が可能となるような CDx 製品に関する考え方（該当性の評価など）が示されている．すでに複数の CDx が存在する既存の EGFR 変異検査システムや PD-L1 IHC 検査システムについては，この候補となりうる．

一方，診療報酬上の課題としては，コンパニオン診断として実施されているバイオマーカー検査は，すべて保険適用になっているものの，その保険点数は十分といえない．2020 年の診療報酬改定では，がんコンパニオン診断に関係する悪性腫瘍組織検査（D004-2）の点数が大きく変更となり，点数の体系は検査項目のマルチプレックス化に対応するものとなったが，かなり低くなっている．また NTRK，FGFR2 については，CDx 機能を有する CGP 検査システム以外で CDx 承認された項目が他にないため，NTRK 阻害薬や FGFR2 阻害薬のためコンパニオン診断には当該システムを使用しなければならないが，検査機関における当該検査の費用はがん遺伝子パネル検査の保険点数に対応したものになっている．そのためコンパニオン診断で算定可能な点数（NTRK や FGFR2 は「処理が複雑なもの」に分類され，検査費用と保険点数（5,000 点）間の乖離が著しいため，CDx としての使用は困難となっている．このように薬事承認を取得した CDx であっても，保険点数上の問題から検査の実施が困難となっている例が少なくない．

CDx は年々増加し，また複雑化していることから，薬事および保険適用に関する情報や規制などに関する通知などの情報更新は欠かせない．

本項の内容は 2024 年時点のものであり，最新情報については PMDA のホームページや検査機関の検査情報を参照されたい．

（畑中　豊）

文献

1) 医薬品医療機器総合機構：コンパニオン診断薬 WG. https://www.pmda.go.jp/rs-std-jp/cross-sectional-project/0013.html
2) 国立がん研究センターがんゲノム情報管理センター：一般的なお知らせと関連資料（厚労省通知など）. https://www.ncc.go.jp/jp/c_cat/jitsumushya/030/index.html
3) 医薬品医療機器総合機構：https://www.pmda.go.jp/files/000225560.pdf
4) 角南久仁子，ほか（編）：がんゲノム医療遺伝子パネル検査実践ガイド，医学書院，2020
5) 畑中　豊，ほか：がん遺伝子パネル検査．分子腫瘍マーカー診療ガイドライン，第 2 版，金原出版，2021，pp2-9
6) 日本肺癌学会バイオマーカー委員会（編）：肺癌患者におけるバイオマーカー検査の手引き．4-10. PD-L1, 2024 年 9 月改訂版. https://www.haigan.gr.jp/wp-content/uploads/2024/10/4-10-PDL1_202409.pdf
7) 畑中　豊：MSI の分子機構と検査法．病理と臨床 38：394-401, 2020
8) 田中謙太郎：腫瘍遺伝子変異量（tumor mutation burden）．がん免疫療法 2：18-19, 2018
9) Vanderwalde A, et al：Microsatellite instability status determined by next-generation sequencing and compared with PD-L1 and tumor mutational burden in 11,348 patients. Cancer Med 7：746-756, 2018

II がんゲノムプロファイリング検査

1 保険診療として実施されるがんゲノムプロファイリング検査

2019年6月に2種類のがんゲノムプロファイリング検査が保険適用となり，2024年10月現在まで8万人以上のがん患者が検査を受けている[1]．がんゲノムプロファイリング検査は厚生労働省が指定するがんゲノム医療中核拠点病院（中核拠点病院），がんゲノム医療拠点病院（拠点病院），がんゲノム医療連携病院（連携病院）において実施可能であり，保険診療として検査の適用となるのは「標準治療がない固形がん患者または局所進行若しくは転移が認められ標準治療が終了となった固形がん患者（終了が見込まれる者を含む）」であり，「全身状態及び臓器機能等から，当該検査施行後に化学療法の適応となる可能性が高いと主治医が判断した者」に限られている．算定は1人の患者につき1回に限られるが，組織検体を用いた検査が不成功に終わり，血液を用いたがんゲノムプロファイリング検査を実施した場合は2回まで算定することができる．

検査結果については中核拠点病院，拠点病院もしくは要件を満たした連携病院（ただし自施設の症例に限る）において開催されるエキスパートパネルで検討され，推奨される薬剤・治療方針を決定し，患者説明のためのレポートが作成される．保険点数は検体提出時に「がんゲノムプロファイリング検査」として44,000点，エキスパートパネル実施後の結果説明時に「がんゲノムプロファイリング評価提供料」として12,000点が算定される．がんゲノムプロファイリング検査で得られたシークエンスデータや解析データ，臨床情報は，患者同意のもとにがんゲノム情報管理センター（Center for Cancer Genomics and Advanced Therapeutics；C-CAT）に提供されるが，情報提供や二次利用についての患者同意が得られない場合でも保険診療として検査を実施することは可能である．

2 保険収載されているがんゲノムプロファイリング検査の種類

2024年12月現在，本邦で保険収載されているがんゲノムプロファイリング検査は5種類ある（表1）．検査の種別として，腫瘍組織を用いた検査と，血液中に存在するがん細胞由来のDNA（circulating tumor DNA；ctDNA）を解析する検査（リキッドバイオプシー）に大別される．さらに腫瘍組織を用いた検査には対照（全血中の非腫瘍細胞）の有無により，Tumor/Normal（T/N）ペアあるいはT-onlyの2種類の検査法がある．

本項では現在保険収載されているがんゲノムプロファイリング検査について解説する．それぞれの検査の特徴を理解することは，検査法の選択や結果の解釈に重要である．

A OncoGuide™ NCC オンコパネルシステム（ver3）（NOP）

国立研究開発法人国立がん研究センターとシ

表1 保険収載されているがんゲノムプロファイリング検査

（1）腫瘍組織検体を用いた検査

名称	OncoGuide™ NCC オンコパネルシステム（ver3）（NOP）	FoundationOne® CDx がんゲノムプロファイル	GenMineTOP がんゲノムプロファイリングシステム（TOP）
保険収載時期	2019年6月	2019年6月	2023年8月
パネルの種類	T/N ペア	T-only	T/N ペア
遺伝子数（DNA）	124	324	737
遺伝子数（RNA）	―	―	455
SNV/small InDel	○	○	○
コピー数異常	○	○	○
コピー数グラフ	△*	―	○**
MSI	○	○	
TMB	○	○	○
塩基置換パターン	―	―	○
HRD signature	―	○	―
遺伝子再構成	○ [13]	○ [36]	○ [455]
エクソンスキッピング	―	△ [MET exon14]	○ [5]
遺伝子発現量	―	―	○ [27]
生殖細胞系列バリアントの検出	○ [124]	―	○ [59]
腫瘍組織での生殖細胞系列バリアントのアレル頻度	○	―	○
検査に必要な未染スライドの枚数	16 mm²以上：5枚（10 μm 厚）	25 mm²以上：10枚（5 μm 厚）または 1 mm³以上	16 mm²以上：8枚（10 μm 厚）または 1.3 mm³以上
核酸必要量（品質基準）***	DNA：200 ng（ΔΔCq 2.4 未満）	DNA：50 ng	DNA：200 ng（ΔΔCq 5 未満）RNA：400 ng（DV200 30%以上）

（2）血液検体を用いた検査

名称	FoundationOne® Liquid CDx がんゲノムプロファイル	Guardant 360® CDx がん遺伝子パネル
保険収載時期	2021年8月	2022年7月
遺伝子数（DNA）	324	74
SNV/small InDel	○	○
コピー数異常	○	○ [増幅, 18 遺伝子]
MSI	○	○
blood TMB	○	―
遺伝子再構成	○ [36]	○ [6]
エクソンスキッピング	△ [MET exon14]	―
検査に必要な血液量	全血　8.5 mL/本×2本	全血　10.0 mL/本×2本

[　] 内は解析対象（報告対象）となる遺伝子数または遺伝子名.
*：全体のコピー数比，**：全体およびアレル別のコピー数（相対値），***：NOP と TOP では ΔΔCq の測定方法が異なる.

スメックス株式会社により共同開発され，2019年6月に保険収載された本邦で初めてのがんゲノムプロファイリング検査であり，これまで2回のバージョンアップがなされている[2]．ホルマリン固定パラフィン包埋 formalin fixed paraffin embedded（FFPE）された腫瘍組織検体と全血中の非腫瘍細胞のそれぞれから抽出した DNA を対象とするがん遺伝子パネル検査である．124個の遺伝子を対象とし，体細胞における一塩基バリアント（single nucleotide variant；SNV）や短い塩基の挿入・欠失（small InDel），コピー数異常を検出し，シークエンシングレポート（後述）には腫瘍組織と非腫瘍細胞における depth をもとに算出したコピー数比のグラフが掲載されている．また，マイクロサテライト不安定性 microsatellite instability（MSI）の有無や腫瘍遺伝子変異量 tumor mutation burden（TMB）の算出も可能である．DNA のイントロン領域を解析することにより，13個の遺伝子について遺伝子間再構成（融合遺伝子）や遺伝子内再構成を検出している．

シスメックス社が発行するレポートは3種類あり，解析により得られた結果のサマリーを掲載したサマリーレポート，エキスパートパネルでの議論における利用を想定した，より詳細な情報を含むシークエンシングレポート，核酸やシークエンスの品質評価が記載されたQCレポートからなる．

T/Nペアを用いた検査では，生殖細胞系列変化と体細胞変化を区別することができる．NOPでは生殖細胞系列において疾患に関連するバリアントが検出された場合，シークエンシングレポートに解析対象の124遺伝子についてのバリアントの情報が記載され，サマリーレポートに「がん遺伝子パネル検査二次的所見患者開示推奨度リスト」[3]における開示推奨度AAAおよびAAとされる20個の遺伝子についてバリアント情報が記載される．また，生殖細胞系列バリアントについては，腫瘍組織における変異アレル頻度 variant allele frequency（VAF）と非腫瘍細胞における VAF が示されるため，これらを比較することで腫瘍組織におけるヘテロ接合性の消失 loss of heterozygosity（LOH）の有無が推定でき，生殖細胞系列バリアントが腫瘍の発生に寄与しているかを判断するうえでの参考となる．

FoundationOne® CDx がんゲノムプロファイル（F1CDx）

米国 Foundation Medicine 社により開発され，2017年11月に米国食品医薬品局 Food and Drug Administration（FDA）に承認された検査であり，NOPと同じく2019年6月に本邦において保険収載された[4]．腫瘍組織（FFPE）由来のDNAのみを解析対象とするT-onlyパネル検査であり，検体は米国 Foundation Medicine 社に送付され，検査や解析が行われる．SNV，small InDel，コピー数異常の解析対象となる遺伝子数は324個であり，MSIの有無やTMBの算出も可能である．レポートとともに提供されるXMLファイルには Foundation Medicine 社の病理医が組織標本をもとに推定した腫瘍含有率（percent-tumor-nuclei）とシークエンス結果から推定される腫瘍含有率（purity assessment）が記載されている．すべての固形がんについて，相同組換え修復欠損 homologous recombination deficiency（HRD）signature スコアが報告される．スコアが0.7以上の場合，HRD signature positive と判定され，PARP阻害薬の適応を検討する際の参考となる．NOP同様，F1CDx もDNAパネルのため，遺伝子再構成の検出には切断点を含むイントロン領域を解析する必要がある．F1CDxでは36個の遺伝子について再構成の有無を検出する．また F1CDx は複数の薬剤のコンパニオン診断薬としての機能も有して

いる（第5章「I．コンパニオン診断薬・診断システム」参照）．

T-onlyパネルを用いた検査では検出されたバリアントが体細胞あるいは生殖細胞系列のいずれに由来するかは明確に区別することはできない．F1CDxでは特定の遺伝子（*ATM*, *BAP1*, *BRCA1*, *BRCA2*, *BRIP1*, *CHEK2*, *FH*, *FLCN*, *MLH1*, *MSH2*, *MSH6*, *MUTYH*, *PALB2*, *PMS2*, *POLE*, *RAD51C*, *RAD51D*, *RET*, *SDHA*, *SDHB*, *SDHC*, *SDHD*, *TSC2*, *VHL*）についてVAFが10%以上で病的バリアントが検出された場合に，生殖細胞系列バリアントの可能性があるとして確認検査を考慮すべきと付記している．検出されたバリアントのVAFと腫瘍含有率や腫瘍の組織型を参考に，体細胞あるいは生殖細胞系列のいずれに由来するかをある程度は推測できるものの，患者に結果を開示し，遺伝カウンセリングや確認検査を推奨するかどうかの判断には，エキスパートパネルにおいて臨床情報を合わせた慎重な検討が必要である．

 GenMineTOP® がんゲノムプロファイリングシステム（TOP）

東京大学，国立がん研究センター研究所およびコニカミノルタ株式会社が共同研究開発した，DNA/RNAパネルを搭載したがんゲノムプロファイリング検査であり，2023年8月に保険収載された[5]．TOPではエキスパートパネルでの議論に利用されることを想定したcomprehensiveレポート，解析結果のサマリーを掲載したprimaryレポート，生殖細胞系列バリアントの情報を記載したgermlineレポートの三つのレポートが作成される．DNAの解析対象遺伝子数は737個と現行の検査では最多であり，SNV，small InDel，コピー数異常，TMBが報告対象となるが，MSI判定は報告対象外である（2024年12月現在）．comprehensiveレポートには参考情報としてコピー数（推定値）のグラフが全体およびアレル別に分けて示され，全体としてのコピー数変化，染色体レベルでの増幅や欠失，アレル不均衡の有無などを視覚的に把握することができる．また，TMBが高い症例では塩基置換パターン（single base substitution；SBS）のグラフが掲載されており，mutational signatureと比較することにより，遺伝子変異の原因（紫外線やミスマッチ修復異常など）の推定に役立つ[6]．

TOPのRNAパネルには737個の遺伝子が搭載されており，融合遺伝子やエクソンスキッピングを高感度に検出できる．前述したようにDNAパネルでの遺伝子再構成（融合遺伝子）の検出には切断点を含むイントロン領域を解析する必要があるが，イントロン領域が長く，繰り返し配列を含むような場合，切断点の候補が多数ある場合などは検出が難しくなる．RNAパネルではスプライス後の転写産物をシークエンスするため，より効率的に多数の遺伝子を対象とすることができる．一方，融合遺伝子として転写されないような構造異常については検出が困難である．エクソンスキッピングについても同様に，RNAシークエンスにより検出が容易となる一方で，その原因となるようなゲノム異常（DNAレベルでのエクソンの欠失やスプライスサイトの変異など）の同定は難しい．27個の遺伝子については発現量解析も行われており，DNAレベルでみられた増幅や欠失による発現量の変化の確認や，免疫チェックポイント分子などの治療標的となりうる遺伝子の発現量を参照することができる．

生殖細胞系列バリアントについては59個の遺伝子が報告対象であり，NOPと同様に非腫瘍細胞および腫瘍組織におけるVAFが記載される．

D FoundationOne® Liquid CDx がんゲノムプロファイル（F1LCDx）

2021年8月に本邦で初めて保険収載されたリキッドバイオプシーによるがんゲノムプロファイリング検査であり，F1CDxと同じく，Foundation Medicine社によって開発され，同社にて検査が実施されている[7]．

全血から分離した血漿に含まれる遊離DNA（cell-free DNA；cfDNA）を抽出し，F1CDxと同じ324遺伝子を対象として解析が行われるが，特定の遺伝子領域については，より高感度に検出できるような仕様となっている．F1LCDxにおいてもSNV, small InDel, コピー数異常，MSIの判定，融合遺伝子の検出が可能である．blood TMBも算出されるが，組織検体を用いた検査と異なり，高TMB（TMB-High；TMB-H）の基準は定まっていない（がん種により異なる）．

血漿より抽出したcfDNAには腫瘍細胞由来のctDNAと血球由来のcfDNAが混在しており，VAFを参考にある程度の推測は可能ではあるものの，T-onlyの組織を用いた検査と同様，検出されたバリアントが体細胞あるいは生殖細胞系列のいずれに由来するのかを厳密に区別することはできない．また，cfDNAに占めるctDNAの割合も症例により1%未満から数十%と幅があるため，結果の解釈には注意が必要である．F1LCDxではF1CDxと同様，遺伝性腫瘍に関連する24の遺伝子について，病的バリアントがVAF 30%以上で検出された場合，確認検査を考慮すべきと付記している．

がん種や病態によっては血中に放出されるctDNAが少ないために，ドライバーとなる変異が検出されないこともしばしばあり，検査の適応のタイミングについても慎重な判断を要する．また，リキッドバイオプシーにおいては加齢に伴ってクローン性造血（clonal hematopoiesis of indeterminate potential；CHIP）由来のバリアントが検出されることもあり，腫瘍由来のバリアントとの区別が必要になることもある．

E Guardant360® CDx がん遺伝子パネル

米国Guardant Health社が開発したリキッドバイオプシーによるがんゲノムプロファイリング検査であり，2022年7月に保険収載された[8]．米国あるいは本邦の検査所で検査が実施されている．74遺伝子を対象としたSNV, small InDelの検出，18遺伝子の増幅の有無，6遺伝子に関連した融合遺伝子の検出，高頻度MSI（MSI-High；MSI-H）判定を報告対象としている．blood TMBは解析対象外である．偽陽性・偽陰性などのリキッドバイオプシーとしての特性はF1LCDxと同様である．検出されたバリアントが体細胞あるいは生殖細胞系列のいずれに由来するかについても厳密な区別はできないが，*ATM*, *CDK12*, *BRCA1*および*BRCA2*の4遺伝子については，検出されたバリアントが生殖細胞系列に由来する可能性がある場合に，参考情報としてputative germlineとの表記が付記される．

3 がんゲノムプロファイリング検査の運用の実際

病理組織検体を用いたがんゲノムプロファイリング検査が適切に実施されるためには，適切な検体の取り扱いが必要である（第4章「Ⅰ．病理検体の処理と核酸抽出」，「Ⅱ．核酸品質とシークエンス」参照）．実際の診療において，がんゲノムプロファイリング検査の適応があると主治医が判断した場合，患者に検査の同意を取得する前に，検査に適切な病理組織検体があるかの確認を病理医に依頼することが望ましい．検査の種類によって必要な未染標本の枚数が異

なるため，病理医が標本を評価し，検査に十分な組織量があるか，腫瘍細胞割合が十分（20%以上）であるかを確認する必要がある．現行の算定方式では検体の出検時に44,000点が算定され，核酸の品質不良によって検査中止となった場合にも返金されないため，検体提出の可否の判断には慎重を期すべきである．

出検後，検査会社において核酸の抽出と品質評価が行われる．品質基準や評価法は検査によって異なり，検体不良の場合に参考値として検査を実施するかどうかの基準や，別の検体を再提出できる回数なども異なっているため，状況に応じた判断が必要となる．核酸の品質が不良な検体を用いることで，一部の解析（TMBやコピー数異常，MSI判定など）で十分な結果が得られないこともあるため，患者の状況が許すのであれば，検体を新たに採取することも選択肢となる．臨床医と病理医が十分なコミュニケーションを取り，適切な検査が実施されるよう心掛けることが重要である．

（牛久　綾）

文献

1) 国立がん研究センターがんゲノム情報管理センター：C-CAT登録状況. https://for-patients.c-cat.ncc.go.jp/registration_status/
2) シスメックス Sysmex：OncoGuide™ NCCオンコパネルシステム. https://products.sysmex.co.jp/products/genetic/AK401170/index.html
3) 国立がん研究センターがんゲノム情報管理センター：がん遺伝子パネル検査二次的所見患者開示推奨度別リスト（Ver4.2_20231003）. https://www.ncc.go.jp/jp/c_cat/jitsumushya/030/Potentially_Actionable_SF_Gene_List_Ver4.2_20231003.pdf
4) 中外製薬：Tissue（組織検体）. https://chugai-pharm.jp/pr/npr/f1/f1t/index/
5) コニカミノルタ：GenMineTOPがんゲノムプロファイリングシステム. https://www.konicaminolta.com/jp-ja/realm/genminetop/index.html
6) Catalogue Of Somatic Mutations In Cancer (COSMIC)：Human Cancer Signatures, Version 3.4, Single Base Substitution (SBS) Signatures. https://cancer.sanger.ac.uk/signatures/sbs/
7) 中外製薬：Liquid（血液検体）. https://chugai-pharm.jp/pr/npr/f1/f1l/index/
8) ガーダントヘルスジャパン：Guardant360® CDxがん遺伝子パネル. https://guardanthealthjapan.com/hcp/guardant360cdx/

第5章　がんゲノム医療の臨床

第5章 がんゲノム医療の臨床

エキスパートパネルにおける病理医の役割

1 がんゲノム医療におけるエキスパートパネルの意義と位置づけ

がん遺伝子検査が保険適用となってから5年以上が経過し，承認された包括的がんゲノムプロファイリングcomprehensive genomic profiling（CGP）検査も5種類に増え，その結果の解釈と治療の推奨においてエキスパートパネルの存在意義が高くなってきている．

厚生労働省が規定しているがんゲノム医療の提供体制において，エキスパートパネルに参加する医療従事者や専門家の構成要件を以下のように規定している[1]．

①構成員の中に，がん薬物療法に関する専門的な知識及び技能を有する診療領域の異なる常勤の医師が，複数名含まれていること．
②構成員の中に，遺伝医学に関する専門的な知識及び技能を有する医師が，1名以上含まれていること．
③構成員の中に，遺伝医学に関する専門的な遺伝カウンセリング技術を有する者が，1名以上含まれていること．
④構成員の中に，がん遺伝子パネル検査に関連する病理学に関する専門的な知識及び技能を有する常勤の医師が，1名以上含まれていること．
⑤構成員の中に，分子遺伝学やがんゲノム医療に関する十分な知識を有する専門家が，1名以上含まれていること．
⑥シークエンスの実施について，自施設内で行う場合は，構成員の中に，次世代シークエンサーを用いた遺伝子解析等に必要なバイオインフォマティクスに関する十分な知識を有する専門家が，1名以上含まれていること．
⑦小児がん症例を自施設で検討する場合には，構成員の中に，小児がんに専門的な知識を有し，かつエキスパートパネルに参加したことがある医師が1名以上含まれていること．

この中で常勤病理医の参加は必須であり，さらに「がん遺伝子パネル検査に関連する病理学に関する専門的な知識及び技能を有する常勤の医師」という表現は，「分子病理専門医」を指すものと解釈されている．

以下，エキスパートパネルにおいて病理医が果たすべき役割について，具体的に述べる．

2 エキスパートパネルで用いられるデータ

シークエンスデータからゲノム解析報告書が作成されるプロセスの概略を以下に記す．

シークエンスデータは解析パイプラインで自動処理され，解析レポートが作られる．まず，クオリティチェックをパスしたショートリードを，すでに構築されているヒトゲノム配列（リファレンス配列）と照らし合わせるマッピングと呼ばれる過程を行う．このマッピング情報は付加されたデータを解析ソフトにかけると，一塩基バリアントsingle nucleotide variant（SNV）や挿入insertion，欠失deletionといった遺伝子変異が検出される（キュレーション）．オートキュレーションされたデータはバイオインフォマティシャンがマニュアルキュレーショ

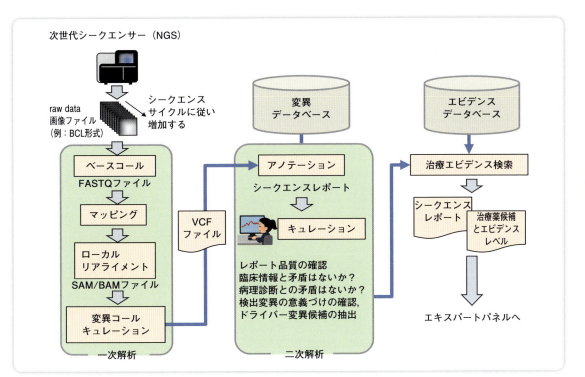

図1　シークエンスデータからゲノム解析報告書が作成されるプロセスの概略
シークエンスデータは解析パイプラインで自動処理され，得られたショートリードをすでに構築されているヒトゲノム配列（リファレンス配列）と照らし合わせるマッピングと呼ばれる過程を行い，一塩基バリアント（SNV）や挿入 insertion，欠失 deletion といった遺伝子変異が検出される．続いて，必要と思われる変異情報だけがリストアップされた VCF ファイルを用いて，二次解析として得られた変異情報に対して臨床的意義づけを行うアノテーションが実施される．アノテーション作業においては，コールされた変異に対し，公開データベースを用いて臨床的有用性に関する情報として，その生物学的意義や治療薬のエビデンスレベル，治験情報などが付与される．

ンし，必要と思われる変異情報だけがリストアップされた VCF ファイルが作成される（一次解析）．この工程は，どの遺伝子パネル検査でも基本的に同様である（図1）．これらのデータの中には，提出された病理検体の情報，すなわち，病理診断名および腫瘍細胞含有割合が含まれる．

続いて，二次解析として得られた変異情報に対して臨床的意義づけを行うアノテーション，という作業に入る．FoundationOne®（F-One）では Foundation Medicine 社がキュレーションに引き続きアノテーション作業を行う．OncoGuide™ NCC オンコパネルシステム（NOP）や GenMineTOP®（TOP）では検査会社から国立がん研究センターに設置されたがんゲノム情報管理センター（Center for Cancer Genomics and Advanced Therapeutics；C-CAT）にこの VCF ファイルに相当するデータが送信され，C-CAT がその変異に対して公開データベースを用いて臨床的有用性に関する情報を付与するアノテーション作業を行い，F-One においては返却レポート（Foundation Medicine 社によるアノテーション後のもの）を基に C-CAT によるアノテーションが再度行われ，調査結果が検査結果とは別に返却される．C-CAT 調査結果では各検査系でコールされた変異に対し，その生物学的意義や治療薬のエビデンスレベル，治験情報などが付与される．CGP 検査の最終的な治療選択はエキスパートパネルで行われており，CGP 検査の保険点数請求の要件には後述する C-CAT 調査報告書を「エキスパートパネルの重要な参考資料とすること」が必須とされている．

3 エキスパートパネルにおけるゲノムデータの解釈

エキスパートパネルにおいてはまず，腫瘍組織における変異アレル頻度 variant allele frequency（VAF）を比較してがん細胞の含有率を推測し，シークエンスを行った病理組織における組織学的な腫瘍細胞含有割合との整合性を確認する．ここは病理医が果たすべき重要な役割の一つである（詳細は第 4 章の COLUMN「腫瘍細胞含有割合の判定」を参照）．その結果により，がん細胞由来の遺伝子変異なのか，それがメインクローン由来なのか，そして体細胞系列変異なのか生殖細胞系列バリアントなのかを確認する．

次に oncogene（がん遺伝子）は "gain of function"（機能亢進）となっていること，tumor suppresser gene（TSG；がん抑制遺伝子）においては "loss of function"（機能欠損）を確認する必要がある．さらに oncogene が "gain of function" と判断されても遺伝子ごとにその下流のシグナル伝達経路への影響も含めて理解しなければならない．TSG に関しては，変異アリルの存在に加え正常アリルの loss あるいはメチル化などの不活性化が生じる，いわゆる two hit theory を考慮し，正常組織の single nucleotide polymorphism（SNP）のパターンとがん細胞の SNP の VAF を比較して SNP のインバランスから遺伝子の loss を検討することが望ましい（図 2）．ただ，この方法は，生殖細胞系列バリアントの解析を行うマッチドペアでは成り立つが，腫瘍組織由来 DNA だけを用いる F-One では検討できない．また残念ながら一般的な遺伝子パネル検査では DNA のメチル化は検出できないため，すべての症例で two hit を確定させることは今の段階では困難である．

次に，免疫チェックポイント阻害薬の有効性の指標となる腫瘍遺伝子変異量 tumor muta-tion burden（TMB），マイクロサテライト不安定性 microsatellite instability（MSI）についての評価を行う．MLH1，MSH2，MSH6，PMS2 が不活性化されると，多くの場合 MSI-high すなわち MSI が高くなり，TMB が 10〜15 SNVs/Mb(exome 検査の場合, total non-synonymous SNVs が 200 以上）を超える hypermutated type となる．これらが生殖細胞系列バリアントとして同定されると，Lynch 症候群の診断が下される．また，POLE 遺伝子が失活すると TMB が 100 SNVs/Mb を超える ultramutated type になる．一般的に TMB が 10 SNVs/Mb（MSK-IMPACT においては 13.8 SNVs/Mb），MSI が 20％を超えると免疫チェックポイント阻害薬が選択肢として検討されるため，TMB の診断的意義は大きい．F-One では TMB, MSI の両方，NOP では TMB が検出できる．

PARP 阻害薬の適応基準となる相同組換え修復欠損 homologous recombination deficiency（HRD）に関しては，BRCA 遺伝子などの相同組換え関連遺伝子が TSG 同様に two hit で失活しているかを確認する必要がある．近年 HRD に関しては多数の原因遺伝子候補が挙げられており，HRD score[2]，Myriad MyChoice® HRD 検査が臨床応用もされ，ニラパリブ niraparib の臨床試験でも利用されている．

また，臨床的に意義不明の変異 variant of unknown significance（VUS）に関しては原則として治療推奨を行う対象には含まれないが，アミノ酸が置換される non-synonymous（非同義）変異はデータベース上で pathogenic でなくても治験のエントリー要件に含まれる場合があるため，完全に無視することはできない．遺伝子パネル検査はコンパニオン診断相当の結果のみが注視されがちであるが，エキスパートパネルにて検出された変異の詳細な検討を行うことで，その腫瘍の特性を明らかにする

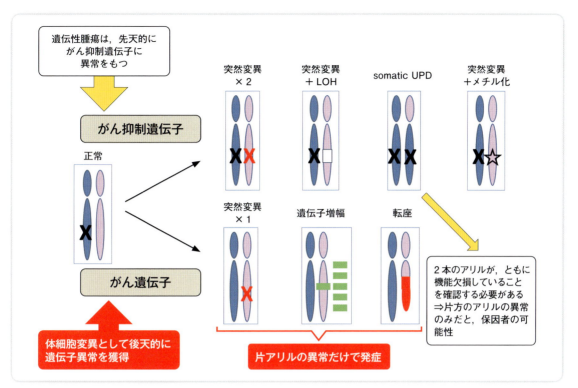

図2　がん遺伝子とがん抑制遺伝子の解釈
がん遺伝子は片方のアリルの異常だけで発症に至るが，がん抑制遺伝子は両アリルの異常によって機能が欠損する（two hit theory）．uniparental disomy（UPD）は，通常は生殖細胞のゲノム異常として起こる片親性ダイソミーのことを指すが，がん細胞において片側のアレルにみられるゲノム異常が，対側アレルの欠失後にインプリンティングによってコピーされてホモになる現象が報告されており，これを somatic UPD と称している．また，メチル化はエピゲノム変化として起こるゲノムの修飾機序の一つで，主に転写を抑制してタンパク質発現を負に制御するメカニズムとして知られている．メチル化は通常のDNAシークエンスではとらえることができず，バイサルファイトシークエンスなどの特殊な手法を用いて解析することが必要となる．

ことが可能となり，その中に隠れた有益な情報を引き出すことも期待できる．こうした一連のゲノムデータの解釈を誰が担当するか，今のところ明確な基準はない．特に，Foundation-One® Liquid CDx がんゲノムプロファイルや Guardant360® CDx がん遺伝子パネルのように病理検体を用いないリキッドバイオプシーによる CGP 検査の割合が増えつつある現状において，病理医の役割は限定的だという意見もある．しかし，診断時の病理学的判断と CGP 検査で得られたゲノムプロファイルの整合性を検証し，最終的に「診断を下す」という意味においては，例えリキッドバイオプシーによる CGP 検査だとしてもゲノムデータの解釈には病理医，特に分子病理専門医がしっかりと関与すべきである．

4　エキスパートパネルにおける推奨治療の決定

遺伝子変異に対する評価が確定すると，がん薬物療法専門医を中心とした臨床医により遺伝子プロファイルに基づく治療選択を行うための臨床的意義づけ，すなわちアノテーションが行われるが，シグナル伝達経路を勘案して分子標的薬候補の有無，HRD 状態，TMB，MSI の数値の3本柱を中心に腫瘍に対する寄与度を判断し，順序を整え提示する．推奨治療のエビデンスは，C-CAT レポートと，日本臨床腫瘍学会・日本癌治療学会・日本癌学会が合同で固形がんを対象としたガイダンスを主に使用し，治療効果に関するエビデンスと薬物の入手可能性について数値化して記載する[3]．しかし，治療

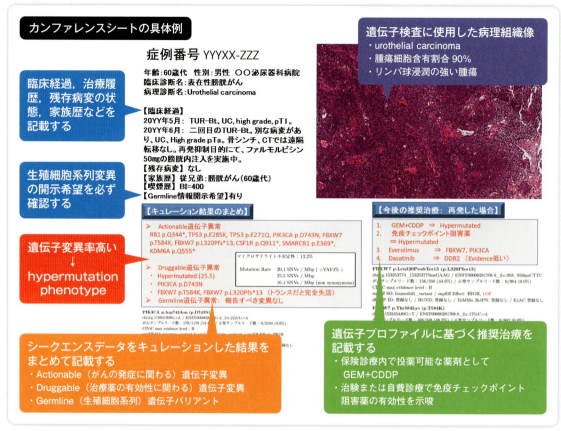

図3 カンファレンスシートの具体例（膀胱がんの症例の報告書）
この症例では，遺伝子変異率が高い（hypermutation phenotype）ことが判明し，保険診療内ではプラチナ含有レジメン，保険適用外では免疫チェックポイント阻害薬による治療が推奨される．

　に関するエビデンスは日進月歩で更新されており，正確なエビデンスを遺伝子のバリアント単位で評価するには，データベースに頼るだけではなく，必要に応じてその都度症例報告レベルの論文検索を行うことも求められる．エキスパートパネルでは，その推奨された治療を本当に実施するのか，患者の状態や治験のエントリー要件などを確認したうえで，最終的な推奨治療を確定し，カンファレンスシートに追記して終了となる（図3）．最終的な推奨治療を決定する段階においては，ゲノムデータだけではなく，元の病理診断の情報も重要な検討要素であり，その意味でも病理医がエキスパートパネルで果たす役割は大きい．
　主治医はこの結果を基に外来にて患者に説明を行うことになる．現状，外来に患者が初見し

てから外来での結果説明まで4〜6週間程度の時間を要しており，約5〜10％の患者がこの間に死亡している．この時間を少しでも短縮することが検査の有用性を高くすることにつながるが，現状ではさまざまな複雑なステップがあるために，なかなか実現は難しい状況である．

〈西原広史〉

文献

1) 厚生労働省健康局がん・疾病対策課長通知，健が発0303第1号（一部改正，令和6年2月27日）
2) Loibl S, et al : Survival analysis of carboplatin added to an anthracycline/taxane-based neoadjuvant chemotherapy and HRD score as predictor of response-final results from GeparSixto. Ann Oncol 29 : 2341-2347, 2018
3) 日本臨床腫瘍学会・日本癌治療学会・日本癌学会：次世代シークエンサーを用いた遺伝子パネル検査に基づくがん診療ガイダンス，第2.1版，表I-3. https://www.jsmo.or.jp/about/doc/20200310.pdf

第5章　がんゲノム医療の臨床

IV ｜ エキスパートパネルにおける治療選択

1 エキスパートパネルの概要

　包括的がんゲノムプロファイリング comprehensive genomic profiling (CGP) 検査の主目的は，結果に基づいて適切な治療を選択することである．CGP検査は従来のコンパニオン診断として実施されてきた遺伝子パネル検査とは異なり，得られた結果を解釈し適切な薬剤を選択する必要がある．エキスパートパネルはCGP検査の結果に基づいた治療方針を検討する専門家会議であり，がんゲノム医療中核拠点病院，がんゲノム医療拠点病院，およびエキスパートパネル実施可能がんゲノム医療連携病院[1]で実施される．2024年5月現在は，CGP検査は全例，エキスパートパネルで検討することが保険要件として求められており，その結果が患者の治療選択に直接反映されるため，本邦のがんゲノム医療の流れの中で重要視されている．

　エキスパートパネルは，がん薬物療法の専門的知識をもつ臨床医，遺伝医学の専門的知識をもつ医師，遺伝医学のカウンセリング技術をもつ者，病理医，分子遺伝学・ゲノム医療の知識をもつ研究者，バイオインフォマティシャン（自施設でシークエンスを行う場合のみ必須）および，小児腫瘍の専門的知識をもつ医師（小児がんを取り扱う場合のみ必須）で構成されており，検討すべき事項については，がん関連の3学会である日本臨床腫瘍学会・日本癌治療学会・日本癌学会による「次世代シークエンサー等を用いた遺伝子パネル検査に基づくがん診療ガイダンス（第2.1版）」（3学会ガイダンス）でも示されている（表1）[2]．

　エキスパートパネルでは，検査会社から返却される検査結果レポートの他に，がんゲノム情報管理センター（Center for Cancer Genomics and Advanced Therapeutics；C-CAT）への登録同意を得た患者については，C-CATから発行される「C-CAT調査結果」を用いて議論が行われる．C-CAT調査結果は，検出された遺伝子異常に関連する治療薬および臨床試験がエビデンスレベルとともに記載されたアノテーションレポートであり，適切な治療選択の補助資料となる．

　エキスパートパネルは基本的にはリアルタイムの協議が求められているが，表2の条件を満たす場合は各構成員がそれぞれに結果を評価する「持ち回り協議」で代替することが許容されている[3]．

2 エキスパートパネルで検討すべき事項

　エキスパートパネルでは，CGP検査の結果に基づいて「遺伝子異常に合致した推奨される治療薬があるか」，および「遺伝相談外来受診を推奨する二次的所見がある（疑われる）かどうか」の2点を中心に議論される．表1に示した3学会ガイダンスで示されている検討すべき事項に基づく具体的な考え方の流れは以下のとおりである．

①遺伝子変異に対する生物学的意義づけを行う：検査会社からのレポートで病的意義のあ

IV　エキスパートパネルにおける治療選択　171

表1　エキスパートパネルで検討すべき事項（文献2より）

●検査全体に関して
・検体およびデータの品質について
●各遺伝子異常に関して
・遺伝子異常に対する生物学的意義づけ（がん化能など特定の形質獲得に寄与するかどうかなど）を行う
・遺伝子異常に対応する候補治療薬の有無
・遺伝子変化とそれに対応する具体的な候補薬や治験・臨床試験などについて，エビデンスレベルとともに患者背景（年齢，PS，合併疾患など）も考慮した上で優先的に推奨されるものがあるかなどについて検討する
・診断や予後に関するエビデンスの解釈
・二次的所見を認める（または疑われる）場合は，「AMED 小杉班の提言」などに従い，その意義づけおよび対応について検討する

PS：パフォーマンス・ステータス

表2　持ち回り協議が可能な症例の要件（文献3より）

1　病的バリアントが検出されなかった場合
2　検出されたすべての病的バリアントが，以下の(1)～(4)のいずれかに該当し，かつ関連するガイドライン等を参考に検討した上で，二次的所見が見つからないまたは疑われない場合
(1)「次世代シークエンサー等を用いた遺伝子パネル検査に基づくがん診療ガイダンス」におけるエビデンスレベルにかかわらず，推奨する薬剤，治験等が無い場合
(2) 同ガイダンスにおけるエビデンスレベル A の病的バリアント
(3) 同ガイダンスにおけるエビデンスレベル R の病的バリアント
(4) 同ガイダンスにおけるエビデンスレベル B 及び C の病的バリアントにおいて，がんゲノム医療中核拠点病院またはがんゲノム医療拠点病院と，がんゲノム医療連携病院の間で推奨される薬剤または推奨されない薬剤のコンセンサスが得られ，リスト化して共有している場合

る遺伝子変異とされていても，病的意義のない稀な遺伝子多型である場合や，逆に，意義不明変異とされていても，最新の知見から病的変異との判断が適切である場合もある．そのため，検出された遺伝子変異が機能変化をひき起こすかどうかという生物学的意義づけを再確認する必要がある．

②遺伝子異常に対応する治療薬を確認する：①で病的意義があると判断した遺伝子異常に対して，対応する治療薬があるかどうかを検討する．

③具体的な候補薬や治験・臨床試験などについて，エビデンスレベルとともに患者背景も考慮したうえで優先的に推奨されるものがあるかなどについて検討する：具体的な治療薬が挙げられる場合，その治療薬が当該遺伝子異常に対して治療効果を示す根拠がどの程度あるのか（エビデンスレベル）や，保険診療や臨床試験などで患者に投薬が可能なのかどうか（薬剤到達性）を検討する．また，複数の治療薬が候補に挙がった場合は患者の状態や薬剤到達性などを考慮して，優先順位を検討する．

④診断や予後に関するエビデンスを解釈する：診断や予後に関連する遺伝子異常が検出された場合，エビデンスレベルを検討する．

⑤生殖細胞系列病的バリアントを認める（また

は疑われる）場合は，小杉班提言などに従い，その意義づけおよび対応について検討する：生殖細胞系列変異が検出された（疑われた）場合は，AMED 小杉班の提言[4]や二次的所見患者開示推奨度リスト[5]に従って対応について検討する．

つまり，「遺伝子異常に合致した推奨される治療薬があるか」という点については，エビデンスレベルと薬剤到達性を考慮することが重要となる．

また，前述の「C-CAT 調査結果」には C-CAT のがんゲノム医療に必要な知識データベース（cancer knowledge database；CKDB）に基づいて，①検出された変異の生物学的意義づけ，②遺伝子異常に対応する治療薬，③具体的な候補薬や治験・臨床試験とエビデンスレベルが記載される．共通のデータベースで作成された C-CAT 調査結果を用いることで，エキスパートパネル間の議論の質の均てん化がはかられている．

3　エビデンスレベル

「遺伝子異常に対して治療薬の有効性を示す

表3　がん関連3学会合同ガイダンスによるエビデンスレベルの定義（文献2, 6より）

基準	第2.0版	米国3学会	第1.0版（旧版）
当該がん種，国内承認薬がある遺伝子異常	A	—	1A
当該がん種，FDA承認薬がある遺伝子異常	A	A	1B
当該がん種，ガイドラインに記載されている	A	A	1B
当該がん種，統計的信憑性の高い臨床試験・メタ解析と専門家間のコンセンサスがある	B	B	2A
異なるがん種，国内またはFDA承認薬あり	C	C	2B
異なるがん種，統計的信憑性の高い臨床試験・メタ解析と専門家間のコンセンサスがある	C	—	—
（がん種にかかわらず）規模の小さい臨床試験で有用性が示されている	C	C	—
（がん種にかかわらず）症例報告で有用性が示されている	D	—	3A
前臨床試験（in vitro や in vivo）で薬剤の治療効果との関連が報告されている	E	D	3B
がんに関与することが知られている	F		4
薬剤耐性変異	R		—

FDA：米国食品医薬品局.

データがどの程度あるのか」を示したものがエビデンスレベルである．国内外でいくつかのエビデンスレベルの定義があるが，本邦においては「がんゲノム医療中核拠点病院等連絡会議」の下，全国のがんゲノム医療中核拠点病院のエキスパートパネル関係者で構成されたワーキンググループ（エキスパートパネルワーキンググループ）によって定められたエビデンスレベル定義が3学会ガイダンス（第2.1版）にも記されており，C-CAT調査結果にも使用されている．本邦におけるエビデンスレベルおよび，米国のがん関連3学会によるエビデンスレベルを表3に示す[2,6]．本邦におけるエビデンスレベルは，2017年10月に発出された3学会ガイダンス（第1.0版）に定められたエビデンスレベル[7]を基として，米国3学会エビデンスレベルなどを参考にしながら改定された．

いずれの定義も「標準治療として推奨される」「小規模な臨床試験や症例報告として有効性が示されている」「基礎実験として前臨床（in vitro, in vivo）でのデータが示されている」「耐性変異であり推奨されない」と大別され，治療に結びつきうる"actionable"な遺伝子異常の定義は定まっていないが，「症例報告として有効性が報告されている」という3学会ガイダンスエビデンスレベルD以上をactionable遺伝子異常として定義している報告が多い．

エキスパートパネルでは，遺伝子異常に対して複数の候補薬が挙がった場合はエビデンスレベルの高い治療薬の優先順位が高いが，後述する薬剤到達性を加味しながら優先順位をつける必要がある．

4　エビデンスレベルの確認方法

検出された遺伝子異常一つひとつについて文献や各種ガイドラインなどを検索して情報を集めていくのは煩雑であるが，公開されている知識データベースや，C-CAT調査結果からエビデンスレベルが確認可能である．

主な公開知識データベースであるCIViC（Clinical Interpretation of Variants in Cancer）[8]やOncoKB（Precision Oncology Knowledge Base）[9]では，遺伝子異常ごと（バリアントごと）に対象となる薬剤とエビデンスレベルを検索することが可能である．それぞれエビデンスレベルを定義しており，CIViCでは

Ⅳ　エキスパートパネルにおける治療選択　**173**

塩基置換，挿入，欠失（DNA）

No.	マーカー	エビデンスタイプ	臨床的意義	エビデンスレベル	薬剤	薬剤への到達性
1	*NRAS* Q61K	Predictive	Sensitivity/Response	C	binimetinib	
		Oncogenic	Oncogenic	F		

図1 C-CAT調査結果の一例（悪性黒色腫）
NRAS Q61K という遺伝子異常に対して，ビニメチニブ binimetinib のエビデンスレベルが C であることが示されている．

遺伝子再構成（DNA），構造異型（DNA）

No.	マーカー	エビデンスタイプ	臨床的意義	エビデンスレベル	薬剤	薬剤への到達性
3	*KIF5B-RET* p11.22-q11.21	Predictive	Sensitivity/Response	A	BLU-667	
		Predictive	Sensitivity/Response	A	cabozantinib	FDA承認薬
		Predictive	Sensitivity/Response	A	selpercatinib	国内臨床試験中（2件）
		Predictive	Sensitivity/Response	A	vandetanib	国内適応外薬 FDA承認薬
		Oncogenic	Likely Oncogenic	F		

図2 C-CAT調査結果の一例（非小細胞肺がん）
KIF5B::RET という遺伝子異常に対して，BLU-667，カボザンチニブ cabozantinib，セルペルカチニブ selpercatinib，バンデタニブ vandetanib のエビデンスレベルが A であることが示されている．
FDA：米国食品医薬品局．

Level C が，OncoKB では Level 3 が本邦のエビデンスレベル D に相当するが，海外のデータベースであるため，薬剤の承認状況が異なる点には注意が必要である．一方，C-CAT では独自に知識データベース（CKDB）を構築しており，その CKDB に基づいて，検出された遺伝子異常における候補薬剤とそれに対するエビデンスレベルが C-CAT 調査結果に報告される（図1，2）．

いずれのデータベースにおいても，新規知見がデータベースに反映されるまでタイムラグが生じることや，エビデンスの根拠となる文献の解釈（臨床試験結果や症例報告の解釈）によってエビデンスレベルが異なる場合がある点は留意する必要がある．実際のエキスパートパネルでは必要に応じて根拠論文に立ち返った確認もしばしば行われている．

5 薬剤到達性と治療薬の選択肢

検出された遺伝子異常に対して候補となる治療薬は，①保険適用された承認薬，②未承認薬，③承認薬の適応外使用に分けられ，3学会ガイダンスの中で薬剤到達性の指標が表4のように示されている．

①保険適用された承認薬が候補となる場合：さまざまな理由で過去に実施したコンパニオン診断が陰性でも，CGP 検査では保険適用薬の対象となる遺伝子異常が検出される場合がある[10,11]．

「エビデンスレベル A，到達性 1」と推奨度が

表4　薬剤到達性ランク（文献2より）

指標概要	レベル	指標詳細
当該がん種，国内承認薬がある	1	当該がん種において，当該バイオマーカーを適応とした国内承認薬が存在する
当該がん種，国内臨床試験がある	2	当該がん種において，当該バイオマーカーを受け入れ基準とした国内臨床試験が存在する
他がん種，国内承認薬がある（適応外）	3	他がん種において，当該バイオマーカーを受け入れ基準とした国内承認薬が存在する
当該がん種，海外臨床試験がある	4	当該がん種において，当該バイオマーカーを受け入れ基準とした海外臨床試験が存在する
がん種にかかわらず，FDA承認薬がある	5	がん種にかかわらず，当該バイオマーカーを適応としたFDA承認薬が存在する
上記以外	6	上記のどれにもあてはまらない

FDA：米国食品医薬品局.

最も高い治療選択肢となり，エキスパートパネルにおいて保険適用薬を推奨することで，コンパニオン診断の再検査をすることなく投薬が可能である.

②未承認薬が候補となる場合：治験に参加する形での投薬となる．該当する治験の有無はC-CAT調査結果で確認ができる（図3）が，適格基準，最新の登録状況などの詳細情報は実施企業や医療機関へ確認する必要がある．到達性は2と高いが，エビデンスレベルは臨床試験の段階によって異なる．第Ⅲ相試験の場合はエビデンスレベルC以上と判断されうるが，第Ⅰ相試験では前臨床データのみ示されたエビデンスレベルEである場合が多い.

③適応外薬が候補になる場合：本邦の保険制度上は，適応外使用は「保険外併用療養制度」として治験，先進医療，患者申出療養といった限られた状況でしか認められていない．そのため，適応外使用のハードルは高く，当該薬に対する臨床試験がない場合は投薬が困難である．そこで，「患者申出療養制度」を利用した臨床試験「遺伝子パネル検査による遺伝子プロファイリングに基づく複数の分子標的治療による患者申出療養（jRCT031190104）」が全国13のがんゲノム医療中核拠点病院が参加する多施設共同研究として実施中である．適応外薬がエキスパートパネルでエビデンスレベルD以上で推奨された患者を対象として，複数の適応外薬のコホートごとにその有効性を検討するプラットフォーム型の臨床試験である．2024年5月現在で11薬剤が症例登録中となっており[12]，治療選択肢の向上に寄与している.

エキスパートパネルでは，これら①〜③の候補治療薬に対する最新情報をC-CAT調査結果を参考にしながら収集し，エビデンスレベルおよび薬剤到達性を考慮しながら治療推奨を考えていくことが重要である.

（角南久仁子）

文献

1) 厚生労働省：がんゲノム医療中核拠点病院等の整備について．https://www.mhlw.go.jp/content/001216103.pdf
2) 日本臨床腫瘍学会・日本癌治療学会・日本癌学会：次世代シークエンサー等を用いた遺伝子パネル検査に基づくがん診療ガイダンス（第2.1版）．https://www.jsmo.or.jp/about/doc/20200310.pdf
3) 厚生労働省：エキスパートパネルの実施要件の詳細について．https://www.mhlw.go.jp/content/001216107.pdf
4) 日本医療研究開発機構（AMED）：ゲノム医療における情報伝達プロセスに関する提言―その1：がん遺伝子パネル検査を中心に（改定第2版）．https://www.amed.go.jp/content/000056785.pdf
5) 国立がん研究センターがんゲノム情報管理センター：がん遺伝子パネル検査二次的所見患者開示推奨度別リスト（Ver4.2_20231003）．https://www.ncc.go.jp/jp/c_cat/jitsumushya/030/Potentially_Actionable_SF_Gene_List_Ver4.2_20231003.pdf
6) Li MM, et al：Standards and guidelines for the interpretation and reporting of sequence variants in cancer：A joint consensus recommendation of the

Ⅳ　エキスパートパネルにおける治療選択　175

遺伝子再構成（DNA），構造異型（DNA）

No.	マーカー	エビデンスタイプ	臨床的意義	エビデンスレベル	薬剤	薬剤への到達性
3	*KIF5B-RET* p11.22-q11.21	Predictive	Sensitivity/Response	A	BLU-667	
		Predictive	Sensitivity/Response	A	cabozantinib	FDA承認薬
		Predictive	Sensitivity/Response	A	selpercatinib	国内臨床試験中（2件）
		Predictive	Sensitivity/Response	A	vandetanib	国内適応外薬 FDA承認薬
		Oncogenic	Likely Oncogenic	F		

臨床試験の詳細情報

No.3：体細胞変質（*KIF5B::RET*）を対象とした臨床試験

マーカー番号	3-3	試験名称（試験ID，データ更新日）
対象マーカー	ret gene alteration[nct03157128] positive	Phase 1/2 study of LOXO-292 in Patients With Advanced Solid Tumors, RET Fusion-Positive Solid Tumors, and Medullaty Thyroid Cancer (NCT03157128, 2020/03/02)
国内／海外	国内	
フェーズ	フェーズ1・2	
薬剤名	Drug: LOXO-292（selpercatinib）	
がん種	Non-Small Cell Lung Cancer / Medullary Thyroid Cancer / Colon Cancer / Any Solid Tumor	
実施機関（連絡先）	Loxo Oncology, Inc.	

マーカー番号	3-3	試験名称（試験ID，データ更新日）
対象マーカー	ret活性化異常［及びret活性化のその他のエビデンス］positive	拡大治験（LOXO-292）(PMDA_ExpantionTrial_LOXO-292_1, 2020/03/31)
国内／海外	国内	
フェーズ	-	
薬剤名	LOXO-292	
がん種	RET活性化異常（及びRET活性化のその他のエビデンス）を伴う局所進行性又は転移性固形腫瘍患者	
実施機関（連絡先）	シミック株式会社	

図3　C-CAT調査結果（例：非小細胞肺がん）

KIF5B::RET に対する候補薬セルペルカチニブ selpercatinib については，国内臨床試験が2件実施中であることがわかる．ただし，実際の登録状況や適格基準といった詳細情報は記載されないため，自施設が実施医療機関でない場合は，問い合わせが必要である．
FDA：米国食品医薬品局.

Association for Molecular Pathology, American Society of Clinical Oncology, and College of American Pathologists. J Mol Diagn 19：4-23, 2017

7) Sunami K, et al：Clinical practice guidance for next-generation sequencing in cancer diagnosis and treatment (Edition 1.0). Cancer Sci 109：2980-2985, 2018

8) Clinical Interpretation of Variants in Cancer (CIViC). https://civicdb.org/welcome

9) OncoKB. https://www.oncokb.org/

10) Bai H, et al：Influence of chemotherapy on EGFR mutation status among patients with non-small-cell lung cancer. J Clin Oncol 30：3077-3083, 2012

11) Onozawa H, et al：Lung adenocarcinoma in a patient with a cis EGFR L858R-K860I doublet mutation identified using NGS-based profiling test：Negative diagnosis on initial companion test and successful treatment with osimertinib. Thorac Cancer 11：3599-3604, 2020

12) 国立がん研究センター中央病院：治療選択肢の可能性を求めて（患者申出療養）．https://www.ncc.go.jp/jp/ncch/genome/90/index.html

COLUMN 第5章 がんゲノム医療の臨床

ポストパンデミック時代におけるエキスパートパネルのオペレーションと展望

はじめに

バブル経済の崩壊から10年の歳月を経た2000年に筆者は，病理学の領域でキャリアを歩み始め，四半世紀が過ぎた．今年，2025年を昭和に置き換えれば昭和100年，何か象徴的な節目のように感じる．振り返ると，この間に病理学やエキスパートパネルの世界で，ポジティブやネガティブなパラダイムシフトはいくつもあった．

ビジネスの視点からみれば，「病理学」というビジネス・プラットフォームの中で活動し，時代の変化に追随し常に工夫することが求められてきた．使用する道具も，光学顕微鏡から始まり，電子顕微鏡，免疫組織化学 immunohistochemistry（IHC），*in situ* ハイブリダイゼーション *in situ* hybridization（ISH），デジタルパソロジー digital pathology，そして包括的がんゲノムプロファイリング comprehensive genomic profiling（CGP）検査へと時代とともに変遷してきた．

しかし，これらの進歩が実現できたのは，安定した医療経済があったからこそではないだろうか．2020年に世界経済フォーラム（WEF）が開催した年次総会（ダボス会議）で「グレートリセット」をテーマとして発表され，コロナ禍を通してその輪郭が次第にみえてきた中で，この分野で本当は変えなければならなかったことは何だろうか．

第5章「Ⅲ．エキスパートパネルにおける病理医の役割」を読んでいただくことを前提に，このポストパンデミック時代に向けた新たな展望を模索する．

保険診療開始当初から一貫して思うこと

病理医がエキスパートパネルを含めたCGP検査全般をオペレーションする場合，この一連の流れの中で，この検査を利用して診断の精度と効率が向上する例は，明らかにポジティブなパラダイムシフトの一つではないだろうか．

特にエキスパートパネル完了（プレアナリシス～ポストアナリシス段階）までの作業工程を一貫してオペレーションできることにより，検体に関する準備や病理部内のやりとりを含めて効率よく作業を進めることが可能であると考えている．また，各症例における遺伝子検査などの情報収集（例えば，病理部や検査部を通して実施できる外注検査状況や情報）が，検査室側の検査システム（部門システム）から追跡しやすく，臨床側への問い合わせ，必要な情報収集作業の工程の「省エネ化」が可能になっているように感じている．

これは限られた症例になるのかもしれないが，CGP検査結果と既存の情報を検査室側で比較検討することにより，追加で実施する必要性のある検査があればエキスパートパネル前までにある程度は準備して揃えられ，検査全体としての質の向上や効率化が見込める点なども挙げたい（昨今，医師の働き方改革が実施されている中で，臨床医の負担軽減に若干でも貢献できていることを検査室側では願っている…）．

また，その他にポジティブな体験事例や効率よく検査を進めてこられた要因などを併せて下記に整理してみた（ネガティブな体験談は紙幅の都合のため割愛させていただいた）．

病理診断の鍵となる遺伝子異常の検出

日常の診断業務の中で難しい症例に遭遇したときは，仕事から帰る途中，あるいは家に帰っても，遭遇した難しい症例のことが気になり続けて，ずっと引きずってしまうというような経験はないだろうか．だが CGP 検査が保険で実施され始めてからは，少しだけであるが，「この症例は CGP 検査に提出できる．何かわかれば…」と気持ちが楽になることがあった．検査後には診断の鍵となる遺伝子異常が検出され，診断が明確にできたケースを連携病院の症例なども含めて体験してきた．CGP 検査は診断で悩んでいるときに貢献してくれるだけでなく，患者自身が病気を理解することを促し，がんゲノム情報管理センター（Center for Cancer Genomics and Advanced Therapeutics；C-CAT）や臨床研究などに利用される医療情報の質の向上や新規治療法の開発にも貢献できる可能性がある．全ゲノム解析データには及ばないものの，ある程度に全方向（360 度）にバランスよく貢献できる検査ではないかと考えている．

適切な検体の選定と検体ブロックの品質管理

この点は，本書の第 1 版のコラム「がんゲノムプロファイリング検査を支えるチーム力」（池田　健先生）にも記述されているように，検体に関する病理部門とのやりとりが円滑に進むこと，また病理検体の取り扱いに習熟していることにより，CGP 検査に供される組織検体の選定や検体ブロックの品質管理（全ゲノム解析も見据えて）のためのフィードバックなどが検査室間でシームレスに行え，CGP 検査精度と信頼性が向上すると考える．

エキスパートパネルの運営や効率化

エキスパートパネルでの多様な専門知識の統合プロセスにおいて，主治医や病理医を含めた臨床検査に関わる医師，がんゲノム医療コーディネーター cancer genome medical coordinator（CGMC）の養成研修を受けたスタッフ，遺伝医学に関わる医師など，さまざまな分野の専門家の意見を尊重しながら会議を行い，包括的で最適な推奨治療の情報を患者へ提供できるように心がけている．また，参加者，メンバーの全員が納得できる意思決定プロセスが限られた時間内で円滑に行えるよう，コアとなるメンバーにはエキスパートパネルの資料作成など，会議に向けた周到な準備が求められる．また今後は「エキスパートパネルの実施要件の詳細について」[1]の通知により，CGP 検査全体の運用時間なども含め，コンパクトに効率化できそうである．各診療科での治療方針決定が比較的早く実施できていくことを期待している．

以上，保険診療開始当時から常に流動的な対応で何とかゲノム医療の荒波をくぐりぬけてきたこの検査業務も，主治医，検査室側の医師やスタッフ，遺伝を担当する医師とその認定遺伝カウンセラー，医師事務作業補助者，担当の医療事務員らが常に前向きに理解を示し，臨機応変に対応し，実務者全員で協働してきた基盤があってこその「効率よく検査を進めてこられた要因」であることをもう一度強調しておきたい．

ポストパンデミック後の厳しい医療経済を背景に，病院としてさらなる人件費を含めたコストカットを進める場合，現状の厚生労働省が示している要件では，これ以上の省エネ化は実現不可能なほど，高効率化を意識して何とか維持してきた．当院では，このチームの誰か一人でも欠けてしまうと，それぞれの仕事量のバラン

ス（例えば，車でいえばアライメント）が狂ってしまい，真っ直ぐに進まず，このオペレーションは破綻してしまうと常々肌で感じている．

展望―今こそ昭和を終わらせるとき

一人の病理医がすべての臓器に精通することは難しく，他の専門家の意見（例えば，病理コンサルテーションなど）をはじめ，遺伝子検査などの補助検査の結果を適切に取り入れて，初めて診断が完了するところがある．

だからこそ，病理診断時に CGP 検査（将来的には全ゲノム解析）を取り入れて，診断，治療，研究，予防の各方面にバランスよく貢献できそうなこの検査を病理としては，積極的に導入，オペレーションする傾向にあるわけであるが，向かう方向性が正しくても，現状の医療経済状況においては，まだ導入実施するには早いのかもしれない．

だが，日進月歩の自動車レース，例えばF1や WRC で「車両規定のルールが厳しくなったから速くするための車両開発はやめます」などと立ち止まることがあっただろうか．常にチャレンジし続け，皆で車を手で押してでも工夫，開発を前に進めてきたように思う．

今後はこの CGP 検査と ANI（Artificial Narrow Intelligence），さらにその先にある全ゲノム解析や AGI（汎用人工知能；artificial general intelligence）が利活用できることに

なれば，AI との協働，デジタル化のオペレーションが指数関数的に進み，効率よく精度の高い診断と治療情報の提供がエキスパートパネルを通して，あるいは別の形で必ず実現可能となる時代がくる．本書を読んでいる皆さんも，ChatGPT などの生成 AI を通じて，こうした未来をすでに感じ取っているのではないだろうか．

AI 導入の初期は人の手を焼くのかも知れない．しかし，それはどんなツールでも，例えばデジタルパソロジーも同じことだったように感じる．はじめは早くマウスを動かしすぎて，画像のカクカク感が止まらなかったときが何十分もあった．私の恩師も WHY―!? と，2000 年の初めは何度もオフィスで叫んでいたが，今ではデジタルパソロジー抜きにはコンサルテーションも考えられない．エキスパートパネルのオペレーションを含めた CGP 検査や AI も，これを独裁化して狭い範囲で権力みたいなものを誇示するのでなく，皆と中立的にバランスのよい共生をはじめるときがきているのではないか．

昭和 100 年という大きな節目を迎え，ついにその昭和を終わらせる日がきた．競合するのでなく，皆で同じ方向に向かい，日本発信の医療（ゲノム病理学を含め）をより前へ進ませるときではないだろうか．

（古里文吾）

文献

1) 厚生労働省：エキスパートパネルの実施要件の詳細について（一部改正　令和 6 年 2 月 27 日）. https://www.mhlw.go.jp/content/001216107.pdf

練習問題

問題 1 非小細胞肺がんにおける CDx 項目のうち，IHC 検査法が承認されている項目について，正しいものをすべて選べ（2024 年 11 月時点）．

a. MET　　b. RET　　c. HER2　　d. ALK　　e. BRAF

問題 2 *tBRCA1/2* または *gBRCA1/2* 変異検査もしくはその両方が CDx 承認されていないがん種をすべて選べ（2024 年 11 月時点）．

a. 乳がん　　b. 卵巣がん　　c. 前立腺がん　　d. 胆道がん　　e. 膵がん

問題 3 PD-L1 IHC 検査のうち，CDx としての検査が必要ながん種について，正しいものをすべて選べ（2024 年 11 月時点）．

a. 非小細胞肺がん
b. 胃がん
c. 大腸がん
d. 乳がん
e. 食道がん

問題 4 以下の組織検体を用いる CDx で検査対象となる分子（DNA/RNA/タンパク質）の記載について，正しい組み合わせをすべて選べ（2024 年 11 月時点）．

a. MEBGEN RASKET-B キット　　　　　　　　　　DNA のみ
b. Vysis ALK Break Apart FISH プローブキット　　　タンパク質のみ
c. FoundationOne® CDx がんゲノムプロファイル　　DNA と RNA
d. オンコマイン Dx Target Test マルチ CDx システム　DNA と RNA
e. Guardant360® CDx がん遺伝子パネル　　　　　ctDNA

問題 5 非小細胞肺がんにおいて認められる活性型 *EGFR* 遺伝子変異のうち，L858R 変異がみられるエクソン領域は以下のどれか．正しいものを一つ選べ（2024 年 11 月時点）．

a. exon 18　　b. exon 19　　c. exon 20　　d. exon 21　　e. exon 22

問題 6 体細胞バリアントと生殖細胞系列バリアントの区別が可能ながんゲノムプロファイリング検査はどれか．正しいものを二つ選べ．

a. OncoGuide™ NCC オンコパネルシステム
b. FoundationOne® CDx がんゲノムプロファイル
c. GenMineTOP がんゲノムプロファイリングシステム
d. FoundationOne® Liquid CDx がんゲノムプロファイル
e. Guardant360® CDx がん遺伝子パネル

問題 7 RNA パネルを搭載しているがんゲノムプロファイリング検査はどれか．正しいものを一つ選べ．

a. OncoGuide™ NCC オンコパネルシステム
b. FoundationOne® CDx がんゲノムプロファイル
c. GenMineTOP がんゲノムプロファイリングシステム
d. FoundationOne® Liquid CDx がんゲノムプロファイル
e. Guardant360® CDx がん遺伝子パネル

問題 8 保険診療で実施されるがんゲノムプロファイリング検査の算定（2024 年 5 月現在）について正しいものはどれか．二つ選べ．

a. 患者 1 人につき 3 回まで算定できる．
b. 検体提出時に 44,000 点を算定する．
c. エキスパートパネル実施後の結果説明時に 12,000 点を算定する．
d. 異なる臓器にがんがある場合，それぞれについて 1 回ずつ検査を実施，算定できる．
e. 組織検体を用いた検査で核酸の品質不良により検査中止となった場合，44,000 点は算定できない．

問題 9 保険診療として実施されている血液を用いたがんゲノムプロファイリング検査（リキッドバイオプシー）について正しいものはどれか．一つ選べ．

a. 全血から抽出した DNA を用いてシークエンスを行う．
b. 血清から抽出した cell free DNA を用いてシークエンスを行う．
c. マイクロサテライト不安定性の有無を判定することはできない．
d. 生殖細胞系列バリアントを確度高く検出することができる．
e. circulating tumor DNA の量が少ない場合，検出感度が低下する．

問題 10 DNA パネルと比べて，RNA パネルを用いたがんゲノムプロファイリング検査においてより効率的に検出される遺伝子変化として正しいものはどれか．二つ選べ．

a. 融合遺伝子
b. コピー数異常
c. 腫瘍遺伝子変異量
d. エクソンスキッピング
e. マイクロサテライト不安定性

問題 11 厚生労働省が定めるエキスパートパネルに参加する医療従事者や専門家の構成要件について，誤っているものを二つ選べ．

a. 分子遺伝学やがんゲノム医療に関する十分な知識を有する専門家の参加が望ましい．
b. 遺伝医学に関する専門的な遺伝カウンセリング技術を有する者の1名以上の参加が必須である．
c. がん薬物療法に関する専門的な知識及び技能を有する診療領域の異なる複数名の常勤の医師の参加が必須である．
d. がん遺伝子パネル検査に関連する病理学に関する専門的な知識及び技能を有する常勤の医師の参加は必須である．
e. 次世代シークエンサーを用いた遺伝子解析等に必要なバイオインフォマティクスに関する十分な知識を有する専門家の参加が必須である．

問題 12 エキスパートパネルにおける議論の内容について，正しいものを二つ選べ．

a. リキッドバイオプシーによる CGP 検査の解釈においては，病理医は関与する必要はない．
b. 変異アリル頻度から体細胞系列変異なのか生殖細胞系列バリアントなのかを推測する．
c. 病理組織における組織学的腫瘍細胞含有割合と変異アリル頻度との整合性を確認する．
d. FoundationOne® で検出された変異については，生殖細胞系列バリアントの議論を行う必要がない．
e. がん抑制遺伝子においては検出された変異が "gain of function"（機能亢進）となっていることを確認する．

問題 13 腫瘍細胞含有割合の判定に関する以下の記述について，正しいものをすべて選べ．

a．炎症細胞が多く含まれる検体では，炎症細胞が腫瘍細胞より小さいため，腫瘍細胞含有割合の正確な判定が難しい場合が多い．

b．赤血球は核酸をもたないため，腫瘍細胞含有割合の判定において影響は少ない．

c．腫瘍細胞含有割合が可能な限り80%以上となるように検体を選定する．

d．トリミングラインは，技師が用手的に実施可能なラインとなることを心がける．

e．通常，腫瘍細胞含有割合は，腫瘍の占有面積で判定する．

問題 14 エキスパートパネルにおける病理医の役割について，誤っているものを一つ選べ．

a．ゲノム解析結果と病理診断結果に相違が生じた場合には，外部コンサルテーションなどを行って，最終的な診断確定を行う．

b．推奨治療の決定において，病理学的見地からコメントすることは必要なプロセスである．

c．変異アレル頻度と腫瘍細胞含有割合の整合性について，必要に応じて解釈を述べる．

d．病理医は使用した検体の病理評価と腫瘍細胞含有割合の判定を行う．

e．ゲノム解析の結果により必要と判断された免疫染色による追加検討は，臨床医主導で行う．

問題 15 分子病理専門医（日本病理学会認定）の役割について，正しいものを三つ選べ．

a．がんゲノム検査に用いられる検体の選定や腫瘍細胞含有割合の判定は，分子病理専門医以外の病理医は行ってはならない．

b．がんゲノム医療中核拠点病院等においてがんゲノム医療を中心的に担当する病理医は，分子病理専門医の資格を取得していることが望ましい．

c．分子病理専門医は，エキスパートパネルで議論されるゲノム異常に基づく治療法の選択基準について，議論に必要な知識を求められる．

d．生殖細胞系列バリアントによる遺伝性腫瘍症候群の判定は臨床遺伝専門医が行い，分子病理専門医はその解釈に関与しない．

e．コンパニオン診断薬（検査）とがんゲノムプロファイリング検査の違いを理解し，検査結果について必要な説明を行う．

問題 16 エキスパートパネルで必須の構成員をすべて選べ．

a．病理医　　b．遺伝医学の専門的知識をもつ医師　　c．薬剤師

d．がんゲノム医療コーディネーター　　e．がん薬物療法の専門的知識をもつ臨床医

問題 17 がん関連 3 学会である日本臨床腫瘍学会・日本癌治療学会・日本癌学会による「次世代シークエンサー等を用いた遺伝子パネル検査に基づく診療ガイダンス（第 2.1 版）」で示されているエビデンスレベル分類において，「がん種を問わず症例報告で有用性が示されている」に相当するエビデンスレベルは以下のうちどれか．正しいものを一つ選べ．

a. A　　**b.** B　　**c.** C　　**d.** D　　**e.** R

問題 18 がん関連 3 学会である日本臨床腫瘍学会・日本癌治療学会・日本癌学会による「次世代シークエンサー等を用いた遺伝子パネル検査に基づく診療ガイダンス（第 2.1 版）」で示されている薬剤到達性において，「当該がん種において，当該バイオマーカーを受け入れ基準とした国内臨床試験が存在する」に相当するランクは以下のどれか．正しいものを一つ選べ．

a. 1　　**b.** 2　　**c.** 3　　**d.** 4　　**e.** 5

問題 19 エビデンスレベルについて，誤った記載をすべて選べ．

a. 承認薬があるバイオマーカーのエビデンスレベルは A である．
b. 知識データベースによってエビデンスの根拠となる文献の解釈が異なり，エビデンスレベルも異なる場合がある．
c. エビデンスレベル分類の定義はすべての公開知識データベースで統一化されている．
d. 知識データベースへの最新の知見が反映されるまでタイムラグが生じる場合があるため，必要に応じて文献情報の確認が必要である．
e. 海外の知識データベースにおけるエビデンスレベル分類は本邦でもそのまま利用可能である．

問題 20 C-CAT 調査結果から得られる情報で誤っているものを一つ選べ．

a. 候補薬剤の承認状況
b. 候補薬剤のエビデンスレベル
c. 遺伝子異常に対する候補薬剤
d. 遺伝子異常に対する候補臨床試験
e. 候補臨床試験の全実施医療機関名

解 答

問題 1 **正解** d

【解説】*ALK* のみ，IHC 検査法が CDx 承認されている．

問題 2 **正解** d

【解説】胆道がんでは *tBRCA1/2*，*gBRCA1/2* 変異検査のいずれも承認されていない．

問題 3 **正解** a，c，d

【解説】大腸がんは dMMR 検査が CDx 承認されているが PD-L1 IHC 検査は承認されていない．胃がんは CDx ではなく，コンプリメンタリー診断薬を用いた IHC 検査．

問題 4 **正解** a，d，e

【解説】b は DNA のみ，c は DNA のみであれば正解．

問題 5 **正解** d

【解説】その他の主要な活性型 *EGFR* 遺伝子変異は exon 19 の欠失変異．

問題 6 **正解** a，c

【解説】a，c は腫瘍組織と全血（非腫瘍細胞）の両方を解析するため，体細胞バリアントと生殖細胞系列バリアントの区別が可能である．

問題 7 **正解** c

【解説】a，b，d，e は DNA パネルのみのがんゲノムプロファイリング検査である．

問題 8 **正解** b，c

【解説】がんゲノムプロファイリング検査の算定は患者 1 人につき 1 回（ただし組織を用いた検査が不成功となり，血液を用いて検査を実施した場合は 2 回まで）に限る．検査の成功・不成功によらず，検体提出時に 44,000 点が算定される．

問題 9 **正解** e

【解説】全血から分離した血漿中の cell free DNA を用いた検査である．マイクロサテライト不安定性の有無は解析対象である．リキッドバイオプシーでは体細胞バリアントと生殖細胞系列バリアントの厳密な鑑別は困難である．

練習問題　185

問題 10 　正解　**a, d**

【解説】RNA パネルを用いた検査ではスプライスされた転写産物を解析するため，融合遺伝子やエクソンスキッピングを効率的に検出できる．コピー数異常，腫瘍遺伝子変異量，マイクロサテライト不安定性は DNA パネルを用いた解析により検出する．

問題 11 　正解　**a, e**

【解説】a：分子遺伝学やがんゲノム医療に関する十分な知識を有する専門家 1 名以上の参加が必須である．e：シークエンスを自施設内で行う場合に必須であるが，外注の場合には必須ではない．

問題 12 　正解　**b, c**

【解説】a：リキッドバイオプシー検査であっても，元の病理診断との整合性については病理医が確認すべきである．d：FoundationOne® の結果であっても，生殖細胞系列バリアントとしての意義がデータベース上に掲載されている場合には，議論を行う．e：gain of function→loss of function．

問題 13 　正解　**a, b, d**

【解説】c：30％以上（検査によっては 20％以上）が一般的である．e：有核細胞数で判定する．

問題 14 　正解　**e**

【解説】e：免疫染色などの病理学的検討は，当然，病理医主導で行うべきである．

問題 15 　正解　**b, c, e**

【解説】a：一般病理医の業務の一つである．d：生殖細胞系列バリアントの可能性や必要な追加検査について，病理学的見地から積極的にコメントをすることが求められている．

問題 16 　正解　**a, b, e**

【解説】保険要件において，がん薬物療法の専門的知識をもつ臨床医，遺伝医学の専門的知識をもつ医師，遺伝医学のカウンセリング技術をもつ者，病理医，分子遺伝学・ゲノム医療の知識をもつ研究者がエキスパートパネルの必須構成員となっている．

問題 17 　正解　**d**

【解説】がん種を問わず，当該遺伝子異常に対する薬剤の有用性を示す症例報告がある場合，エビデンスレベル D となる．

問題 18 　正解　**b**

【解説】国内臨床試験が存在する場合の到達性は，保険適用された承認薬が存在する場合に次いで，レベル 2 になる．

問題 19 **正解** c，e

【解説】海外知識データベースにおけるエビデンスレベル分類を活用する際には，薬剤の承認状況が本邦と異なる場合がある点に留意する必要がある．また，エビデンスレベル分類はそれぞれの知識データベースごとに異なるため，定義の確認が必要である．

問題 20 **正解** e

【解説】候補薬とそのエビデンスレベルおよび，候補の承認状況と該当する治験の有無は C-CAT 調査結果で確認ができるが，実施医療機関のリストや，適格基準，最新の登録状況などの詳細情報は実施企業や医療機関へ確認する必要がある．

第6章

バイオバンクと
医療ビッグデータ

第6章 バイオバンクと医療ビッグデータ

Ⅰ ゲノム医療とバイオバンク

1 バイオバンクとは何か

　基礎医学研究では遺伝的に均一性を持つ近交系の動物モデルを用いることが多いが，人間の研究においては，遺伝的多型性が高いため，多数の試料から得られるデータの統計的解析が必要不可欠である．このため，臨床や疫学研究を支える基盤として，国内外において「バイオバンク」と称される試料保管管理施設の設立が進められている．これらの施設では，研究用の試料が適切に管理され，多くの科学的発見の基礎を支えている．

　バイオバンクは，欧州・米国で始まった海洋汚染や大気汚染のモニタリング，環境アセスメントを目的とした試料・データ収集プロジェクト，また動植物の品種保全を目的とした英国ロンドン自然史博物館のようなバイオリポジトリにも発祥をさかのぼる．2009年10月には，経済協力開発機構（OECD）評議会がヒトバイオバンクおよび遺伝子研究データベースに関する国際ガイドライン Human Biobanks and Genetic Research Databases (HBGRD)[1] を採択し，バイオバンクを「体系化されたシステムに保管された，特定の集団の生体試料とそれに付随する情報のコレクション」と定義した．バイオバンクは研究試料の保管および管理をする基盤施設としてスタートしたが，その後，ゲノム医療の発展とともに，ヒトの試料の品質管理と試料に付随する臨床情報を一括管理し，研究利用を視野に入れた病院関連施設としても設置されるようになった．これらの病院関連バイオバンクは現在，「病院併置型バイオバンク」や「クリニカルバイオバンク」[2,3] と呼ばれ，歴史的に新しい．

　以下，本項では，ヒトの試料のバイオバンクに話を限る．

2 ヒト試料を扱う際の規制とバイオバンクの歴史・各国の取り組み

　1961年に英国で制定された「人体組織法 Human Tissue Act」は，遺体からの試料回収を規制した．その後，2002年にスウェーデンでバイオバンク法が施行され，2004年には欧州の議会でヒト組織の保管と管理に関する指令が採択された．2005年には，英国に人体組織管理庁 Human Tissue Authority (HTA) が設置され，ヒト試料の保管，利用，廃棄に関する全般的な規制が実施された[4]．これに続き，ウェルカム・トラスト，医学研究審議会，保健省などによって UK バイオバンクが設立され，2007年から運用が開始された[5]．UK バイオバンクでは40～69歳の50万人の参加者を対象とした大規模な前向きコホート研究を進めるプロジェクトとして始まり，参加者（試料・データ提供者）によるライフスタイルの自己申告，医療情報，血圧，身体計測データ，サンプル（血液，尿，唾液），ジェノタイピング，全エクソームシークエンスデータ，画像データが含まれている[6]．UK バイオバンクのデータへのアクセス申請は承認研究機関を通じて登録すれば，研究利用申請は一貫した基準に従って承認される

ようになっている．2012 年以降，1 万人を超える研究者が登録し，1,000 を越えるプロジェクトが進行中という．情報管理も徹底され，2018 年 5 月に一般データ保護規制 General Data Protection Regulation（GDPR；EU 一般データ保護規則）の導入後，試料提供者へ研究提供内容が開示されるなどの措置がなされた．さらに，欧州ではヒト組織の保管と管理に関する指令が発効し，各国で関連する国内法の制定が進んだ．フィンランドでは国立福祉保健研究所と医薬品庁が専門機関としてバイオバンクを所管し，2012 年にヒト試料の所有権に関する法律（the Biobank law, Section 13, Section 25）を定めた．スウェーデンでは，試料・情報の管理権限が一定期間経過後に自動的にバイオバンクへ委譲されることが規定されている．これらの事例から，欧州では国家が医療制度の構築と連携してバイオバンクの運営に積極的であることがみて取れる．スウェーデンでは，2023 年にバイオバンク法が改定され，診療でバイオバンクに関する必要な情報を受け取れば，収集・保存への同意手続きが必要なくなるなど大幅な手続き・コスト削減の試みがなされた．欧州では国家が，医療制度構築とも関連づけて，バイオバンクの運営に積極的であることがわかる．さらに欧州各国の連携として 2002 年に EU 理事会が欧州の研究インフラを強化し，統合するための戦略的フォーラムとして設立を呼びかけた European Strategy Forum on Research Infrastructures（ESFRI）が活動ロードマップとして，The Biobanking and BioMolecular Resources Research Infrastructure-European Research Infrastructure Consortium（BBMRI-ERIC）を設立した．BBMRI-ERIC は欧州全域にわたるバイオバンク分散型研究インフラ・ネットワークのハブとして，高品質の生物分子および医学研究をサポートしている[7]．

米国では，大学をはじめ研究教育機関を中心にバイオバンクが設立され，病理学研究室が主体のところも多い．American Society for Investigative Pathology が中心となって環境および生物学的リポジトリ国際学会 International Society for Biological and Environmental Repositories（ISBER）[8] などバイオバンク関連学会が米国内病理医教育プログラムの策定と併行して 2000 年代初頭に組織された．ISBER はバイオバンクの推奨事項をまとめた ISBER-BP（ベストプラクティス）を刊行してきた．米国国立がんセンターのヒト生物資源保管施設の実務要領で NCI Best Practices for Biospecimen Resources（2016 年）も，この BP を参照文献としている．BP は改定を重ね，2023 年には第 5 版が出版された[9]．進行中の大規模バイオバンクプロジェクトでは，特にがんゲノムアトラス The Cancer Genome Atlas（TCGA）[10] が著名である．これは，国立がん研究所 National Cancer Institute（NCI）と国立ヒトゲノム研究所 National Human Genome Research Institute（NHGRI）が共同で運営するプロジェクトで，2006 年に始まった．がんの主要な遺伝的変異を包括的に理解するため，多種多様ながんの大規模なゲノムおよびトランスクリプトーム，エピジェネティック，がんのサブセットに関するデータベースを構築し，科学コミュニティと共有している．

アジアでは中国でもバイオバンクの整備とネットワーク化，大規模ゲノム解析施設である北京基因組研究所 Beijing Institute of Genomics[11] の協力により次世代シークエンサー next generation sequencer（NGS）を用いた多くのゲノム解析の論文が発表された．深圳にある China National GeneBank（CNGB）は，中国科学院と中国政府によって支援され，データは，疾病の予防と治療法の開発を目指す研究に広く利用されている．韓国バイオバンクプロジェクト Korea Biobank Proj-

Ⅰ　ゲノム医療とバイオバンク　191

ectは韓国疾病管理庁Korea Disease Control and Prevention Agency（KDCA）によって運営されており，韓国人の健康情報と遺伝的データを統合している．台湾バイオバンクTaiwan Biobank[4]は，健康な成人からの生物学的試料と健康情報を収集し，台湾人の特有の遺伝的リスクと健康問題を研究している．その他，オーストラリアのVictorian Biobank，インドのBiobank India foundationでのNational Liver Disease Biobankなどといったがんサンプルのバイオバンクの設立が相次いだ．

本邦ではNational Center Biobank Network（NCBN），東京大学医科学研究所のバイオバンクジャパン，東北メディカル・メガバンク機構Tohoku Medical Megabank Organization（ToMMo）など大規模バイオバンクの設置が進み，加えて大学でも中規模のバイオバンク（病院併置型含む）の設置が進んでいる．その中，科学的実験検証に基づき日本病理学会によりゲノム研究用病理組織検体取扱い規程と，ゲノム診療用病理組織検体取扱い規程が策定された．また，日本医療研究開発機構Japan Agency for Medical Research and Development（AMED）が主導している「ゲノム研究プラットフォーム利活用システム」プロジェクトで東京医科歯科大学（現 東京科学大学）をはじめとするバイオバンク関係者の努力でスタッフ，利用者向けのバイオバンクハンドブックの初版が2020年に，2021年には第3版が刊行された[12]．2020年以降，COVID-19パンデミックはバイオバンクの保管管理システムのあり方に大きな影響を与えた．

このように現在，バイオバンクは臨床・疫学研究のコアファシリティとして認識されるに至っている．近年，サンプルの保管管理に関する施設のリスクマネジメント・安全管理，試料分析に影響を与える品質管理，サンプルの搬送・供給網，およびバイオバンクと利用者間のコミュニケーションの仕組みが各国で再検討されている．

3 国際標準化の取り組み

各国のバイオバンクは，ゲノム分析データの信頼性確保のため，前述の国際標準化機構International Organization for Standardization（ISO）の国際認証取得や，米国のClinical Laboratory Improvement Amendments（CLIA）基準に沿ったCAP program運用が始まっている．これは，ゲノム分析技術の急速な発展と大規模研究により，試料を確保・供給する効率的なシステムが必要になっているということに他ならない．筆者は，ISO国際専門委員，ISBERアジア地区幹事として参加する機会があり，以下に現在の動向について紹介する．

A ゲノム検査に関わる国際規格
（表1）

ISOは，1947年に設立され，スイスのジュネーブに本部を置く非政府機関である．国際規格は，文書として発行されており，箇条書き文の形式をとり，医療機関に関するものでは検査，外部精度評価，臨床検査室，とは何か，など基本的な語彙が説明され，要求される一般事項について網羅的に記述されている．ISOの政策開発委員会の一つである適合性評価委員会Committee on conformity assessment（ISO/CASCO）が中心に作成している．CASCOを構成するのは，ISO加盟機関の代表者で，本邦では日本産業標準調査会Japanese Industrial Standards Committee（JISC）である．JISCのメンバーは文案の作成にも関わり，かつ，翻訳作業に関わる．このCASCOはさらに，実際の医療検査室が国際規格に適合しているか判断・評価する機関，つまり「認定機関」が満たすべき要件とその手順を規定した国際規格を制定している．1993年に通商産業大臣と運輸大

表1　ゲノム検査に関わる各 ISO の対象とその内容および適用範囲

	ISO15189	ISO20166-1, 2, 3, 4	ISO20184	ISO20387	ISO22692
表題	臨床検査室-品質と能力に関する特定要求事項	分子 in vitro 診断検査—FFPE 組織の検査前プロセスの仕様（specifications）—単離された DNA, RNA, タンパク質, in situ 検出系	分子 in vitro 診断検査—凍結組織の検査前プロセスの仕様（specifications）—単離された DNA, RNA, タンパク質, in situ 検出系	バイオテクノロジー—バイオバンキング—バイオバンキングの一般要求事項	Genomics informatics—Quality control metrics for DNA sequencing
対象	臨床検査室のシステム	臨床検査，分子病理学検査・研究	臨床検査，分子病理学検査・研究	バイオバンクのシステム	DNA シークエンシング
内容および適用範囲	臨床検査室の業務が，臨床医のニーズを満たすのに必要なマネジメントシステムの要求事項，すなわち検査室の技術水準，能力の判断基準を記載している．臨床検査用検体を扱う施設に適用される	核酸分析・タンパク質分析における FFPE 組織標本・凍結組織の取り扱い，文書化，保管，および処理に関するガイドラインである．広く，臨床検査室，研究施設に適用される	核酸分析・タンパク質分析における凍結組織標本・凍結組織の取り扱い，文書化，保管，および処理に関するガイドラインである．広く，臨床検査室，研究施設に適用される	研究用サンプル（ヒト，動植物，微生物など）の保管管理施設としてのバイオバンクの能力，公平性，運用に関する一般的な要求事項を記載している．診断および治療の目的で調達および使用される人体材料を取り扱う場合は，まず ISO15189 を適用する	次世代シークエンシングに関する用語の定義（CNV, deletion, indel, insertion, Q score, reference sequence, read SNV, whole genome sequencing）および品質メトリクスの記載

臣の許可を得て日本適合性認定協会 Japan Accreditation Board（JAB）が国際規格を満たしているとして本邦の認定機関となった．

　ISO の主な活動は，国際的に通用する規格を策定することであり，カードのサイズやネジの形状といった工業製品規格がよく知られている．また，組織のマネジメントシステムについても病院が取得する ISO 9001（Quality management systems—Requirements），ISO 15189：2022（Medical laboratories—Requirements for quality and competence）が存在する．この ISO 内には，「臨床検査及び体外診断検査システム」に関する国際委員会 ISO/TC 212 が組織されており，臨床検査の技術能力の評価認定に重要な国際規格 ISO 15189 が作成された．この国際規格が注目されるようになったのは，医療法の一部改正により，検査の正確性を確保するために必要な設備を有する臨床検査施設が，ISO の定める国際規格に基づく技術能力で国際的に認定されることが求められるようになったためである[13]．さらに，「がんゲノム医療中核拠点病院等の整備に関する指針」においても，第三者認定を受けた病理検査室の設置が示されている[14]．2020 年からは ISO 国際委員会による ISO 15189 本文の改定作業が進められ，2022 年 12 月に新版が発行された．これに関連して，ISO 20166（分子学的体外診断試験—FFPE 組織の試験前処理の規格），ISO 20184（分子学的体外診断試験—凍結組織の分析前処理の規格），ISO 22692（Genomics informatics—Quality control metrics for DNA sequencing）など，ゲノム医療に関わる技術能力の規格化文書があるが，2020 年には技術仕様文書 TS ISO 22692 で NGS の塩基配列解析の品質コントロールメトリクスの項目例が示された．そこでは標的配列と遺伝子のリス

I　ゲノム医療とバイオバンク　193

ト，検体のタイプ，検体の種類が記録される．ライブラリーの作成においては，使用されるDNA抽出キット，DNAの吸光度比（OD 260/280およびOD 260/230）とDNAのintegrity，ライブラリーコンストラクトに関するデータとしてライブラリー量，インサートサイズ，使用キットが記述される．シークエンシングに関しては装置の種類と性能としてリード長，running mode（リード長，スループットなど）が記述される．データ処理においては，総リード数，平均カバレッジ，uniformity，duplication（シークエンスリードの重複）率，オンターゲット率（指定されたターゲット領域に対して実際に読み取られたシークエンスデータの割合），percent data quality＞Q30（Q30は，ベースコールの品質が99.9%の精度を持つことを意味し，エラー率は0.1%以下）が計測され，マッピングアルゴリズムやリアラインメントが示される．また，バリアントのフィルタリングとアノテーションは，施設機器ごとの基準が示され，得られた情報を補足するOncoKBやClinVarなどのデータベースの記載が薦められている．

B バイオバンク・バイオテクノロジーに関する国際規格

国際委員会ISO/TC 276においてバイオバンキングのシステムの効率化，公正な運用，リスク管理の標準化を目的とする国際規格文書「Biotechnology-Biobanking-General requirements for biobanking」（ISO 20387：2018）が新たに作成された．これは診療用検体ではなく，研究用のサンプル・情報を対象としており，臨床検査室の規格ISO 15189とは対象が異なる．米国では，外部精度管理など臨床検査室の品質管理ツールの提供を目的にCLIAに基づき，College of American Pathologists（CAP）が臨床検査室のマネジメントシステムの査察プログラムLaboratory Accreditation Program（LAP）を実施しており，バイオバンクに関する認定の実績も持っている．現在，米国連邦政府保健福祉省を母体とするCenters for Medicare and Medicaid Services（CMS）からCAPは代理査察機関として認定プログラムを提供するようになっている．このCAPの関係者がISO 15189：2022の作成に参加しており，CAPとISOの相互交流により国際標準化は世界規模に進展している（ISO，CLIA，CAP-LAPの概要の比較は，第1章「Ⅲ. 分子病理診断における検査の品質保証」の**表3**を参照）．

C 検査室と病理診断室

ISO 15189は一般検査室の技術評価に最適化されており，短時間の検体管理後，検査結果を提供することが，システムの品質の重要な点としている．主な検体である血液試料のライフサイクル（収集から保存，使用，破棄まで）は原則として短い．一方で病理診断室では，検体のライフサイクルは短いもの（凍結検体）から長いもの（パラフィンブロック）までさまざまであり，また長期保管された試料のゲノム分析や研究利用の可能性がある．この点で，病理診断室は，試料管理施設としてのバイオバンクとしての役割を果たしているということができる．こうした病理診断室の重要性を考慮し，15189の附則としての病理診断室のガイダンスが策定された[15]．また改定の中でexamination（検査）が手段，diagnosis（診断）が目的という関係が明確化された．

4 ISBER-BP（リポジトリに対する推奨事項）

今回の第5版改定では，第4版に対する関係者のコメント，必要な改善点や戦略を特定するGap分析が行われた．ベストプラクティスの各章に分量が増え，専門性が高まった．以下，概

略を述べる.

セクションAは，バンク事業の運用計画と試料・情報保管の目的及び利用方針を述べる総則である．委員会の構成や利用促進のための事業計画，財政維持可能性などが詳述されている（ISO 20387：2018）.

セクションBでは，事業継続性，危険（リスク），緊急事態及び災害管理など，温度，換気，照明，電源，セキュリティ，災害時の対応や復旧計画が記載されている（参考：ISO 22301, ISO 31000）.

セクションCでは，法的及び倫理的問題としてコンプライアンス，事業計画の公平性，社会的弱者である参加者（試料提供者）への配慮，研究の一貫性が強調された．試料提供者の保護，各国の情報保護法への配慮，インフォームドコンセントの取得や撤回が重要視されている.

セクションDでは，品質管理 quality management（QM）が試料とそれに関連するデータの品質に影響を与える構成要素や活動に対処すべきであるとされている．品質基準を満たす試料と関連データは，目的適合性（fit for purpose；FFP）と見なされ，効果的で信頼性の高い研究が可能になる．品質保証 quality assurance（QA）と精度管理 quality control（QC）の役割，妥当性確認（validation），検証（verification），適格性評価（qualification）が説明されている（ISO 21899：2020）.

セクションEでは，リポジトリ担当者が職務を適切に実行するためのトレーニングが述べられている．これには，安全の確保と検体の品質向上が含まれる．また，能力を持つスタッフの配置や労務管理についても触れられている.

セクションFでは，安全衛生に関してさまざまなサンプルに曝露するリスクを持つ従業員および利用者を保護するための安全計画が必要であることが述べられている．外来性および内在するバイオリスクについて説明されている.

セクションG（施設）・セクションH（保管及び保管に関わる作業工程用設備）では，リポジトリの設計に影響を与える要因について説明されている．保存される標本とデータのタイプ，関連するバイオリスク，保存期間，予測される標本数，保管目的に適合する標本およびデータ，保管スペース，給水，電源，通信システム，冷却供給，換気，温度，湿度，照明，セキュリティ，アクセス，事故予防，汚染対策などが詳述されている.

セクションIでは，情報・データ管理と計画，管理システム，データセキュリティ（アクセス制御，認証，データの暗号化）に重点が置かれている．試料在庫管理システム，試料識別子，収納情報，効果的な追跡システムの整備が強調されている.

セクションJでは，収集，加工処理，受取り及び検索など，試料管理の連鎖（Chain of Custody）としてのアプローチが取り上げられている．「収集された病理組織の不均一性に対処するため，アリコートごとに品質保証を行い，病理医の顕微鏡的検査による腫瘍細胞比率，正常細胞比率，壊死率及び/または線維化率を記録すべきである」と述べられており，病理医による品質管理の重要性が強調されている.

セクションKでは，リポジトリが収集した試料及び関連データの適切かつ効率的な利用を促進するための手順が文書化されるべきであるとされている．試料の移動には物質移転合意書 Material Transfer Agreement（MTA），データ移転合意書 Data Transfer Agreement（DTA）に基づく診断情報の移転・移転が整備されており，紛失・破損の防止策や対応策が事前に文書で示されている.

セクションLでは，梱包・出荷配送に関して標本およびデータの移転，ロジスティクス，搬送に必要な技術要件について説明されており，対象物の追跡可能性が強調されている.

おわりに

　ゲノム医療を支える施設としての病理診断室・バイオバンクの重要性は一層高まっている．病理医が先端医学に貢献していく機会が増す機会が増えている．

（鶴山竜昭）

文献

1) Organisation for Economic Co-operation and Development (OECD)：guidelines on human biobanks and genetic research databases. https://legalinstruments.oecd.org/en/instruments/OECD-LEGAL-0375
2) Wilson GD, et al：The challenge of sustaining a hospital-based biobank and core molecular laboratory：the Beaumont experience. Biopreserv Biobank 12：306-311, 2014
3) Seiler CY, et al：Sustainability in a hospital-based biobank and university-based DNA biorepository：Strategic roadmaps. Biopreserv Biobank 13：401-409, 2015
4) UK Health Technology Assessment (HTA) Programme. J Med Screen 12：207-208, 2005
5) Fan CT, et al：Taiwan regulation of biobanks. J Law Med Ethics 43：816-826, 2015
6) UK Biobank：https://www.ukbiobank.ac.uk/
7) The Biobanking and BioMolecular Resources Research Infrastructure-European Research Infrastructure Consortium (BBMRI-ERIC)：https://www.bbmri-eric.eu/
8) International Society for Biological and Environmental Repositories (ISBER)：https://www.isber.org/
9) International Society for Biological and Environmental Repositories (ISBER)：Best Practices. https://www.isber.org/page/BPR
10) Center for Cancer Genomics at the National Cancer Institute：The Cancer Genome Atlas Program (TCGA). https://www.cancer.gov/ccg/research/genome-sequencing/tcga
11) 北京基因組研究所：https://www.bgi.com/
12) 日本医療研究開発機構 (AMED)：バイオバンク利活用ハンドブック第3版. https://biobank-search.megabank.tohoku.ac.jp/v2/biobank_handbook_ver3.pdf
13) 厚生労働省：医療法の一部改正 (臨床研究中核病院関係) の施行等について. https://www.mhlw.go.jp/content/10800000/000477179.pdf
14) 厚生労働省：がんゲノム医療中核拠点病院等の整備について. https://www.mhlw.go.jp/content/001216103.pdf
15) ISO/TS 23824：2024, Medical laboratories-Guidance on application of ISO 15189 in anatomic pathology. https://www.iso.org/standard/77070.html

第6章 バイオバンクと医療ビッグデータ

Ⅱ デジタル病理画像と AI

1 デジタル病理組織画像

近年，スライド標本を専用のスライドスキャナでデジタル化したホールスライドイメージ whole slide images（WSI）が大規模な病院を中心に使われ始めている．WSI は数万×数万ピクセルに達することもある巨大な画像であり，また病理組織画像特有の情報を保存する必要がある．そのために浜松ホトニクス社は NDPI ファイル，Aperio 社は SVS ファイルなど，スライドスキャナを販売している企業がそれぞれ独自のフォーマットを採用しているが，いずれのフォーマットでも画像は複数の解像度で階層構造をとるようになっており，高速でのズームイン・ズームアウトが可能となっている（図1a）．また，メタデータ metadata という情報が付与されており，実寸値と画像サイズの対応に関する情報や使用したレンズの倍率などが画像とともに保存されている．画像の縦・横のサイズはその最小構成要素であるピクセルの数で表現されるが，病理組織画像の場合，スキャナのレンズを変えたり画像をリサイズしたりすると1ピクセルあたりの標本の実寸値の対応は当然変化する．そこでこの対応関係をあらわすために1ピクセルあたりの実寸値である micron per pixel（mpp）という値が用いられる．例えば，512 ピクセルの画像が 256 μm の範囲を撮っているとすると，mpp は 256÷512＝0.5 となる（図 1b）．

WSI はもともと遠隔病理診断における利用などを想定していた．しかし，近年の人工知能 artificial intelligence（AI）技術による画像解析の性能向上に伴い，WSI を用いた AI による病理診断補助技術の開発が急速に進んできている．

2 病理組織像解析における AI 技術

AI に明確な定義はないが，人間の知性を必要とするタスクを行う機械やアルゴリズムを指すことが多い．中でも，コンピュータに明示的にルールを教えなくても大量のデータから学習してタスクを遂行できる機械学習技術は，現在さまざまな分野で応用が広がっている．特に，多層の人工ニューラルネットワークを用いた深層学習と呼ばれる機械学習技術が発展したことで，画像や文章をはじめとするさまざまなデータできわめて高い精度の解析が可能となった．

機械学習には「教師あり学習 supervised learning」，「教師なし学習 unsupervised learning」などがある．教師あり学習ではデータと対応するラベル（診断名など）の組を訓練データとして，データからラベルを予測するモデルを構築する．一方，教師なし学習はラベルなしのデータからクラスタ構造などのデータ間の関係性を学習する．病理診断は組織像をみて診断を下す行為であるため，病理画像解析では必然的に教師あり学習が多く使われる．画像の教師あり学習には深層学習がきわめて有効であり，中でも画像の特徴を効率よくとらえることができる畳み込みニューラルネットワーク convolutional neural network（CNN）とい

Ⅱ デジタル病理画像と AI　197

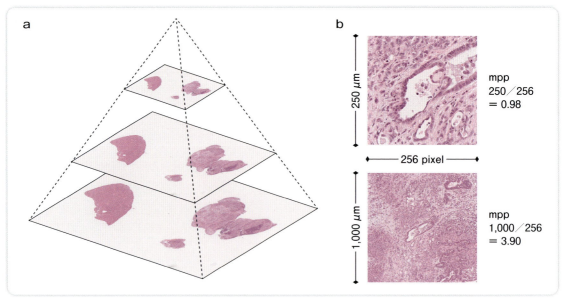

図1 ホールスライドイメージ（WSI）のデータ構造と画像のスケール
a：WSIはさまざまなスケールの画像により階層的に構成される．b：画像のサイズと標本の実際のスケールとの対応を表現するために，micron per pixel（mpp）が用いられる．上図では256ピクセルの画像に250μm，下図では1,000μmの範囲が含まれるため，mppはそれぞれ0.98，3.90となる．

うモデルがよく用いられる．CNNは畳み込み層という画像の局所的な特徴をとらえる特殊な層をもち，学習を通じて得られた畳み込みフィルタを多数・多層に適用することで画像の特徴をとらえて識別を行う（図2a, b）．

一般に画像の識別は分類 classification，物体検出 object detection，セマンティックセグメンテーション semantic segmentation，インスタンスセグメンテーション instance segmentation に大別される（図2c）．識別では画像全体をあらかじめ決められたカテゴリ（正常，腫瘍など）に分類し，物体検出では画像中の物体の位置・範囲を検出する．また，セマンティックセグメンテーションは各ピクセルのカテゴリを推定するが，インスタンスセグメンテーションはそれぞれのピクセルと各物体の対応も同時に推定する．識別よりも物体検出，物体検出よりもセグメンテーションのほうがより高度で応用範囲が広いが，一方で訓練データを作るためのアノテーションの手間は増える．例えば腫瘍細胞を検出するタスクを考えると，識別であれば画像中の腫瘍細胞の有無のみをアノテーションすればよいが，物体検出ではすべての腫瘍細胞の位置を四角で囲う必要があり，セグメンテーションではさらに腫瘍細胞の輪郭を囲う必要がある．したがって，厳密な腫瘍細胞の位置を知る必要がなければ識別タスクで十分であろう．このように解析の目的を考えて不必要に高度なタスクにならないように注意を払うことが重要である．

教師あり学習の目的は，学習に用いていない未知のデータに対して精度を最大化することである．しかし，学習の仕方によっては訓練データ・未知データの両方に対して性能が低くなる過小学習 underfitting や，訓練データに適合しすぎるために未知データに対して性能が低くなる過学習 overfitting という状況に陥る（図3a）．このような状況になっていないかを評価するために，学習の際には訓練データに含まれない正解がわかっているデータ（評価データ）を未知データの代わりとして用意することが重要である．

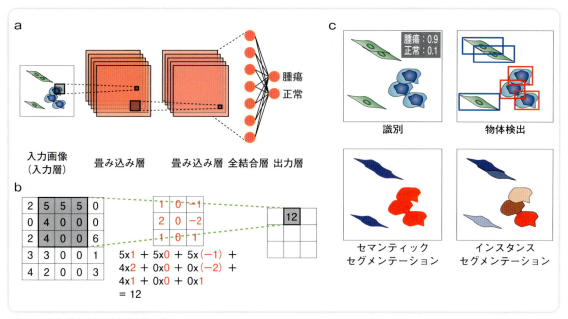

図2　さまざまな画像解析タスク
a：CNN は入力層と複数の中間層，出力層から構成される．画像が入力されると，畳み込み層で画像中の局所構造がとらえられ，次の層に伝わる．これを繰り返した後，全結合層を経て出力層であらかじめ決められたカテゴリに対応するニューロンに値が出力される．例えば「腫瘍」に対応するニューロンの値が「正常」に対応するニューロンの値より大きければ，判定は「腫瘍」となる．b：畳み込み層における計算．前の層の値（入力層では入力画像）に対して，一つずつフィルタの位置をずらしながら畳み込み演算を行う．畳み込み演算は入力データとフィルタの対応する値同士を掛けた後に総和をとることで行われる．c：代表的な画像の識別タスク．

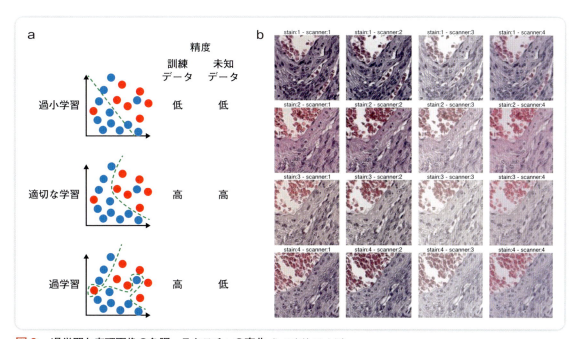

図3　過学習と病理画像の色調・テクスチャの変化（b は文献 15 より）
a：モデルを学習する際には，単純すぎるモデルでは訓練データにも未知データにも適合できない過小学習の状態になってしまい，逆に複雑なモデルで訓練データに適合しすぎると未知データに対する精度が低下する過学習に陥る．b：同じ組織でも染色プロトコルやスキャナなどが変わると組織画像の様相は変化する．特定の施設の組織像に過剰に適合することも一種の過学習といえる．

特に，病理組織画像の色調は検体の処理や標本の作製の仕方，使用する色素の種類，デジタル化する際に使用するスキャナの種類によって色調やテクスチャが異なる（図3b）．そのため，ある施設の組織画像で精度の高いAIモデルが他院の組織画像では精度が大きく低下する可能性がある．このような課題に対処するため，さまざまな補正のための技術が開発されてきた．例えば，リファレンス画像の色調と一致するように画像の色調を変換するcolor normalizationやAIモデルの訓練時に多様な色調に変換して色調変化に強いモデルを得るcolor augmentationなどがある．しかしながら，これらの手法を用いても性能の低下を完全に抑えることはできておらず，新たな技術の開発が求められている．

3 診断病理へのAIの応用事例

AIを用いた病理診断補助の試みは深層学習の登場以前よりなされており，核や細胞分裂像の検出，正常・腫瘍組織の識別などが行われてきた．深層学習の登場によりこれらの精度は飛躍的に向上し[1~3]，一部はすでに企業によるサービスが提供されている．例えば，イスラエルのIbex Medical Analytics社は前立腺生検において病理医が陰性と診断した症例について，AIによるダブルチェックを行うことで偽陰性を減らすシステムを提供している．これは，陽性と判断した症例は複数の病理医によって確認が行われるのに対し，陰性と判断した症例は再確認が行われないことが多く，見逃しのリスクがあるためである．米国のindica labs社はHALO APというソフトウエアの中で病理医の見逃しを防ぐためのAIによるスクリーニングツールを提供している．また，英国Owkin社が開発したMSIntuit CRCは，HE染色画像から大腸がんのマイクロサテライト不安定性microsatellite instability（MSI）を予測することが可能なシステムであり，体外診断用医療機器としてCEマークを取得している[4]．これは既存のMSIの検査を置き換えるものではなく，microsatellite stable症例の除外のためのスクリーニングが目的である．

基礎研究レベルでも深層学習を用いて病理画像を解析するさまざまな試みがなされている．例えば，Luらは原発不明がんのHE染色画像と患者の性別を入力すると原発巣を高精度に予測できるモデルを構築した[5]．その他，CNNを用いることでHE染色画像のみから多くのドライバー遺伝子の有無が予測可能であるという研究も複数ある[6~8]．

AIによる画像認識技術は教師あり学習以外にも利用可能である．例えば筆者らが開発したLuigi[9]や米国のMemorial Sloan Kettering Cancer Centerが開発したPathobot[10]はCNNを用いた病理組織画像の類似画像検索システムである[6,11]．また，敵対的生成ネットワークGenerative Adversarial Networks（GANs）という特殊なディープニューラルネットワークを病理画像に応用する研究も行われている．GANsを用いると本物と見間違えるような画像をゼロから生成したり，2種類の画像間の対応関係を学習することで入力画像を異なるドメインの画像に変換したりすることが可能である．この技術を用いることで顕微鏡画像の仮想的な高解像度化を行ったり[12]，virtual stainingと呼ばれる未染色もしくはHE染色の組織切片からPAS染色などの特殊染色像を生成したりする技術[13,14]についても研究が行われている．

おわりに

本項で紹介したように，深層学習を用いた病理診断補助技術の進歩には目覚ましいものがあ

り，今後臨床現場への利用も進んでいくと考えられる．一方で，近年のがんゲノム医療の普及に伴い，今後病理診断に求められる役割ががんの種類や存在範囲を決定するという単純なものから変化していくことが考えられる．がんゲノム解析においても，変異検出の偽陽性・偽陰性やvariant of unknown significance（VUS），分子標的薬が無効な変異陽性症例の存在などの問題があり，ゲノム情報だけでがんの診断・治療に必要な情報がすべて得られるとは限らない．デジタル病理画像解析において得られるさまざまな情報，例えば免疫染色の陽性像や細胞分裂像，腫瘍間質・腫瘍内不均一性の定量的評価や，予後・分子標的治療薬の効果予測などはゲノム情報を補うことができる可能性がある．現在のがんゲノム医療において病理組織像が十分に活用されているとはいえないが，今後デジタル病理組織解析から得られるさまざまな情報をがんゲノム情報に統合することで，がんゲノム医療の精度を向上させる可能性があるだろう．

（河村大輔，石川俊平）

文献

1) Xing F, et al：Robust nucleus/cell detection and segmentation in digital pathology and microscopy images：A comprehensive review. IEEE Rev Biomed Eng 9：234-263, 2016

2) Ehteshami Bejnordi B, et al：Diagnostic assessment of deep learning algorithms for detection of lymph node metastases in women with breast cancer. JAMA 318：2199-2210, 2017

3) Campanella G, et al：Clinical-grade computational pathology using weakly supervised deep learning on whole slide images. Nat Med 25：1301-1309, 2019

4) Saillard C, et al：Validation of MSIntuit as an AI-based pre-screening tool for MSI detection from colorectal cancer histology slides. Nat Commun 14：6695, 2023

5) Lu MY, et al：AI-based pathology predicts origins for cancers of unknown primary. Nature 594：106-110, 2021

6) Komura D, et al：Deep texture representations as a universal encoder for pan-cancer histology. bioRxiv 2020：224253, doi：https://doi.org/10.1101/2020.07.28.224253

7) Fu Y, et al：Pan-cancer computational histopathology reveals mutations, tumor composition and prognosis. Nat Cancer 1：800-810, 2020

8) Kather JN, et al：Pan-cancer image-based detection of clinically actionable genetic alterations. Nat Cancer 1：789-799, 2020

9) Luigi. https://luigi-pathology.com

10) Pathobotology. http://pathobotology.org/index

11) Schaumberg AJ, et al：Interpretable multimodal deep learning for real-time pan-tissue pan-disease pathology search on social media. Mod Pathol 33：2169-2185, 2020

12) Zhang H, et al：High-throughput, high-resolution deep learning microscopy based on registration-free generative adversarial network. Biomed Opt Express 10：1044-1063, 2019

13) de Haan K, et al：Deep learning-based transformation of H & E stained tissues into special stains. Nat Commun 12：4884, 2021

14) Rivenson Y, et al：Virtual histological staining of unlabelled tissue-autofluorescence images via deep learning. Nat Biomed Eng 3：466-477, 2019

15) Ochi M, et al：Registered multi-device/staining histology image dataset for domain-agnostic machine learning models. Sci Data 11：330, 2024

第6章 バイオバンクと医療ビッグデータ

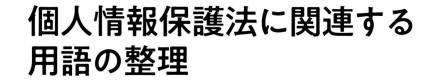

III 個人情報保護法に関連する用語の整理

1 2020年，2023年改定個人情報保護—個情報2,000個問題の解消

　これまでは「民間事業所」「行政機関」「独立行政法人等」「地方自治体」など事業所ごとに実に多数の個人情報の保護に関する法律，条例が存在し「個情法2,000個問題」[1]といわれてきた．自分が所属する事業所によって適用される法令が異なるため，例えば国立大学など独立行政法人に勤務した場合には「独立行政法人等個人情報保護法」が適用され，私立大学などに異動すると民間事業者の「個人情報保護法」が適用されるなど，法令に統一性がなく，異動のたびに確認が必要など実に煩雑であった．しかし2022年4月1日からは「行政機関」と「独立行政法人等」に，2023年4月1日からは地方公共団体などにこれまで民間事業者にのみ適用されていた個人情報保護法が適用されることになり，すべての事業所が2023年改定個人情報保護法[2]により，個人情報保護委員会の所管，監督のもと一元的に管理されることとなった．

　この個人情報保護法において，医学系研究を行ううえで注意しなくてはならないのが，第76条にある「適用除外」である（表1）．この76条では，「大学その他の学術研究を目的とする機関若しくは団体またはそれらに属する者が，学術研究の用に供する目的」で個人情報を扱う場合には個人情報保護法の第4章（個人情報取扱事業者の義務等）の規定は，適用されないというものである．これまでの地方自治体の条例の中には学術研究目的であっても適用除外は認めないという条例も少なくなかったが，この点に関してもすべての事業所で統一され，扱いやすくなった．

2 個人識別符号，要配慮個人情報—ゲノムデータとゲノム情報の違い

　個人情報保護法で確認が必要なのは「個人識別符号」「要配慮個人情報」の定義である．個人識別符号とは「特定個人の身体の一部の特徴を電子計算機の用に供するために変換した文字，番号，記号その他の符号であって，当該特定の個人を識別することができるもの」と定義されている．この文章だけでは少々わかりづらいが，具体的には表2に示したようなものが個人識別符号に該当する．「ゲノムデータ」はこの表2の「イ」に該当するが，「個人情報の保護に関する法律についてのガイドライン（通則編）」[3]に細かく記載されているので参考にされたい（表3）．

　一方，要配慮個人情報は「本人の人種，信条，社会的身分，病歴，犯罪の経歴，犯罪により害を被った事実その他本人に対する不当な差別，偏見その他の不利益が生じないようにその取扱いに特に配慮を要するものとして政令で定める記述等が含まれる個人情報をいう」（第2条の3）とされており，一言でいえば個人識別符号よりも一段階上の配慮が必要な個人情報ということになる．具体的には，要配慮個人情報（表4）のいずれかの内容を含む個人情報，ゲノム情報である．なお，「ゲノム情報」とは「塩基配

表1　個人情報保護法第七十六条（適用除外）（文献1より）

第七十六条　個人情報取扱事業者等のうち次の各号に掲げる者については，その個人情報等を取り扱う目的の全部又は一部がそれぞれ当該各号に規定する目的であるときは，第四章（個人情報取扱事業者に課せられた義務）の規定は，適用しない．
　一　放送機関，新聞社，通信社その他の報道機関（報道を業として行う個人を含む．）報道の用に供する目的
　二　著述を業として行う者　著述の用に供する目的
　三　大学その他の学術研究を目的とする機関若しくは団体又はそれらに属する者　学術研究の用に供する目的
　四　宗教団体　宗教活動（これに付随する活動を含む．）の用に供する目的
　五　政治団体　政治活動（これに付随する活動を含む．）の用に供する目的
２　前項第一号に規定する「報道」とは，不特定かつ多数の者に対して客観的事実を事実として知らせること（これに基づいて意見又は見解を述べることを含む．）をいう．
３　第一項各号に掲げる個人情報取扱事業者等は，個人データ又は匿名加工情報の安全管理のために必要かつ適切な措置，個人情報等の取扱いに関する苦情の処理その他の個人情報等の適正な取扱いを確保するために必要な措置を自ら講じ，かつ，当該措置の内容を公表するよう努めなければならない．

表2　個人識別符号の具体例（「個人情報の保護に関する法律施行令」第一条より抜粋）

イ　細胞から採取されたデオキシリボ核酸（別名DNA）を構成する塩基の配列
ロ　顔の骨格及び皮膚の色並びに目，鼻，口その他の顔の部位の位置及び形状によって定まる容貌
ハ　虹彩の表面の起伏により形成される線状の模様
ニ　発声の際の声帯の振動，声門の開閉並びに声道の形状及びその変化
ホ　歩行の際の姿勢及び両腕の動作，歩幅その他の歩行の態様
ヘ　手のひら又は手の甲若しくは指の皮下の静脈の分岐及び端点によって定まるその静脈の形状
ト　指紋又は掌紋

表3　細胞から採取されたデオキシリボ核酸（別名DNA）を構成する塩基の配列で個人識別符号に該当する具体例（文献3より）

- 全核ゲノムシークエンスデータ
- 全エクソームシークエンスデータ
- 全ゲノム一塩基多型（single nucleotide polymorphism：SNP）データ
- 互いに独立な40箇所以上のSNPから構成されるシークエンスデータ
- 9座位以上の4塩基単位の繰り返し配列（short tandem repeat：STR）等の遺伝型情報により本人を認証することができるようにしたもの

表4　要配慮個人情報（文献3より）

（1）身体障害，知的障害，精神障害（発達障害を含む．）その他の個人情報保護委員会規則で定める心身の機能の障害があること．
（2）本人に対して医師その他医療に関連する職務に従事する者により行われた疾病の予防及び早期発見のための健康診断その他の検査の結果
（3）健康診断その他の検査の結果に基づき，又は疾病，負傷その他の心身の変化を理由として，本人に対して医師その他医療に関連する職務に従事する者により心身の状態の改善のための指導又は診療若しくは調剤が行われたこと．
（4）本人を被疑者又は被告人として，逮捕，捜索，差押え，勾留，公訴の提起その他の刑事事件に関する手続が行われたこと．
（5）本人を少年法に規定する少年又はその疑いのある者として，調査，観護の措置，審判，保護処分その他の少年の保護事件に関する手続が行われたこと．

III　個人情報保護法に関連する用語の整理　203

列に解釈を加え意味を有するもの」[4]とされているが，旧ヒトゲノム・遺伝子解析研究に関する倫理指針[5]では，ゲノム分野において扱う情報は，個人情報に該当しない場合であっても，遺伝情報，診療情報等個人の特徴や本質を示す情報であり，適切に取り扱われなければならないとされている．個人情報には該当しないと考えた場合でも特にゲノム・遺伝子に関する情報は繊細な情報として取り扱うことが求められていることを再認識する必要がある．

3 「匿名加工情報」と「非識別加工情報」「匿名化された情報」の違い

「匿名加工情報」とは個人情報のうち，個人情報保護法に規定する個人情報を，法律が定める手順〔個人情報の保護に関する法律についてのガイドライン（匿名加工情報編）[6]の匿名加工基準〕に従って，個人識別符号の記述の一部または全部を削除したり，規則性を有しない方法により他の記述に置き換えるなどの加工を施し，当該個人情報を復元することができないようにしたりした情報をいう．一方で「非識別加工情報」とは，個人情報のうち行政機関個人情報保護法あるいは独立行政法人等個人情報保護法に規定する個人情報を法律・ガイドラインが定める手順に従って加工した情報である．しかし，匿名加工情報と非識別加工情報は，管理下の法律が異なるだけの違いで，ともに法律・ガイドラインに定められた手順により行われた加工情報である．さらに，「匿名化された情報」とは，加工された情報自体は一見，個人が特定されない情報のようにみえるが，倫理指針に従って個人が識別されないように加工した情報であり，匿名加工基準に定められた手順に従って加工した情報ではないという点が異なる．したがって，これらの文言を正確に理解して使い分ける必要がある．なお，個人の医療などに関する情報は，その情報自体が身体的特徴をあらわすことがある．例えば，氏名，生年月日その他の「特定の個人を識別することができることとなる記述等」を機械的にマスキングすることだけでは，特定の個人が識別されないようにしたとはいい難い場合がある．このため研究の実施に伴って取得された個人情報などを「匿名化」することにより「特定の個人を識別することができない」ようにする場合は，情報の内容や用途などに応じて，特定の個人が識別される可能性が十分に低減する加工方法である必要があるだけでなく，他で入手できる情報と照合することにより，特定の個人を識別することができることがないように留意，工夫する必要がある．

4 人を対象とする生命科学・医学系研究に関する倫理指針

A 概要

これまで，人を対象とする医学系研究については，「人を対象とする医学系研究に関する倫理指針（以下，医学系指針）」が，またヒトゲノム・遺伝子解析研究については，「ヒトゲノム・遺伝子解析研究に関する倫理指針（以下，ゲノム指針）」が，それぞれ独立した倫理指針として施行されていた．しかし，もともとこれら医学系指針とゲノム指針は，必要に応じまたは施行後5年を目途としてその全般に関して見直しを行うとされていたことに従って，厚生労働省，文部科学省，経済産業省は，医学系指針およびゲノム指針の両指針間の項目の整合性や指針改正のあり方についての検討を行い，両指針で共通して規定される項目を医学系指針の規定内容に合わせる形で統合することとなった．さらにヒトゲノム・遺伝子解析技術を用いた研究が，医学系以外の領域で行われる研究（工学系学部の医工連携による研究への参画や，人文社会学系学部が人類学的観点から行う研究など）

も含むことに留意し，さまざまな研究領域において行われていることを考慮し，名称を「人を対象とする生命科学・医学系研究に関する倫理指針」[7]として制定された（令和3年3月23日制定，同年6月30日施行，令和5年3月27日一部改正）．その概要は，第1章では総論的な概念や定義などを，第2章では研究者などが研究を実施するうえで遵守すべき責務や考え方を，第3〜7章では生命科学・医学系研究に携わるすべての関係者が行うべき具体的な手続きが研究の実施される流れに沿って整理されている．また第8章には倫理審査委員会に関する規定，さらに特に留意すべき事項である個人情報等または匿名加工情報の取扱い等に関する項目は第9章に別項目として規定されている．この倫理指針は厚生労働省，文部科学省，経済産業省の三省告示で38ページにも及ぶため，以下に主だった内容のみを掻い摘んで説明する．

B 共同研究機関，研究協力機関，研究者，研究代表者などの定義

　共同研究機関とは，研究計画書に基づいて共同して研究を実施する研究機関（研究のために研究対象者から新たに試料・情報を取得し，他の研究機関に提供を行う研究機関を含む）をいう．これに対して研究協力機関とは，研究計画書に基づいて研究を実施する研究機関以外で，研究対象者から新たに試料・情報を取得し，研究機関に提供のみを行う機関のことである．またこの際の「研究者等」には，新たに試料・情報を取得し，研究機関に提供のみを行う者は含まれないとされている．さらに一つの研究計画書に基づき複数の研究機関において実施する研究を「多機関共同研究」として新たに定義し，手続の効率化をはかるため，原則として一つの倫理審査委員会による一括審査を行うことが定められた．加えて多機関共同研究を実施する場合には，複数の研究機関の研究責任者を代表する者が「研究代表者」として定義された．研究協力機関，研究者，研究代表者，研究責任者がそれぞれの定義を確認して，研究計画書を作成する際などには正確な記述が求められる．

C インフォームドコンセントとインフォームドアセント

　インフォームドコンセントは，実施する研究に関して，研究の目的，意義，方法，研究対象者に生じる負担，予測される結果（リスクおよび利益を含む）などについて，研究者などが研究対象者などに十分な説明を行い，それに基づいて研究対象者などが理解したうえで，自由意思で研究への参加を判断するための説明と同意のことである．一方，インフォームドアセントとは，インフォームドコンセントを理解する能力に欠くと客観的に判断される研究対象者に，その理解力に応じたわかりやすい言葉で説明をし，研究実施に理解と同意を求めるものである．なお一般的に諸外国などにおいて「アセント」は小児を研究対象者とする場合に用いられることが多いが，本邦の指針では小児に限っていないことにも留意する必要がある．また「代諾者」とは生存する研究対象者の意思および利益を代弁できると考えられる者であって，研究対象者がインフォームドコンセントを理解する能力を欠くと客観的に判断される場合に，研究対象者の代わりに研究者などのインフォームドコンセントを受けることができる者を指す．また「代諾者等」とは代諾者に加えて，研究対象者が死者である場合にインフォームドコンセントを受けることができる者を含めたものをいう．なお，本倫理指針では「個人情報等」という文言が使用されているが，これは，従来の個人情報に加え，死者について特定の個人を識別することができる情報を含めたものを指している．一方で，個人情報保護法の「個人情報等」は「個人情報または匿名加工情報」を意味する文言であり，指針の「個人情報等」とは異なるので留意する必要がある．

5 人を対象とする生命科学・医学系研究に関する倫理指針ガイダンス[8]

これまでのヒトゲノム・遺伝子解析研究に関する倫理指針では，細かい点に関しては「細則」として懇切丁寧に「行間」に挿入される形式で説明がなされていた．今回の倫理指針に関してはガイダンスが制定され公開されている（令和3年4月制定，令和6年4月1日改正）．これは倫理指針の細かな点を補填するような形で詳細に記載され，全体で約170頁にも及ぶ．倫理指針に比較すると，ガイダンスではゲノム研究に関してやや踏み込んだ内容まで明記されている．例えば，「ヒトゲノム及び遺伝子」の説明では，いわゆる生殖細胞系列変異および多型germline mutation/polymorphism のみならず，がんなどの病変部においてのみ認められる体細胞遺伝子変異 somatic mutation も含まれると明記されている．さらに「遺伝子の構造または機能，及び遺伝子の変異または発現」の「構造または機能」「変異または発現」には，いわゆるエピゲノムに関するものや，ゲノム情報を基礎として生体を構成しているさまざまな分子などを網羅的に調べるオミックス解析も含まれると定義されている．

A 生命科学・医学系研究に含まれる，いわゆるヒトゲノム・遺伝子解析研究の留意点

個人を対象とした研究に大きく依存し，また研究の過程で得られた遺伝情報は，試料の提供者およびその血縁者の遺伝的素因を明らかにし，その取り扱いによってはさまざまな倫理的，法的あるいは社会的問題を招く可能性があるという側面がある．特にヒトゲノム研究や遺伝子解析研究では，病理医自身が研究責任者になることがあることを鑑みれば，社会に対して，あるいは研究対象者に対して，十分インフォームドコンセントを行い，その理解に基づいて研究を実施することが求められている．この際には，再度，Nürnberger 綱領やHelsinki 宣言，国際連合教育科学文化機関 United Nations Educational, Scientific and Cultural Organization（UNESCO）の「ヒトゲノムと人権に関する世界宣言」に立ち返って，研究に関わるすべての研究者が人権の保護や倫理指針を確認し，遵守することが求められる．

B 生命に重大な影響を及ぼす偶発的所見の取り扱い

研究により得られた結果の中には，研究において明らかにしようとした結果や所見のみならず，二次的に得られた結果や所見，いわゆる偶発的所見が含まれることがある．この偶発的所見とは，研究の過程において偶然見つかった情報すべてを含むものではなく，生命に重大な影響を及ぼすおそれのある情報（例えば，がんや遺伝病への罹患など）を指している．個人の全ゲノム配列の解析を実施する場合，研究対象者の健康状態などを評価するための情報の精度や確実性が十分でないものも含まれる．そのような情報も含めてすべての遺伝情報について説明することは困難であるが，適正な研究の実施に影響が出ないよう，説明を実施する際には，研究対象者の健康状態などの評価に確実に利用できる部分に限定することなどの配慮が求められている．また特にわれわれ病理医は，研究対象者が死亡後も倫理指針が適用されることに注意を払う必要がある．偶発的所見で遺伝情報が得られた場合の告知などに関しては細かいルールが定められており（表5），熟知しておく必要がある．

おわりに

個人情報保護法に関しては，原則3年に1度，

表5　遺伝情報の開示等についての細則より（文献8より一部抜粋）

- 研究責任者は，個々の提供者の遺伝情報が明らかとなるヒトゲノム・遺伝子解析研究に関して，提供者が自らの遺伝情報の開示を希望している場合には，原則として開示しなければならない．ただし，遺伝情報を提供することにより，提供者又は第三者の生命，身体，財産その他の権利利益を害するおそれがあり，開示しないことについて提供者のインフォームド・コンセントを受けている場合には，その全部又は一部を開示しないことができる．なお，開示しない場合には，当該提供者に遺伝情報を開示しない理由を説明しなければならない．
- 研究責任者は，未成年者の提供者が，自らの遺伝情報の開示を希望している場合には，開示した場合の精神的な影響等を十分考慮した上で当該未成年者に開示することができる．ただし，未成年者が16歳未満の場合には，その代諾者の意向を確認し，これを尊重しなければならない．
- 研究責任者は，個々の提供者の遺伝情報が明らかとなるヒトゲノム・遺伝子解析研究に関して，提供者が自らの遺伝情報の開示を希望していない場合には，開示してはならない．
- 研究責任者は，提供者が自らの遺伝情報の開示を希望していない場合であっても，その遺伝情報が提供者及び血縁者の生命に重大な影響を与えることが判明し，かつ，有効な対処方法があるときは，研究を行う機関の長に報告することとする．
- 研究責任者は，提供者の同意がない場合には，提供者の遺伝情報を，提供者以外の人に対し，原則として開示してはならない．
- 代諾者が提供者の遺伝情報の開示を希望する場合には，その代諾者が開示を求める理由又は必要性を倫理審査委員会に示した上，当該委員会の意見に基づき研究を行う機関の長が対応を決定しなければならない．
- 研究責任者は，提供者が自らの遺伝情報の血縁者への開示を希望していない場合であっても，場合によっては提供者の血縁者に，提供者の遺伝情報から導かれる遺伝的素因を持つ疾患や薬剤応答性に関する情報を伝えることができる．

見直しが行われるとされている．一方，研究倫理指針に関しては，今後もガイダンスなどの改定が重ねられ，関係省庁（厚生労働省，文部科学省，経済産業省）のホームページに随時掲載されることになっている．特に診療などでゲノム情報を扱う医師や技師，ゲノム関連研究に従事している研究者は，意識的にこれらを参照，確認することが望まれる．

（佐々木　毅）

文献

1) 佐々木　毅：ゲノム診断・研究における個人情報の保護・倫理に関わる知識．がんゲノム病理学，文光堂，183-188，2021

2) 個人情報保護法．https://elaws.e-gov.go.jp/document?lawid=415AC0000000057

3) 個人情報の保護に関する法律についてのガイドライン（通則編）．https://www.ppc.go.jp/files/pdf/240401_guidelines01.pdf

4) ゲノム情報を用いた医療等の実用化推進タスクフォース：改正個人情報保護法におけるゲノムデータ等の取扱いについて．https://www.mhlw.go.jp/file/05-Shingikai-10601000-Daijinkanboukouseikagakuka-Kouseikagakuka/160122_torimatome.pdf

5) ヒトゲノム・遺伝子解析研究に関する倫理指針．https://www.mhlw.go.jp/general/seido/kousei/i-kenkyu/genome/0504sisin.html

6) 個人情報の保護に関する法律についてのガイドライン（仮名加工情報・匿名加工情報編）．https://www.ppc.go.jp/files/pdf/231227_guidelines04.pdf

7) 人を対象とする生命科学・医学系研究に関する倫理指針．https://www.mhlw.go.jp/content/001077424.pdf

8) 人を対象とする生命科学・医学系研究に関する倫理指針ガイダンス．https://www.mhlw.go.jp/content/001237478.pdf

COLUMN

第6章 バイオバンクと医療ビッグデータ

人工知能（AI）の進化と画像や言語への応用

　近年の人工知能 artificial intelligence（AI）は，主に人間の脳の働きを模したニューラルネットワークというモデルを機械学習によって訓練し，さまざまなタスクに応用されている．特に画像に対しては，畳み込み演算層を何重にも重ね合わせた畳み込みニューラルネットワーク convolutional neural network（CNN）というモデルが用いられ，その層の深さからディープラーニング deep learning とも呼ばれる．2012 年に発表された 8 層の AlexNet に端を発し，2016 年の ResNet では最大 152 層となり，層を深くしパラメータを増やすことで画像分類タスクにて大きな成功を収めた．これを契機に，病理を始めとした医用画像への応用可能性が世界中で模索され始めた．

　2017 年には自然言語処理のタスクで，文脈や意味を学習に取り入れ高度な性能を発揮する Transformer という新しいアーキテクチャが登場し，自然言語処理の分野を一変させた．この Transformer を用いた高性能な自然言語を扱うモデルである 2022 年末の OpenAI 社の ChatGPT の登場は，2024 年現在においてもその衝撃は記憶に新しいはずだ．対話ベースの AI は生成 AI とも呼ばれ，論文の執筆や解析のプログラミングなど，さまざまなタスクを AI に任せることができるようになり，すでに多くの人々がこれらのツールに頼る生活を送っていると思われる．実際，この文章も生成 AI の支援を得て書かれている．

　さらに，Transformer を画像に応用した Vision Transformer も登場し，画像を格子状に分割したパッチを言語モデルの単語のように扱うことで，既存の CNN モデルを凌駕する性能を発揮している．このように，AI は画像と言語の両方の分野で目覚ましい進化を遂げており，今後もさらなる発展が期待される．

病理と AI

　言語モデルは人間の発言と同様に真偽の判定を行うことができるが，画像解析においては「解釈」が求められる点が異なる．AI モデルによって画像から得られる診断への過程がブラックボックスであることにより，その不明快さが人々に AI への不安や疑問を抱かせる原因となっている．病理医であれば例えば悪性腫瘍をみて「腫大し不整形でクロマチン濃染核を有する異型細胞」などと表現するが，2024 年現在の画像 AI はそこまでの言語的な解釈と説明を行うことができない．このような解釈の過程を説明できる AI は Explainable AI（XAI）と呼ばれる．2024 年現在，画像分類タスクにおいて最もよく使用される XAI の手法の一つに Grad-CAM がある（図 1）．

　これは出力の決定への寄与度をヒートマップで可視化する技術である．ただし，腫瘍を判別する分類器モデルのヒートマップが必ずしも腫瘍の領域を正確に指し示すとは限らない．例えば，異なる施設で収集された腫瘍データの割合が偏っていた場合はその施設特定の染色の色合いなどに反応するなど，短絡的な反応を示すことがある．結局のところ，これらのモデルはデータセットに共通してあらわれる特徴を学習

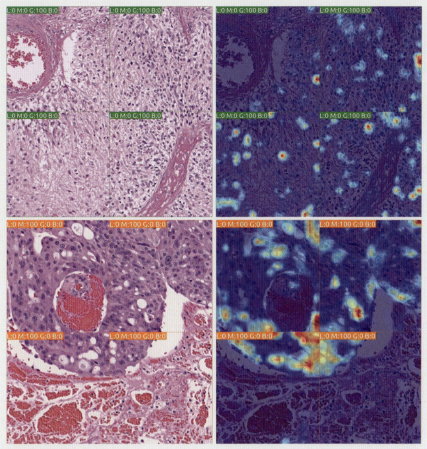

図1　Grad-CAM
悪性脳腫瘍について，リンパ腫をL，神経膠腫をG，転移性脳腫瘍をM，背景脳をBの4種の分類器を自験データで訓練し，テスト画像を格子状に分割しそれぞれ推論を行った．左上の数字は各クラスの確率を示す．上2つは膠芽腫とそのGrad-CAM，下2つは転移性脳腫瘍とそのGrad-CAM．どちらもすべて正しく予測している．一方でviableな腫瘍細胞に関心を示すが，その程度は細胞ごとにばらつきがある．

しそれを示しているに過ぎない．つまり，AIの出力は訓練データに大きく依存しており，どのようなデータでどのように訓練されたかを理解することが重要となってくるのである．製品開発の目線では，訓練者がデータセットの性質を見極めたうえで精度管理quality control(QC)を行うべきだが，完全にそれらを把握したうえで補正を行うのは至難の業と考えられる．

　倍率の影響もわかりやすい例である．訓練時の画像の倍率（1ピクセルの実際の大きさ）によって判別結果が変わることがある．

　図2は，HE染色画像の好酸球などの血球や上皮の核を検出するモデルの出力の例である．これは20倍の画像で訓練されており，正しい倍率では（不完全だが）血球や上皮の核がそれぞれ区別できているが，40倍の画像を入力した際には多くの核が上皮と誤認識されている．このように適切ではない使用方法によって容易に思わしくない出力となってしまうことがわかる．

　さらに大きな問題となるのは，例えば既存の形態学的診断基準に基づかない遺伝子変異などをHE染色画像のみから高精度で予測するモデルのときである．現時点で高騰する検査費用の低減につながる可能性はあるが，不安があるからといって免疫染色や遺伝子検査による追加検

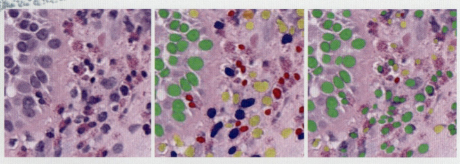

図2 HE組織画像の好酸球などの血球や上皮の核を検出するモデル
青・赤・黄は血球，緑が上皮．左：元の画像，中：20倍の正しい倍率の画像で評価，右：40倍の高解像度の画像で評価．

討で確かめてしまえば，費用と手間はAIの分は逆に増え，本末転倒といえなくもない．免疫染色では，不本意な染色性となったときにその抗体の感度・特異度やその診断の陽性率などの疫学情報から解釈の余地があるが，これは病理組織学的知見の積み重ねから得るものである．AIの不本意な出力について，どのようにわれわれ人間が理解し嚙み砕いていくかは今後の大きな課題となるだろう．

病理AIの展望と課題

言語モデルは大量のテキストデータから単語の関係性を学習し，明示的なラベリングを必要としないが，画像解析においてもMasked AutoencoderやDINOv2など，ラベルデータを必要としない現実的で洗練された訓練手法が登場し，集積された画像のみから意味のある特徴抽出が可能となった．さらにCLIPのような画像を自然言語で注釈するような画像モデルと言語モデルの融合を行うことができれば，画像から診断名と所見を同時に出力するモデルは実現可能といえる．あとは目的に応じて適切に組み合わせることが求められる段階にあると考えられる．そして，すでに対話ベースのAIには，ChatGPTだけでなくMicrosoft社のBing AIやAnthropic社のClaudeなど，各社のAIには微妙な差異があり，得意なタスクも異なるように，病理AI分野も特色が異なるさまざまなプロダクトの登場が予想される．これらを適切に使い分けていくためには，どのようなデータで訓練され，どのようなモデルなのかを知る必要がある．AIをうまく活用し病理業務を円滑に進める時代はすぐそこまできている．急速に発展するAIの技術的背景への理解を深められれば，それらが現場に導入される日にもスムーズに対応できるはずだ．

（遠田　建，小田義崇）

練習問題

問題1 バイオバンクの設立経緯について，正しいものを一つ選べ

- **a.** 病院内の併置施設として設立が始まった.
- **b.** 診療検体の保管管理が目的で始まった.
- **c.** 病理学関係者は近年のゲノム医療の普及に伴って初めてバイオバンクの設置に関わるようになった.
- **d.** ゲノム分析など研究用試料の保管管理が先行して始まった.
- **e.** 保管管理は，試料・情報のうち，特に試料を優先して始まった.

問題2 医療検査室・バイオバンクの国際規格文書の意図する標準化について，最も正しいものを一つ選べ.

- **a.** 各国による検査室の法的規制を強めることが意図されている.
- **b.** 各施設の自主的な運用を抑制することを意図している.
- **c.** 能力の低い要員を除外することにある.
- **d.** 各施設のハードインフラを充実させることを意図している.
- **e.** 各施設の品質向上を促すことが意図されている.

問題3 バイオバンクの運用に関して誤っているものをすべて選べ.

- **a.** あらかじめ試料・情報の保管管理計画を定めていることが望ましい.
- **b.** 関連文書の秘匿性を高めるため，運用規則の改定の経緯はわからないように保管すべきである.
- **c.** 試料の提供者がただちに判別できるように試料の ID と提供者の対応表は広く利用できるようにする.
- **d.** 要員の教育訓練記録は個人情報に属するため，互いに非公開にすることが望ましい.
- **e.** ゲノム分析結果の信頼性を高めるため，試料の保管状況や分析手法のデータも試料付属情報として管理することが望ましい.

問題 4 環境及び生物学的リポジトリ国際学会(ISBER)ベストプラクティスで記載される倫理的・法的・社会的課題（ELSI）について，誤っているものを一つ選べ.

a. インフォームドコンセントは，もっぱら研究者保護を目的としたものである.

b. 収集した試料から得られた研究結果を返却するかどうか，および返却方法を慎重に検討する必要がある.

c. 試料保管と利用に関する撤回により，すでに取得済みの試料・情報の利用継続，提供者への再接触が制約されることがある.

d. 特定の個人，集団がバイオバンクへの参加を不当に強いられてはならない.

e. 試料の収集に影響を与える可能性のある利益相反を特定，排除，最小化するための方針と手順を定めておくことが望ましい.

問題 5 バイオバンクの運用について，正しいものを一つ選べ.

a. 国際規格化文書や環境及び生物学的リポジトリ国際学会（ISBER）ベストプラクティスにおけるバイオバンクの「品質管理」は，もっぱら冷蔵庫などの保管施設インフラの水準のことを指す.

b. 特定の目的に対する要求事項に適合しているかどうかの確認行為が検証 verification である.

c. リスクベースアプローチとは，リスクをその影響に応じて評価し，必要な予算と人員を配備することである.

d. セキュリティの面からも作業内容の記録は特定のスタッフのみが閲覧できるようにすべきである.

e. あらかじめ定められた工程から逸脱した作業者を特定し，責任を追及することが是正措置である.

問題 6 以下のうち，リアルワールドデータではないものを二つ選べ.

a. 第Ⅲ相試験の臨床試験データ　　b. 電子カルテ　　c. 病理標本
d. がん遺伝子パネル検査データ　　e. whole slide images

問題 7 デジタル病理画像おいて 1,024 ピクセルで 512 μm の画像の解像度は以下のどれか.

a. 0.25 mpp　　b. 0.50 mpp　　c. 1.0 mpp　　d. 2.0 mpp　　e. 256 mpp

問題 8 機械学習について，誤った選択肢を一つ選べ．

a. 入力データと正解ラベルのペアを用いて行う学習を教師あり学習という．

b. 感度がほぼ 100%の機械学習モデルは除外診断に有用である．

c. 畳み込みニューラルネットワークの特徴の一つは画像の局所的な特徴をとらえる層があることである．

d. 機械学習における過学習とは訓練データに過剰に適合した結果，テストデータの正診率が下がる現象である．

e. ある施設で学習された高性能な病理画像解析用の機械学習モデルは，その施設の症例を処理する限り，常に高い性能を維持する．

問題 9 virtual staining や超解像のように，画像を生成したり変換したりすることのできるニューラルネットワークはどれか．最も適切なものを一つ選べ．

a. 畳み込みニューラルネットワーク

b. トランスフォーマー

c. 再帰的ニューラルネットワーク

d. 敵対的生成ネットワーク

e. パーセプトロン

問題 10 機械学習を用いて Ki-67 の免疫染色画像から陽性細胞の数を数える場合に適切なタスクはどれか，二つ選べ．

a. object detection

b. classification

c. semantic segmentation

d. instance segmentation

e. unsupervised

問題 11 遺伝情報の開示についての記載として，適切でないのはどれか．一つ選べ．

a. 提供者自らが開示を希望している場合には，原則として開示しなければならない．
b. 開示しない場合には，当該提供者に遺伝情報を開示しない理由を説明しなければならない．
c. 提供者自らがそのすべてに関して開示を希望していない場合には，すべての情報を開示してはならない．
d. 開示しないことについて提供者の同意を得ている場合には，その全部または一部を開示しないことができる．
e. 提供者の同意がなくとも，その情報が家族の疾患等にとって重要である場合には，家計を同一にする家族のみに限って開示できる．

問題 12 例外的に本人の同意がなくとも個人情報を目的外利用できる場合があるが，それに該当しないのはどれか．一つ選べ．

a. 法令に基づく場合．
b. 重度の精神疾患を有する患者の場合．
c. 独立行政法人の業務遂行に必要な限度での内部利用の場合．
d. 人の生命・身体・財産の保護のために必要で本人の同意を得ることが困難な場合．
e. 公衆衛生の向上・児童の健全育成の推進に特に必要で，本人の同意を得ることが困難な場合．

問題 13 要配慮個人情報に含まれないのはどれか．一つ選べ．

a. ゲノム情報
b. 健康診断の結果
c. 病理診断報告書
d. C-CAT 調査結果
e. 全エクソームシークエンスデータ

問題 14 医学研究倫理指針に従って個人を特定できないように加工した情報を何というか．一つ選べ．

a. 匿名加工情報
b. 個人非識別情報
c. 匿名化された情報
d. 連携可能匿名化情報
e. 連携不可能匿名化情報

問題 15 ユネスコによる「ヒトゲノムと人権に関する世界宣言」の「ヒトゲノム」に関する記述に含まれないのはどれか. 一つ選べ.

a. ヒトゲノムは人類の遺産である.

b. ヒトゲノムは変異することがある.

c. 自然状態にあるヒトゲノムは, 経済的利益を生じさせてはならない.

d. ヒトゲノムに関して生物学, 遺伝学及び医学の進歩から得られた利益は, すべての人が利用し得るようにしなければならない.

e. ヒトゲノムは, 各人の健康状態, 生活条件, 栄養及び教育を含む自然的・社会的環境などによっても変化しない, 人類固有のものである.

解 答

問題1 **正解** **d**

【解説】病理学会など，病理関係者のバイオバンク設立への関わりは各国で当初から認められる．研究用検体の保管管理が先行して始まった．

問題2 **正解** **e**

【解説】規格文書は，消極的な目的や，他律的にバイオバンクや検査室の規制を強めることを意図しているものではなく，バイオバンクや検査室による自主的なシステム品質の改善を目的としている．

問題3 **正解** **b，c，d**

【解説】b：関連文書の版や改定箇所，改定の経緯がわかるようにすることが望ましい．c：対応表は情報管理者など，権限のあるものが管理することが望ましい．d：訓練記録は要員の能力評価の目的のため，共有することが望ましい．

問題4 **正解** **a**

【解説】撤回による効果には，取得済みの試料および情報の保管および使用は許可される場合から，一切の利用ができなくなるなど，試料提供者の再接触の可否にはさまざまな程度の制約が設けられることがある．

問題5 **正解** **c**

【解説】特定の目的における要求事項に適合しているかどうかは妥当性確認である．

問題6 **正解** **a，c**

【解説】a：臨床研究のように管理された環境で取得されるデータはリアルワールドデータではない．c：病理標本は電子データではないため，リアルワールドデータではない．

問題7 **正解** **b**

【解説】mpp は micron per pixel の略で，1 ピクセルあたりの実寸値を表す．したがって 512÷1,024＝0.50 mpp である．

問題8 **正解** **e**

【解説】同一施設であっても，標本作成プロトコルの変更や染色液の経年劣化などにより病理画像の様相が変わることがあり，これに伴って機械学習モデルの性能が低下する可能性がある．したがって，モデルの定期的な検証や再学習が重要である．

問題 9 **正解** d

【解説】敵対的生成ネットワーク generative adversarial networks（GANs）は generator と discriminator の二つのニューラルネットワークから構成される．generator が discriminator には区別がつかないような本物に近いデータを生成し，discriminator が本物と generator が作り出した偽物のデータを区別するように学習を行うことで，最終的には本物と区別がつかないようなデータが生成される．

問題 10 **正解** a，d

【解説】a は画像内に存在するオブジェクトを検出するタスク，d はオブジェクト単位で行うセグメンテーションである．検出されたオブジェクト（陽性細胞）の数を数えることで目的が達成できる．

問題 11 **正解** e

【解説】家族であっても提供者本人の同意が必要である．

問題 12 **正解** b

【解説】精神疾患を有する患者の場合は，目的外利用には本人の同意が必要である．

問題 13 **正解** e

【解説】全エクソームシークエンスデータは個人識別符号であるが，要配慮個人情報ではない．一方，ゲノムデータは個人識別符号であるが，ゲノム情報（ゲノムデータに個人の情報を加えたもの）は要配慮個人情報である．

問題 14 **正解** c

【解説】指針に従って匿名化された情報は「匿名化された情報」，一方，「個人情報の保護に関する法律についてのガイドライン」の匿名加工基準によって匿名化された情報を「匿名加工情報」という．d と e の用語は廃止されている．

問題 15 **正解** e

【解説】「ヒトゲノムは，各人の健康状態，生活条件，栄養及び教育を含む自然的・社会的環境によってさまざまに発現する可能性を内包している」とされている．

第7章

症例問題

第7章 症例問題

症例1 腹膜がん（40歳台，女性）

【臨床診断名】腹膜がん

【病理診断】serous carcinoma, high-grade

【臨床経過】

- (X-6) 年1月：腹膜がんの診断にて，子宮全摘術，両側付属器切除術，大網切除術を施行し，stage ⅢCの診断．
- (X-6) 年2～6月：パクリタキセル＋カルボプラチン＋ベバシズマブ併用療法6コース施行し，部分奏効（PR）の判定．
- (X-6) 年7月～(X-5) 年7月：ベバシズマブによる維持療法を1年間実施し，PRの判定．
- (X-2) 年1月：腹腔内腫瘍を認め，再発の診断．パクリタキセル＋カルボプラチン併用療法6コース施行し，PR判定のため，維持療法としてPARP阻害薬（オラパリブ）による維持療法を開始．
- (X-1) 年10月：PARP阻害薬開始から1年5ヵ月経過した時点で，腹腔内播種巣の増悪を認め，病勢進行（PD）の判定．
- (X-1) 年12月：腹腔内腫瘍摘出術を施行し，OncoGuide™ NCC オンコパネルシステム検査を実施．

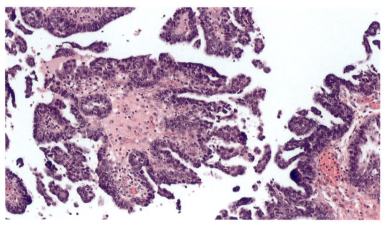

検査サンプル（HE染色像）
(X-1) 年手術検体（再発巣：腹腔内腫瘍）．

【家族歴】
母：卵巣がん（50歳台），妹：乳がん（30歳台），叔父（母方）：前立腺がん（50歳台）

【重複がん】なし

【がんゲノムプロファイリング検査】OncoGuide™ NCC オンコパネルシステム

【使用した病理検体】再発巣の手術材料

【腫瘍細胞含有割合】50%（出検時の病理医評価）

遺伝子変異リスト（抜粋）

変異情報	遺伝子名	バリアント情報	アレル頻度	pathogenicity
体細胞変異	*TP53*	p.G245D	48.5%	pathogenic
体細胞変異	*ERBB2*	p.R678Q	31.0%	pathogenic
体細胞変異	*BRCA2*	p.R2318W	11.5%	VUS
生殖細胞系列変異	*BRCA2*	p.R2318*	67.9%	pathogenic
体細胞変異数 （領域全体）				3.7 Muts/Mb
MSI				MSS

VUS：臨床的意義不明のバリアント，MSI：マイクロサテライト不安定性，
MSS：MSI なし．

問題 Questions

以下の設問に答えよ．

問1 本症例の治療を考えるうえで，次に行うべき検査はどれか．正しいものを一つ選べ．

①*BRCA1/2* 遺伝学的検査

②MyChoice® 診断システム

③マイクロサテライト不安定性（MSI）検査

④ミスマッチ修復（MMR）関連タンパクの免疫染色

⑤BRCA2 免疫染色

問2 検出された遺伝子プロファイルから遺伝性腫瘍である可能性を考察し，この患者ならびに家族に対して行う臨床的アクションについて説明せよ．

問3 本症例は6年前に初発巣に対する手術，1年前に再発巣に対する手術を行っている．がん遺伝子パネル検査を受けるにあたり，どちらの検体を使うことが望ましいか，提出検体の適切性とその理由について考察し，説明せよ．

問4 体細胞変異として *BRCA2* p.R2318W（VUS）を検出した．生殖細胞系列 *BRCA2* p.R2318*との関連性および臨床経過から本変異の意義について考察し，説明せよ．

問5 解析結果から本症例のエキスパートパネル記録を作成せよ．その際には，以下の2点について考察し，説明せよ．

①検出された遺伝子変異の意義

②臨床経過を踏まえた遺伝子変異に対する候補治療薬の有無および内容

解答用紙 ···

問 1
問 2
問 3
問 4
問 5

222　第 7 章　症例問題

解答

問1　正解は②．本症例は，最終のプラチナ含有レジメン治療から 1 年以上経過しての再発のため，プラチナ感受性再発の症例である．また，OncoGuide™ NCC オンコパネルシステムにて生殖細胞系列 BRCA2 病的バリアントを認めていることから，遺伝性乳がん卵巣がん hereditary breast and ovarian cancer (HBOC) 症候群と診断される．BRCA1/2 変異による HBOC 症例の場合は相同組換え修復欠損（HRD）と考えられ，そのため初回，再発時のプラチナ含有レジメンが奏功したと考えられる．本症例では，すでに PARP 阻害薬であるオラパリブを使用していることから，一般的には PARP 阻害薬は検討対象外と考えられるが，プラチナ感受性再発という点では，プラチナリチャレンジあるいは PARP 阻害薬の再投与の可能性を検討するために，PARP 阻害薬（ニラパリブ）のコンパニオン診断である②MyChoice® 診断システムを行うことは患者の治療選択肢を増やす可能性に繋がり，有用である．①については保険適用で実施可能であり，HBOC の確認検査として実臨床で行うことはあるが，すでに生殖細胞系列変異として確定しているため，治療の選択肢を増やすことには繋がらない．③，④については，本症例ではミスマッチ修復関連遺伝子異常の変異は検出されておらず，腫瘍遺伝子変異量(TMB)とマイクロサテライト不安定性（MSI）は基準範囲内であることからも，③，④を行う有用性は低い．また，⑤については，診断的有用性のある BRCA2 の免疫染色法は確立しておらず，検討対象外である．

問2　（解答例）本症例では，卵巣がん，若年乳がん，および前立腺がんの家族歴を認める．HBOC 関連腫瘍の家族歴があり，本症例も生殖細胞系列 BRCA2 病的バリアントを認める腹膜がん症例であり，典型的な HBOC 症例と考えられる．

　本患者に同胞や子どもがいる場合，常染色体顕性（優性）遺伝の形式をとるため，性別に関わらず 1/2 の確率で BRCA2 バリアントを継承している可能性がある．そのため，専門家による遺伝カウンセリングを行ったうえで，希望があれば家系員の遺伝学的検査を考慮する．また，家系員が未発症の場合には遺伝学的検査は自費診療となることにも留意する．

　家系員が HBOC と診断された場合は，年齢などの状況に応じて，乳腺，卵巣，膵臓，前立腺の定期的なサーベイランスが推奨される．本患者については再発の腹膜がんであり，一般的には予後が限られるために再発に対する治療を優先しサーベイランスは行わないことも多い．しかし，治療が奏効し，一定の予後が期待できる場合には，家系員同様に他臓器のサーベイランスが行われることがある．

問3　（解答例）ホルマリン固定パラフィン包埋（FFPE）ブロックの核酸品質は経年劣化していくことが明らかとなっている．次世代シークエンシング（NGS）の場合，使用する遺伝子パネルにより異なるが，作製後 3 年以内の FFPE ブロックの使用が望ましいとゲノム診療用病理組織検体取扱い規程（日本病理学会作成）に記載されている．本症例は 6 年前に初発巣に対する手術が行われている．ホルマリン固定プロセスが適切で，ブロック保管状況などが良好であれば，6 年前の手術検体でも遺伝子パネル検査が実施できる場合もあるが，同一患者では 1 回しかがん遺伝子パネル検査を受けられないことを考慮すると，なるべく直近の検体を用いることが望ましい．本症例は腹腔内再発巣を用いることで，DNA 品質が良好である可能性が高い点だけではなく，原発巣と再発巣では遺伝子プロファイルが異なっていて，現在の病巣における治療標的となる情報を得ることができる点も大きなメリットである．

症例1　腹膜がん　223

問4 （解答例）本症例では，生殖細胞系列変異としての *BRCA2* p.R2318*に加えて，体細胞変異として *BRCA2* p.R2318W が検出されている．これは BRCA 病的バリアント陽性がんの PARP 阻害薬への耐性のメカニズムはいくつか報告されているが，その中でも reversion 変異（復帰変異）が関連していることが考えられる．復帰変異とは，薬剤の奏効因子となる遺伝子変異に対してさらに二次変異が加わることにより機能が回復し，薬剤に対して耐性を獲得することである．一般に復帰変異は out-of-frame の変異に対して in-frame に戻る変異が生じる場合が多く，本症例のおいても，*BRCA2* p.R2318*という out-of-frame の変異が p.R2318W に置き換わり，BRCA2 機能が回復し，PARP 耐性を生じたと考えられる．そのため，プラチナ含有レジメンにも耐性となっている可能性があると考える．このように，PARP 阻害薬投与後の組織検体を用いたがん遺伝子パネル検査では耐性機序が考察できる場合もある．

問5 （解答例）

①

・*TP53* p.G245D：DNA 結合ドメイン内の機能喪失型のミスセンス変異である．特に 175，245，248，273，282 番目のアミノ酸はホットスポット hotspot として知られている．pathogenic，somatic と判定．

・*ERBB2* p.R678Q：傍膜貫通ドメインにおける機能亢進型のホットスポット変異である．pathogenic，somatic と判定．

・*BRCA2* p.R2318*，p.R2318W：生殖細胞系列変異の *BRCA2* p.R2318*は truncate mutation であり，機能欠失，pathogenic，germline と判定．p.R2318W は単独では臨床的意義不明のバリアント（VUS）の判定になるが，生殖細胞系列 *BRCA2* 変異に対する復帰変異の可能性が高いと考えられ，BRCA2 機能を回復し，PARP 阻害薬の耐性に関わる重要な変異である．

②問 1，4 の解説に記載した通り，生殖細胞系列 *BRCA2* 病的バリアントを認めるため，プラチナ含有レジメンと PARP 阻害薬が候補となる．しかし，*BRCA2* 復帰変異を認めるため，実際にはプラチナ・PARP 阻害薬耐性となっている可能性もあると考える．MyChoice® 診断システムで HRD 陽性であれば，PARP 阻害薬（ニラパリブ）の投与も検討される．また，*ERBB2* 変異に対しては ERBB2 阻害薬が候補となる．腹膜がんにおいて ERBB2 阻害薬は保険適用ではないため，該当する臨床試験があれば参加を検討する．

（中村康平）

第7章 症例問題

症例2 | 肺がん（70歳台，男性）

【臨床診断名】肺がん

【病理診断】squamous cell carcinoma

【臨床経過】
- (X−5) 年7月：肺がんの診断にて，アファチニブ afatinib 投与．
- (X−2) 年6月：オシメルチニブ osimertinib 投与．
- (X−1) 年4月：カルボプラチン（CBDCA）＋ペメトレキセド（PEM）＋ベバシズマブ（BV）療法を施行．
- (X−1) 年9月：PEM＋BV療法を施行．
- (X−1) 年11月：ドセタキセル（DTX）＋ラムシルマブ（RAM）療法を施行．
- X年3月：肺生検を施行し，FoundationOne® CDx がんゲノムプロファイルを実施．

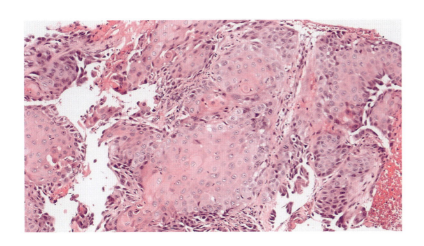

【家族歴】祖父母（母方）：乳がん（50歳台）

【重複がん】なし

【多発がん】なし

【喫煙歴】あり（8年）

【がんゲノムプロファイリング検査】FoundationOne® CDx がんゲノムプロファイル

【使用した病理検体】生検材料（X年）

【腫瘍細胞含有割合】90%（出検時の病理医評価）

遺伝子変異リスト

変異情報	遺伝子名	バリアント情報	アレル頻度	
SNV	*RET*	p.V804M	56.5%	315/558
	EGFR	p.L858R	24.5%	168/687
	PIK3CA	p.E545A	17.5%	228/1300
	RAD51B	p.A213S	50.1%	440/878
	SPEN	p.R2796G	36.0%	292/812
CNV	*PIK3CA*	Amplification		CN=8
	ERBB2	Amplification		CN=18
	FGFR1	Amplification		CN=10
	CCND1	Amplification		CN=29
	MDM2	Amplification		CN=21
	CDKN2A	HD		
	CDKN2B	HD		
体細胞変異数（hot spot を除く）				3.62 Muts/Mb
microsatellite status				MS-Stable

SNV：single nucleotide variant, CNV：copy number variation,
CN：copy number, HD：ホモ接合性欠失.

C-CAT 調査結果（抜粋）

マーカー	エビデンスタイプ	臨床的意義	エビデンスレベル	薬剤	薬剤への到達度
RET p.V804M	Predictive	Sensitivity/Response	C	pralsetinib	FDA 適応外薬
	Predictive	Sensitivity/Response	C	selpercatinib	国内適応外薬 国内臨床試験中
EGFR p.L858R	Predictive	Sensitivity/Response	A	afatinib	国内承認薬
	Predictive	Sensitivity/Response	A	dacomitinib	国内承認薬
	Predictive	Sensitivity/Response	A	erlotinib	国内承認薬
	Oncogenic	Sensitivity/Response	E	rociletinib	
ERBB2 Amplification	Predictive	Sensitivity/Response	A	trastuzumab deruxtecan	FDA 承認薬 国内臨床試験中
	Predictive	Sensitivity/Response	C	capecitabine＋lapatinib	国内適応外薬
	Predictive	Sensitivity/Response	E	lapatinib	
	Predictive	Resistance	R2	cetuximab	国内適応外薬
RAD51B p.A213S ToMMo=0.13%					
SPEN p.R2796G ToMMo=0.17%					

ToMMo：東北メディカル・メガバンク機構.

問題 Questions

以下の設問に答えよ.

問1 本症例の治療方針を考えるうえで，有用性の高い検査はどれか．正しいものを一つ選べ.

①BRAF V600E 免疫染色

②MMR 関連タンパクの免疫染色

③HER2 免疫染色

④マイクロサテライト不安定性（MSI）検査

⑤BRACAnalysis

問2 遺伝子増幅について，治療対象の判断基準となるコピー数変化の数値として正しいものはどれか．一つ選べ.

①4 以上

②8 以上

③12 以上

④16 以上

⑤32 以上

問3 解析結果および C-CAT 調査結果から本症例のエキスパートパネル記録を作成せよ．その際には，以下の 3 点について考察し，記載すること.

①検出された遺伝子変化の生物学的意義づけ

②遺伝子変化に対する候補治療薬の有無および，具体的な候補薬や臨床試験

③二次的所見を認める（または疑われる）場合は，その意義づけおよび対応

解答用紙

問1

問2

問3

解答 Answer

問1 正解は③の HER2 免疫染色．本症例では *ERBB2* amplification が copy number＝18 で検出されており，IHC 3＋との一致率が高い．治験の種類によっては免疫染色や FISH の結果で参加可能なものがあることから，HER2 免疫染色が推奨される．

①*BRAF* V600E の遺伝子変異は検出されておらず，免疫染色の有用性は低い．

②*MMR* 遺伝子異常を認めず，TMB，MSI も基準範囲内であることから，MMR 関連タンパクの免疫染色の有用性は低い．

④MS-Stable であり，*MMR* 遺伝子異常も認めないことから，マイクロサテライト不安定性（MSI）検査の有用性は低い．

⑤*BRCA1/2* の遺伝子変異は検出されておらず，BRACAnalysis の有用性は低い．また，BRACAnalysis は卵巣がん，乳がん，膵がん，前立腺がん以外のがん種では保険収載されていない．

問2 正解は②の copy number＝8 以上．遺伝子増幅については，腫瘍細胞含有割合から推定した値（estimated copy number）が 8 以上を治療対象とする場合が多い．しかしながら 8 以上でも equivocal と報告されることがあり，そのようなケースでは治療対象とするかどうかはエキスパートパネルの判断によって異なる場合もある．また，免疫染色や FISH の結果によっては 4 以上 8 未満の中等度増幅の場合でも治療対象として検討する場合がある．

問3（解答例）

①
・pathogenic：*RET* p.V804M，*EGFR* p.L858R，*PIK3CA* p.E545A
・VUS：*RAD51B* p.A213S，*SPEN* p.R2796G
・copy number 異常：*PIK3CA* amplification，*ERBB2* amplification，*FGFR1* amplification，*CCND1* amplification，*CDKN2A* HD，*CDKN2B* HD

②*RET* p.V804M，*EGFR* p.L858R，*PIK3CA* p.E545A＋amplification，*ERBB2* amplification，*FGFR1* amplification，*CCND1* amplification に対しては候補治療薬がある．

具体的な候補薬は C-CAT 調査結果を参照すると，*RET* p.V804M に対してプラルセチニブ pralsetinib とセルペルカチニブ selpercatinib が候補薬．*EGFR* p.L858R に対してアファチニブ afatinib，ダコミチニブ dacomitinib，エルロチニブ erlotinib が候補薬．*ERBB2* amplification に対してトラスツズマブ デルクステカン trastuzumab deruxtecan とカペシタビン capecitabine＋ラパチニブ lapatinib が候補薬となる．原則としてエビデンスレベル A～D が候補治療薬となり，エビデンスレベル E，F，R は候補にならない．臨床試験については *RET* p.V804M に対するセルペルカチニブと *ERBB2* amplification に対するトラスツズマブ デルクステカンに記載がある．

③*RET* は多発性内分泌腫瘍症 2 型（MEN2）の原因遺伝子である．本症例の *RET* p.V804M は VAF が高値であり，ClinVar 評価が pathogenic/likely pathogenic となっている．また，germline conversion rate（腫瘍組織で見出されるバリアントのどの程度が生殖細胞系列由来であるかの割合）が高いため，原則として確認検査が推奨される遺伝子である．遺伝カウンセリング推奨とする．

（川野竜太郎）

第7章 症例問題

症例 3 | 甲状腺がん（20歳台，男性）

【臨床診断名】甲状腺がん

【病理診断】papillary carcinoma

【臨床経過】
- (X−5) 年9月：甲状腺がんの診断にて，右葉切除術を施行．
- X 年3月：OncoGuide™ NCC オンコパネルシステム検査を実施．

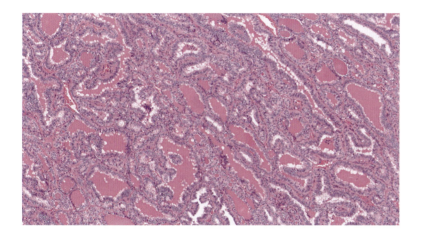

【家族歴】祖父母（母方）：胃がん（50歳台）

【重複がん】なし

【多発がん】なし

【喫煙歴】なし

【がんゲノムプロファイリング検査】OncoGuide™ NCC オンコパネルシステム

【使用した病理検体】手術材料（X−5 年）

【腫瘍細胞含有割合】80％（出検時の病理医評価）

遺伝子変異リスト

変異情報	遺伝子名	バリアント情報	アレル頻度	
SNV	*BRCA1*	p.S1577P	47.0%	488/1018
	POLE	p.T26A	50.1%	386/754
Fusion	*ETV6::NTRK3*			
体細胞変異数（領域全体）				0.0 Muts/Mb
microsatellite status				MS-Stable

SNV：single nucleotide variant.

C-CAT 調査結果（抜粋）

マーカー	エビデンスタイプ	臨床的意義	エビデンスレベル	薬剤	薬剤への到達度
BRCA1 p.S1577P ToMMo＝0.55%	Predisposing	Likely benign			
POLE p.T26A ToMMo＝0.21%					
ETV6::NTRK3	Predictive	Sensitivity/Response	A	entrectinib	国内承認薬 FDA 承認薬 国内臨床試験中
	Predictive	Sensitivity/Response	A	larotrectinib	国内承認薬 FDA 承認薬
	Predictive	Sensitivity/Response	D	larotrectinib＋ etoposide＋ methotrexate	国内適応外薬 FDA 適応外薬
	Oncogenic	Oncogenic	F		

ToMMo：東北メディカル・メガバンク機構.

問題 Questions

以下の設問に答えよ．

問1 本症例は甲状腺乳頭がんであるが，*ETV6::NTRK3* 融合遺伝子が検出されている．診断の妥当性について記載せよ．また，甲状腺がんにおける遺伝子異常について知るところを記載せよ．

問2 本症例では OncoGuide™ NCC オンコパネルシステムを実施している．保険で実施可能な組織を用いたがん遺伝子パネル検査としてほかに FoundationOne® CDx がんゲノムプロファイルと GenMineTOP® があるが，それぞれの検査の特長を記載せよ．

問3 解析結果および C-CAT 調査結果から本症例のエキスパートパネル記録を作成せよ．その際には，以下の3点について考察し，記載すること．
①検出された遺伝子変化の生物学的意義づけ
②遺伝子変化に対する候補治療薬の有無および，具体的な候補薬や臨床試験
③二次的所見を認める（または疑われる）場合は，その意義づけおよび対応

解答用紙

問 1

問 2

問 3

解答 Answer

問 1 （解答例）甲状腺乳頭がんは腫瘍細胞の核所見によって診断される悪性腫瘍であり，検出された遺伝子異常に影響されず診断されるべきである．よって本症例が乳頭がんと診断されたのは妥当である．また，乳頭がんでは *BRAF* p.V600E が多いことがよく知られているが，頻度は少ないものの *ETV6::NTRK3* 融合遺伝子が認められることもある．

　髄様がんでは *RET* 遺伝子変異が多いことがよく知られている．一方，*RET* 遺伝子再構成は乳頭がんでの検出が多い．

症例3　甲状腺がん　231

濾胞がんでは *RAS* 遺伝子変異，特に *NRAS* p.Q61R の頻度が高い．また，*PAX8::PPARG* 融合遺伝子は濾胞がんに特異的とされている．

低分化がんと未分化がんでは *TP53* 変異，*TERT* プロモーター変異の関与が知られている．

硝子化索状腫瘍ではほぼ全例に *PAX8::GLIS3* ないしは *PAX8::GLIS1* 融合遺伝子が認められる．

問2　（解答例）OncoGuide™ NCC オンコパネルシステムは Tumor/Normal の matched pair 解析であり，体細胞変異と生殖細胞系列バリアントの区別が可能である．TMB，MSI ステータス情報が提供される．他の検査と比較して有用な点として，使用する検体量が少量しかない場合でも検査成立する可能性が高い（検体が少量しかない場合の選択肢として OncoGuide™ NCC オンコパネルシステムは有用であるが，検査成立を保証するものではない）．

FoundationOne® CDx がんゲノムプロファイルは使用実績がナンバーワンであり，データの蓄積がある．そのため返却されるレポートの内容は最も充実しており，コールされる遺伝子異常に対するアノテーションの信頼性も高い．tumor only の検査であり，体細胞変異と生殖細胞系列バリアントの区別はできない（腫瘍含有率，VAF などから推測は可能である）．

GenMineTOP® がんゲノムプロファイリングシステムは Tumor/Normal の matched pair 解析であり，体細胞変異と生殖細胞系列バリアントの区別が可能である．DNA だけでなく RNA の解析も行うため，融合遺伝子が検出されやすい特長がある．解析対象遺伝子数は他の検査と比較して最も多い．返却されるレポートの内容は他の検査と比較して簡素であり，コールされる遺伝子異常に対するアノテーションがない場合があるため，使用に際しては十分な経験を有する分子病理専門医によるチェックが必要となる．

問3　（解答例）
①
・pathogenic：*ETV6::NTRK3* fusion
・VUS：*BRCA1* p.S1577P，*POLE* p.T26A

②*ETV6::NTRK3* に対して候補治療薬がある．

2023 年 2 月現在，*NTRK* 融合遺伝子が検出された進行・再発の固形がんには，エヌトレクチニブ entrectinib，ラロトレクチニブ larotrectinib 硫酸塩という分子標的薬が保険適用となっている．TRK タンパクのチロシンキナーゼ部分に作用して細胞内のシグナル伝達を妨げる機序により，*NTRK* 融合遺伝子陽性の固形がんにがん種を問わず効果を示す可能性があると期待される．C-CAT 調査結果にも，エヌトレクチニブ，ラロトレクチニブ硫酸塩の情報が記載されている．臨床試験についてはエヌトレクチニブに記載がある．

③*BRCA1/2* は遺伝性乳がん卵巣がん症候群の原因遺伝子である．本検査は OncoGuide™ NCC オンコパネルシステムであり，*BRCA1* p.S1577P が生殖細胞系列変異であることは確定している．病的意義については，ClinVar にて likely benign の評価である．また，ToMMo＝0.55% であり日本人に多い SNP であることがわかる．以上の理由から病的意義は乏しいと考え，遺伝カウンセリング推奨としない．

（川野竜太郎）

第7章 症例問題

症例 4 子宮体がん（40歳台，女性）

【臨床診断名】子宮体がん
【病理診断】endometrioid carcinoma, G3
【臨床経過】
- （X−1）年1月：子宮体がんの診断にて，子宮全摘術，両側付属器切除術，大網切除術を施行し，stage ⅣBの診断．
- （X−1）年2月：術後の病理診断から再発高リスクとして，パクリタキセル＋カルボプラチン併用療法6コース施行し，腹腔内播種巣については完全奏効（CR）の判定．
- （X）年4月：肝転移巣出現し，再発の診断となり，ドキソルビシン＋シスプラチン併用療法を開始．今後の治療方法の検討のため，FoundationOne® CDx がんゲノムプロファイルを実施．

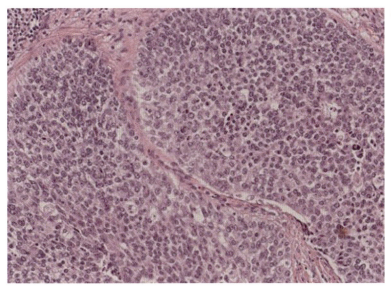

検査サンプル（HE染色像）
（X−1）年手術検体（原発巣：子宮体部）

【家族歴】
母：肺がん（80歳台），姉：咽頭がん（60歳台）
【重複がん】なし
【がんゲノムプロファイリング検査】FoundationOne® CDx がんゲノムプロファイル
【使用した病理検体】原発巣の手術材料
【腫瘍細胞含有割合】50％（出検時の病理医評価）

遺伝子変異リスト（抜粋）

変異情報	遺伝子名	バリアント情報	アレル頻度	pathogenicity
SNV	POLE	p.P436R	33.6%	pathogenic
	BRCA1	p.K654fs*47	4.0%	pathogenic
	PIK3CA	p.E545K	11.5%	pathogenic
	PTEN	p.R130Q	12.9%	pathogenic
	TP53	p.R158H	21.8%	pathogenic
	ARID1A	p.R1989*	16.0%	pathogenic
	APC	p.E1020*	14.5%	pathogenic
TMB				426 Muts/Mb
MSI				MSS

SNV：single nucleotide variant，TMB：腫瘍遺伝子変異量，MSI：マイクロサテライト不安定性，MSS：MSI なし．

問題 Questions

以下の設問に答えよ．

問1 本症例の治療を考えるうえで，次に行うべき検査はどれか．正しいものを一つ選べ．

①*BRCA1/2* 遺伝学的検査

②MyChoice® 診断システム

③マイクロサテライト不安定性（MSI）検査

④ミスマッチ修復（MMR）関連タンパクの免疫染色

⑤①～④のいずれも該当なし

問2 本症例について分子分類および予後はどのように考察されるか．正しいものを二つ選べ．

①POLE-ultramutated

②MMR-deficient

③p53-mutant

④予後良好

⑤予後不良

問3 検出された遺伝子プロファイルから遺伝性腫瘍である可能性を考察し，説明せよ．

問4 解析結果から本症例のエキスパートパネル記録を作成せよ．その際には，以下の2点について考察し，説明せよ．

①検出された遺伝子変異の意義

②臨床経過を踏まえた遺伝子変異に対する候補治療薬の有無および内容

解答用紙 ···

問1
問2
問3
問4

症例4　子宮体がん　235

解答 ⋯⋯⋯⋯⋯⋯⋯⋯⋯⋯⋯⋯⋯⋯⋯⋯⋯⋯⋯⋯⋯⋯⋯⋯⋯⋯⋯⋯⋯⋯⋯⋯

問1 正解は⑤．本症例は，子宮体がんであり，*POLE*変異による腫瘍遺伝子変異量（TMB）-H（ultramutated）症例と考える．①，②は子宮体がんにおいては保険収載されておらず検討対象外である．*POLE*変異によるultramutatedを呈する子宮体がんはマイクロサテライト不安定性（MSI）なし（MSS）が多いとされている．本症例においては，FoundationOne® CDxがんプロファイル検査の結果でMSSであること，またミスマッチ修復（MMR）遺伝子変異を認めないことから，積極的に③，④を検討すべき理由はない．ただし，*POLE*変異症例においても，MSI-Hが併存する症例は報告されているため，もしミスマッチ修復遺伝子異常が検出されている場合やMSI-Hが検出されている場合は，参考情報としてMMR関連タンパクの免疫染色を実施することは考慮される．

問2 正解は①，④．WHO分類第5版においては，子宮体がんはProMisE分類に準拠した方法により，類内膜がんを（a）POLE-ultramutated，（b）MMR-deficient，（c）p53-mutant，（d）no specific molecular profile（NSMP）とする分子分類が採用された．*POLE*変異と*TP53*変異が併存する場合は，POLE typeに分類されるとされている．分子分類によって予後が異なることが示されており，（a）は予後良好，（c）は予後不良とされている．本症例は*POLE*変異によるultramutatedを呈しており，①，④が正解である．さらに，FIGO2023ではこれらの分子分類を取り入れた進行期分類が導入されたが，本邦においては分子分類を行える体制が整っていないことが理由で，ガイドラインや取扱い規約にはまだ反映されていない（2024年12月現在）．正確な進行期分類や予後予測の点では，診断早期に分子分類を全国的に行えるように体制構築をする必要がある．

問3 （解答例）本症例では，*BRCA1*のpathogenic変異を認める．もしこの変異がgermlineである場合は，遺伝性乳がん卵巣がん症候群（HBOC）となるが，家族歴にもHBOC関連腫瘍の家系員は認めず，本症例も子宮体がんでありHBOCの表現型とは異なる．腫瘍DNAを用いた遺伝子パネル検査における遺伝子変異を遺伝カウンセリングの対象とするかについては，厚労科研小杉班のフローが参考基準の一つであるが，*BRCA1/2*については変異アレル頻度（VAF）10%以上，かつpathogenicの場合に開示対象とするよう記載がある．この指針，また表現型と家族歴とあわせてもこの*BRCA1*変異は開示対象とはならず，HBOCの可能性は低いと考える．また，子宮体がんはLynch症候群において頻度の高いがん種であるが，TMB，MSIが正常であること，MMR関連遺伝子変異を認めないことからもLynch症候群を疑う理由はない．以上のことから，本症例は遺伝性腫瘍の可能性は低いと考える．

問4 （解答例）
①
POLE p.P436R：*POLE*のexonuclease domain mutationであり，TMB-H（ultramutated）に関わるホットスポットhotspot変異である．子宮体がんは分子分類によって予後が異なるとされているが，一番予後がよいPOLE typeとされる．

BRCA1 p.K654fs*47：truncate mutationであり機能喪失型変異である．しかし，VAF 4.0%とsubcloneである可能性が高く，*POLE*変異によるultramutatedの結果として生じたpassenger変

異の可能性を考える．passenger 変異の場合は機能欠失になっていない可能性がある．

　それ以外の pathogenic 変異についても *POLE* 変異による ultramutated の結果として生じた passenger 変異の可能性がある．

②*POLE* 変異による TMB-H（ultramutated）に対して，免疫チェックポイント阻害薬が推奨され，保険適用でペムブロリズマブ単剤による治療が可能である．進行子宮体がんにおいては，ペムブロリズマブ＋レンバチニブの併用療法が保険適用であるため，こちらのレジメンを選択することも検討される．その他の pathogenic 変異に対しては①で前述したように passenger 変異の可能性があること，また，passenger 変異でない場合にも ultramutated が本疾患における影響が大きいことから，それ以外の個別変異に対する推奨治療（PI3K 阻害薬，mTOR 阻害薬，AKT 阻害薬）が奏効する可能性は低いと考える．

（中村康平）

第7章 症例問題

症例 5 | 脳腫瘍（30歳台，女性）

【臨床診断名】脳腫瘍

【病理診断】anaplastic astrocytoma，IDH-WT（IHC），WHO grade Ⅲ

【臨床経過】

- (X-20) 年 11～12 月：生検で high grade glioma の診断．ICE 変法（ifosfamide, cisplatin, etoposide），最良効果：NE（評価不能）．
- X 年 1 月：病変の増大が認められたため，手術を施行し，がんゲノムプロファイル検査を実施．

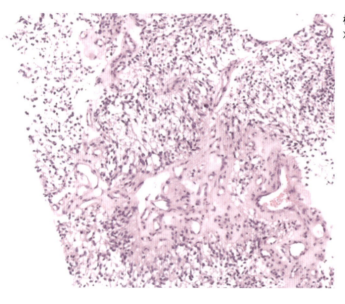

検査サンプル（HE 像）
X 年手術検体

【家族歴】父：大腸がん（60歳台），叔母 1（父方）：脳腫瘍（30歳台），叔母 2（父方）：乳がん（60歳台），いとこ：脳腫瘍（40歳台）．

【既往歴】なし

【がんゲノムプロファイリング検査】FoundationOne® CDx がんゲノムプロファイル

【使用した病理検体】治療後の手術材料

【腫瘍細胞含有割合】80％（出検時の病理医評価）

遺伝子変異リスト

変異情報（体細胞）	遺伝子名	バリアント情報		アレル頻度
SNV	*BRAF*	V600E	37%	—
SNV	*STK11*	F354L	53%	—
SNV	*ERCC4*	E670Q	49%	—
体細胞変異数（hot spot を除く）				2.5/Mb

C-CAT 調査結果

マーカー	エビデンスタイプ	臨床的意義	エビデンスレベル	薬剤	薬剤への到達度	米国エビデンスレベル
BRAF V600E	Predictive	Sensitivity/Response	A	dabrafenib＋trametinib dimethyl sulfoxide	国内承認薬 FDA 承認薬	Tier 1
	Predictive	Sensitivity/Response	C	binimetinib＋cetuximab＋encorafenib	国内適応外薬 FDA 承認薬	Tier 2C Pathogenic 海外臨床試験中（9 件）
	Predictive	Sensitivity/Response	C	binimetinib＋encorafenib	国内適応外薬 FDA 承認薬	
	Predictive	Sensitivity/Response	C	cetuximab＋encorafenib	国内適応外薬 FDA 承認薬	
	Predictive	Sensitivity/Response	C	cetuximab＋irinotecan＋vemurafenib	国内適応外薬 FDA 承認薬	
	Predictive	Sensitivity/Response	C	conimetinib	FDA 承認薬	
	Predictive	Sensitivity/Response	C	cobimetinib＋bemurafenib	FDA 承認薬	
	Predictive	Sensitivity/Response	C	dabrafenib	国内適応外薬 国内臨床試験中（1 件）FDA 承認薬	
	Predictive	Sensitivity/Response	C	dabrafenib＋panitumumab＋trametinib dimethyl sulfoxide	国内適応外薬 FDA 承認薬	
	Predictive	Sensitivity/Response	C	encorafenib	国内適応外薬 FDA 承認薬	
	Predictive	Sensitivity/Response	C	trametinib dimethyl sulfoxide	国内適応外薬 国内臨床試験中（1 件）FDA 承認薬	
	Predictive	Sensitivity/Response	C	vemurafenib	国内適応外薬 FDA 承認薬	
	Oncogenic	Oncogenic	F			
STK11 F354L ToMMo AF 4.38%	Oncogenic	Likely pathogenic				
	Predictive	Resistance	R	pembrolizumab	国内適応外薬 FDA 承認薬	
ERCC4 E670Q ToMMo AF 37%					国内適応外薬 FDA 承認薬	Tier 3 Uncertain significance

症例 5　脳腫瘍

問題 Questions ·······

問1 遺伝子変異リストに記載されたそれぞれの遺伝子変化の生物学的意義づけ（pathogenic, VUS など）について考察し，記載せよ．

問2 本症例では，出検時の病理医の評価では，腫瘍細胞含有割合は80％であった．得られたゲノムデータから，その評価の正当性について考察せよ．

問3 本例では病理組織学的に血管増生が目立つが，壊死は認められなかった．WHO脳腫瘍分類第5版に基づき，本例の病理診断について述べよ．

問4 本症例に対するエキスパートパネルで議論された今後の治療方針に関する記述について正しいものはどれか．一つ選べ．
①*BRAF* V600E に対する免疫染色を実施する．
②TMBが 2.5 SNVs/Mb なので，免疫チェックポイント阻害薬を推奨する．
③エビデンスレベルAであるダブラフェニブ＋トラメチニブを推奨する．
④家族歴が濃厚なので，本人の希望がなくても，遺伝学的検査を実施する．
⑤*STK11* 変異はペムブロリズマブに対する耐性変異なので，ニボルマブを推奨する．

解答用紙 ·······

問1

問2

問3

問4

解答 Answer

問1（解答例）

- *BRAF* V600E：gain of function 変異であり，pathogenic variant（ドライバー遺伝子異常）.
- *STK11* F354L：VUS. また ToMMo の allele frequency が 4.38％であり，日本人 SNP だと考えられる.
- *ERCC4* E670Q：VUS. また ToMMo の allele frequency が 37％であり，日本人 SNP だと考えられる.

問2（解答例）得られた遺伝子変異のうち，*BRAF* V600E の VAF は 37％であり，somatic と考えられる. これが片アリルに存在しているものと仮定すると，腫瘍細胞含有割合は 74％と推定される. したがって病理医の 80％の評価はほぼ適切だったと考えられる.

問3（解答例）当症例のゲノムプロファイルは，*BRAF* V600E 陽性以外に有意な変異がないため，*IDH1*-wild type，*TP53*-wild type であり，*ATRX* の変異がみられないことから，*ATRX* については核発現陽性と考えられる. また，1p/19q codeletion は不明であるが，CDKN2A/A retained と判断できる. 初回病理診断（10 歳台後半）は high grade glioma であるが，WHO 脳腫瘍分類第 5 版（2021 年）に従えば，pediatric-type low grade gliomas，diffuse low grade glioma，MAPK pathway altered であったことが想定される. 今回の手術検体の組織像で壊死がないものの血管増生が目立つことはこうした所見に合致する. 一方，*BRAF* V600E 陽性で小児期での発症であることを考えれば，pilocytic astrocytoma（PA）ないし pilomyxoid astrocytoma（PxA）も鑑別として挙げられる. 提示された病理の組織像も矛盾しないが，Rosenthal 線維の有無など，今一度，初回病理検体を含めて再検討が必要と考えられる. なお，*BRAF* 変異陽性の PA/PxA の場合，通常の PA/PxA に比して予後不良で再発リスクが高いが，BRAF 阻害薬の有効性が示唆されている.

問4

正解は③. ①*BRAF* V600E の免疫染色は投薬判断には不要. ②TMB が 10 SNVs/Mb 以上で推奨される. ④本症例に遺伝学的検査は不要である. ただ本人が希望すれば実施可能. ⑤*STK11* 変異は，免疫チェックポイント阻害薬すべてに対する耐性因子である.

（西原広史）

症例 5　脳腫瘍　241

索引

数字

3C chromosome conformation capture……80

2023 年改定個人情報保護法……202

欧文

A

ACCE モデル……12

Artificial General Intelligence (AGI)……179

artificial intelligence (AI)……197, 208

assay for transposase-accessible chromatin-sequence (ATAC-seq)……80

B

base excision repair (BER)……35

Binary Alignment/Map (BAM)……125

blood TMB (bTMB)……158

BRAF……36

C

C-CAT 調査結果……171

cancer genome medical coordinator (CGMC)……178

cBioPortal……129

cell-free DNA (cfDNA)……164

cell-free RNA (cfRNA)……88

Center for Cancer Genomics and Advanced Therapeutics (C-CAT)……130, 160, 171, 178

ChatGPT……208

chromatin immunoprecipitation (ChIP) 法……79

chromosome diagram……34

circulating tumor DNA (ctDNA)……160

CIViC……129

CKDB……130

ClinVar……128

clonal hematopoiesis of indeterminate potential (CHIP)……151, 164

color augmentation……200

color normalization……200

combined positive score (CPS)……154

companion diagnostics (CDx)……148

comprehensive genomic profiling (CGP)……58, 148, 177

convolutional neural network (CNN)……208

COSMIC……127

CosMx……74

Ct 値/⊿Ct 値……119

D

deep learning……208

digital pathology……76, 177

DNA integrity number (DIN)……119

DNA 修復……35

DNA の複製……31

DNA ポリメラーゼ……58

DNA ミスマッチ修復関連酵素遺伝子……37

DNA メチル化……77

double strand break repair (DSBR)……35

E

EGFR……36

ErbB……3

EWSR1::ATF1……39

EWSR1::FLI1……39

Explainable AI (XAI)……208

F

FASTQ……125

fluorescence *in situ* hybridization (FISH)……6, 82

formalin fixed paraffin embedded (FFPE)……72, 119

FoundationOne® CDx がんゲノムプロファイル……162, 225, 232, 233, 238

FoundationOne® Liquid CDx がんゲノムプロファイル (F1LCDx)……164

G

GDPR……191

GenMineTOP® がんゲノムプロファイリングシステム……163, 232

genome……29

germline conversion rate……228

germline mutation……42

Grad-CAM……208

Guardant360® CDx がん遺伝子パネル……164

H

homologous recombination deficiency (HRD)……153, 168

homologous recombination repair (HRR)……153

HRD signature……162

I

immune checkpoint inhibitor……71, 154

immunohistochemistry (IHC)……6

in vitro diagnostics (IVD)……148

installation qualification (IQ)……15

International Cancer Genome Consortium (ICGC)……4

International Organization for Standardization (ISO)……192

ISBER……191

ISBER-BP……194

ISO 15189……193, 194

ISO 20387……194

isocitrate dehydrogenase 1 (*IDH1*)……40

J

Japanese Industrial Standards
　Committee（JISC）············ 192
JAX CKB ····························· 129

K

KRAS································· 36

L

long interspersed nuclear
　elements（LINEs）·············30

M

massive parallel sequencing
　······································ 125
MGeND ····························· 129
microsatellite instability（MSI）
　························154, 162, 168
mismatch repair（MMR）
　·······························35, 157
molecular tumor board（MTB）
　······································ 132
MSK-IMPACT···················· 4
mutational signature ·········· 163

N

next generation sequencing
　（NGS）······················58, 148
nucleotide excision repair（NER）
　··35

O

OncoGuide™ NCC オンコパネル
　システム·········160, 220, 229, 232
OncoKB ···························· 129
operation qualification（OQ）
　···15

P

performance qualification（PQ）
　···15
PhenoCycler-Fusion············74
PIK3CA···························· 36
PleSSision 検査····················· 131
poly ADP-ribose polymerase
　（PARP）阻害薬················· 151
polymerase chain reaction
　（PCR）································59

post-bisulfite adaptor-tagging
　（PBAT）·····························79

R

RB1·································· 36
reduced representation bisulfite
　sequencing（RRBS）···········79
RNA-seq ····················· 62, 63
RNA シークエンス············· 62, 63
Rous 肉腫ウイルス···················18

S

scRNA-seq ·························67
Sequence Alignment/Map
　（SAM）···························· 125
short interspersed nuclear
　elements（SINEs）···············30
single nucleotide polymorphism
　（SNP）···························· 127
somatic mutation···················42
src 遺伝子·························2, 18
supervised learning ············ 197

T

t-distributed Stochastic Neighbor
　Embedding（t-SNE）···········70
T/N ペア···························· 162
The Cancer Genome Atlas
　（TCGA）····················· 4, 128
TP53································· 36
tumor microenvironment（TME）
　··71
tumor mutation burden（TMB）
　························154, 162, 168
tumor proportion score（TPS）
　······································ 154
two hit theory ·····················43

U

UK バイオバンク··················· 190
Uniform Manifold Approximation
　and Projection（UMAP）······70
unsupervised learning········· 197

V

variant allele frequency（VAF）
　······································ 168

Virtual Contact File（VCF）
　······································ 126
virtual staining ··················· 200
Visium ································72

W

whole exome sequencing（WES）
　······································ 158
whole genome bisulfite
　sequencing（WGBS）··········79
whole slide images（WSI）···· 197

X

Xenium ·······························74

和文

あ行

アセント····························· 205
アダプター·························· 117
アノテーション ··················· 127
アンプリコンシークエンス法···· 118
遺伝カウンセリング·················47
遺伝看護専門看護師·················47
遺伝子パネル検査·····················58
遺伝性腫瘍·····························35
遺伝性乳がん卵巣がん症候群
　································223, 232
インフォームドアセント ········· 205
インフォームドコンセント······· 205
エキスパートパネル····166, 171, 177
エクソンスキッピング········· 64, 163
エピゲノム·····························76
エピジェネティクス·················77
エビデンスレベル··················· 172
エマルジョン PCR＋イオン半導体
　シークエンス法··················· 121
塩基除去修復（BER）··············35

か行

開示推奨遺伝子リスト ·············46
外部精度管理·························15
過学習 ····························· 198
核酸除去修復（NER）··············35
核酸品質··························· 117
過小学習··························· 198

家族性腫瘍症候群‥‥‥‥‥‥‥‥32
稼働時適格性確認（PQ）‥‥‥‥15
稼働性能適格性確認（OQ）‥‥‥15
がん遺伝子パネル検査二次的所見患
　者開示推奨度リスト‥‥‥‥‥162
がん関連3学会合同ガイダンス
　‥‥‥‥‥‥‥‥‥‥‥‥‥‥173
がんゲノムアトラス（TCGA）
　‥‥‥‥‥‥‥‥‥‥‥‥‥4, 128
がんゲノム医療コーディネーター
　‥‥‥‥‥‥‥‥‥‥‥‥‥‥178
がんゲノム情報管理センター
　（C-CAT）‥‥‥130, 160, 171, 178
がんゲノムプロファイリング検査
　‥‥‥‥‥‥‥‥‥‥‥‥58, 160
がんゲノムプロファイリング評価提
　供料‥‥‥‥‥‥‥‥‥‥‥‥160
環状RNA（circRNA）‥‥‥‥‥30
がん微小環境（TME）‥‥‥‥‥71
キャプチャーシークエンス法‥‥118
キュレーション‥‥‥‥‥‥‥‥127
教師あり学習‥‥‥‥‥‥‥‥‥197
教師なし学習‥‥‥‥‥‥‥‥‥197
共同研究機関‥‥‥‥‥‥‥‥‥205
空間解析‥‥‥‥‥‥‥‥‥‥‥71
空間トランスクリプトーム解析‥74
クローン性造血（CHIP）‥‥151, 164
クロマチン免疫沈降（ChIP）法
　‥‥‥‥‥‥‥‥‥‥‥‥‥‥79
クロマチンリモデリング‥‥34, 78
蛍光 in situ ハイブリダイゼーショ
　ン（FISH）‥‥‥‥‥‥‥6, 82
血中循環RNA（cfRNA）‥‥‥‥89
血中循環腫瘍細胞‥‥‥‥‥‥‥89
血中遊離DNA（cfDNA）‥‥‥‥88
ゲノム‥‥‥‥‥‥‥‥‥‥‥‥29
ゲノム情報‥‥‥‥‥‥‥‥‥‥202
ゲノムデータ‥‥‥‥‥‥‥‥‥202
研究協力機関‥‥‥‥‥‥‥‥‥205
検証‥‥‥‥‥‥‥‥‥‥‥‥‥195
甲状腺がん‥‥‥‥‥‥‥‥‥‥229

国際がんゲノムコンソーシアム
　（ICGC）‥‥‥‥‥‥‥‥‥‥ 4
国際標準化機構（ISO）‥‥‥‥192
個人識別符号‥‥‥‥‥‥‥‥‥202
固定後プロセス‥‥‥‥‥‥111, 112
固定プロセス‥‥‥‥‥‥‥111, 112
固定前プロセス‥‥‥‥‥‥‥111
コンタミネーション‥‥‥‥‥‥115
コンパニオン診断薬・医療機器
　（CDx）‥‥‥‥‥‥‥‥‥‥148

さ行
細胞外小胞‥‥‥‥‥‥‥‥‥‥89
細胞数‥‥‥‥‥‥‥‥‥‥‥‥110
サンガーシークエンス法‥‥‥‥58
サンガー法‥‥‥‥‥‥‥‥‥‥ 7
子宮体がん‥‥‥‥‥‥‥‥‥‥233
次世代シークエンシング（NGS）
　‥‥‥‥‥‥‥‥‥‥‥‥58, 148
腫瘍遺伝子変異量（TMB）
　‥‥‥‥‥‥‥‥‥154, 162, 168
腫瘍細胞含有割合
　‥‥‥‥‥‥‥110, 113, 115, 136
試料管理の連鎖‥‥‥‥‥‥‥‥195
シングルセル解析‥‥‥‥‥66, 72
人工知能（AI）‥‥‥‥‥197, 208
据付時適格性確認（IQ）‥‥‥‥15
生殖細胞系列変異‥‥‥‥‥32, 42
精度管理‥‥‥‥‥‥‥‥12, 15, 195
精度管理責任者‥‥‥‥‥‥‥‥14
全エクソーム解析（WES）‥‥‥158
全ゲノムバイサルファイトシークエ
　ンス法（WGBS）‥‥‥‥‥‥79
染色体図‥‥‥‥‥‥‥‥‥‥‥34
臓器特異性‥‥‥‥‥‥‥‥‥‥123
相同組換え修復（HRR）‥‥‥‥153
相同組換え修復欠損（HRD）
　‥‥‥‥‥‥‥‥‥‥‥‥153, 168

た行
体外診断用医薬品（IVD）‥‥‥148
体細胞変異‥‥‥‥‥‥‥‥‥‥42
畳み込みニューラルネットワーク
　（CNN）‥‥‥‥‥‥‥‥‥‥208

妥当性確認‥‥‥‥‥‥‥‥‥‥195
短鎖散在反復配列（SINEs）‥‥30
長鎖散在反復配列（LINEs）‥‥30
長鎖ノンコーディングRNA
　（lncRNA）‥‥‥‥‥‥‥‥‥30
超並列シークエンス‥‥‥‥‥‥125
ディープラーニング‥‥‥‥‥‥208
適用除外‥‥‥‥‥‥‥‥‥‥‥202
デジタルパソロジー‥‥‥‥76, 177
統括責任者‥‥‥‥‥‥‥‥‥‥14
統合病理遺伝子診断‥‥‥‥‥‥131
匿名加工情報‥‥‥‥‥‥‥‥‥204
匿名化された情報‥‥‥‥‥‥‥204

な行
内部精度管理‥‥‥‥‥‥‥‥‥15
ナノポアシークエンサー‥‥‥‥60
二本鎖切断修復（DSBR）‥‥‥35
日本産業標準調査会（JISC）‥‥192
認証制度‥‥‥‥‥‥‥‥‥‥‥15
認定遺伝カウンセラー‥‥‥‥‥47
ヌクレオソーム‥‥‥‥‥‥‥‥29
脳腫瘍‥‥‥‥‥‥‥‥‥‥‥‥238
ノンコーディングRNA（ncRNA）
　‥‥‥‥‥‥‥‥‥‥‥‥‥‥30

は行
バイオバンク‥‥‥‥‥‥‥‥‥190
バイオバンクハンドブック‥‥‥192
肺がん‥‥‥‥‥‥‥‥‥‥‥‥225
バイサルファイト処理‥‥‥‥‥79
ハイブリッドキャプチャー法‥‥60
発現量解析‥‥‥‥‥‥‥‥‥‥65
汎用人工知能（AGI）‥‥‥‥‥179
非識別加工情報‥‥‥‥‥‥‥‥204
ヒストン修飾‥‥‥‥‥‥‥‥‥77
ヒストン複合体‥‥‥‥‥‥‥‥29
ヒトの染色体‥‥‥‥‥‥‥‥‥28
人を対象とする生命科学・医学系研
　究に関する倫理指針‥‥‥‥‥205
標準手順書‥‥‥‥‥‥‥‥‥‥14
病理組織画像‥‥‥‥‥‥‥‥‥197
品質‥‥‥‥‥‥‥‥‥‥‥‥‥110
品質管理‥‥‥‥‥‥‥‥‥‥‥195

品質管理者······················ 14
品質保証·····················12, 195
腹膜がん························ 220
ブリッジ PCR ＋蛍光を用いた SBS
　法······························ 120
分子腫瘍検討会（MTB）········ 132
変異アレル頻度（VAF）·········· 168
包括的がんゲノムプロファイリング
　（CGP）···············58, 148, 177
ホールスライドイメージ（WSI）197
ポリ ADP-リボースポリメラーゼ
　（PARP）阻害薬··············· 151
ポリメラーゼ連鎖反応（PCR）···· 59

ホルマリン固定パラフィン包埋
　（FFPE）······················72, 119

ま行

マイクロサテライト不安定性（MSI）
　·······················154, 162, 168
マルチプレックス化·············· 117
ミスマッチ修復（MMR）·····35, 157
メチル化························· 91
免疫組織化学（IHC）··············· 6
免疫チェックポイント阻害薬
　·······························71, 154

や行

薬剤到達性························· 174

融合遺伝子······················63, 82
遊離 DNA（cfDNA）············· 164
要員訓練························· 14
要配慮個人情報··················· 202

ら行

ライブラリー作製················ 117
リキッドバイオプシー········88, 160
リファレンス配列················· 126
臨床遺伝専門医··················· 47
レトロウイルス ···················· 2
ロングリードシークエンス········· 60

245

検印省略

がんゲノム病理学

定価（本体 7,000円＋税）

2021年11月30日　第1版　第1刷発行
2025 年 4 月 6 日　第2版　第1刷発行

編集者	田中　伸哉・西原　広史
発行者	浅井　麻紀
発行所	株式会社 文光堂
	〒113-0033　東京都文京区本郷7-2-7
	TEL　(03)3813 - 5478 (営業)
	(03)3813 - 5411 (編集)

© 田中伸哉・西原広史, 2025　　　　　　印刷・製本：三報社印刷

ISBN978-4-8306-0498-0　　　　　　Printed in Japan

・本書の複製権，翻訳権・翻案権，上映権，譲渡権，公衆送信権（送信可能化権
　を含む），二次的著作物の利用に関する原著作者の権利は，株式会社 文光堂が
　保有します．
・本書を無断で複製する行為（コピー，スキャン，デジタルデータ化など）は，
　私的使用のための複製など著作権法上の限られた例外を除き禁じられています．
　大学，病院，企業などにおいて，業務上使用する目的で上記の行為を行うことは，
　使用範囲が内部に限られるものであっても私的使用には該当せず，違法です．
　また私的使用に該当する場合であっても，代行業者等の第三者に依頼して上記
　の行為を行うことは違法となります．
・[JCOPY]〈出版者著作権管理機構 委託出版物〉
　本書を複製される場合は，そのつど事前に出版者著作権管理機構（電話03-
　5244-5088，FAX 03-5244-5089，e-mail：info@jcopy.or.jp）の許諾を得てください．